"十四五"普通高等教育本科部委级规划教材
艺术疗愈基础理论与实践教程

唐仲英基金会项目"表达性艺术治疗的教育方法与康复实践研究"（项目编号：C202300303）
上海市教育科学研究项目"艺术疗愈融入大学美育教学的路径与方法"（项目编号：C2023299）
中国科协学风建设资助计划（项目编号：XFCC2021ZZ002-109)

艺术疗愈概论

周彬　崔巍　许嘉城　王建民　编著

U0241824

中国纺织出版社有限公司

内 容 提 要

时代的快步推进、社会的飞速发展、科技的日新月异，催生了无数创新创意的激情火花，也引发出焦虑抑郁的消极情绪。如何帮助陷入消极情绪的亚健康人群走出困境，回归积极的工作生活状态，已经成为全社会关注的、亟须解决的重大课题。

本书旨在用和风细雨、喜闻乐见，又触达心灵深处的方式，对亚健康人群进行心理干预与疗愈，提升生活品质，推进健康中国建设。

本书可作为高等院校相关学科的教学教材，也可作为有志于心理健康服务的人士的实践参考资料。

图书在版编目（CIP）数据

艺术疗愈概论 / 周彬等编著 . -- 北京：中国纺织出版社有限公司，2023.10（2024.6重印）

"十四五"普通高等教育本科部委级规划教材，艺术疗愈基础理论与实践教程

ISBN 978-7-5229-0949-3

Ⅰ. ①艺… Ⅱ. ①周… Ⅲ. ①艺术-应用-精神疗法-高等学校-教材 Ⅳ. ① R749.055

中国国家版本馆 CIP 数据核字（2023）第 160470 号

责任编辑：华长印　王安琪　责任校对：高　涵
责任印制：王艳丽

中国纺织出版社有限公司出版发行
地址：北京市朝阳区百子湾东里A407号楼　邮政编码：100124
销售电话：010—67004422　传真：010—87155801
http://www.c-textilep.com
中国纺织出版社天猫旗舰店
官方微博 http://weibo.com/2119887771
天津千鹤文化传播有限公司印刷　各地新华书店经销
2023年10月第1版　2024年6月第2次印刷
开本：787×1092　1/16　印张：16.5
字数：242千字　定价：69.80元

前言

当对"艺术"展开自由联想，会蹦出哪些关键词？创造力、高深、抽象、画画、神秘、不懂、文艺青年、不实际、美术馆、自由、欣赏、多元……

当对"疗愈"展开自由联想，会蹦出哪些关键词？原生家庭、情绪、自我和解、生长、成长、力量、焦虑、创伤、关系、内耗、内卷……

当"艺术"与"疗愈"组合成为"艺术疗愈"，再展开自由联想，会蹦出什么关键词呢？新兴、可否、可能性、有趣、尝试、不着边际、什么意思、不懂……

由此大致可以看出，大多数民众对于"艺术""疗愈"，虽然理解程度各不相同，但也有或多或少的涉及。而对于"艺术疗愈"这一新词的概念以及含义不甚了解，但隐约觉得，艺术似乎可以帮助人类得到心灵的疗愈，对如何疗愈充满好奇。本书是对这种好奇心的最好回应，从原理到应用，带领大家一起走上用艺术抚慰人心、用艺术升华情感的探索之路。

艺术起源于人类表达内心与交流情感的需要。从最早的洞穴壁画艺术到具有全球性、文化多样性、社会介入性和技术相关性的当代艺术，都体现了人类对周围事物和宇宙生命的探索，都是人类的自我鞭策与自我警醒。人类乐于以艺术为媒介进行探索与表达，在创作与欣赏的过程中探寻生活的价值与生命的意义。在变化多端、纷繁复杂的现代社会，艺术给人类的生活提供了更加多元的选择。你可以选择和朋友相约一场沉浸式戏剧，感受人物的内心冲突；抑或涌入街边的广场舞人群，让身体在舞动中得以舒展；你还可以在展览中欣赏美轮美奂的艺术作品，寻找诗与远方……在这些场景中，你能感受到"人人都是艺术家""人人都是鉴赏家"的创作与体验之美。

人类创造艺术，人类欣赏艺术，人类需要艺术。在漫长的历史进程中人类也在不断发掘与发展着艺术的疗愈功用。艺术疗愈横跨了艺术和心理两大领域，将艺术活动与心理治疗相融合，在心理治疗的过程中发挥艺术的独特优势。艺术疗愈师精心设计艺术疗愈活动，带领人们浸润其中，帮助人们深切关注自己的感受，表达自己长期隐藏在内心深处的情绪，包括恐惧、焦虑、抑郁等，并重启与他人的顺畅沟通和互动，从而找回自尊，减轻压力，发展出自身的创造力，再燃希望之火。艺术疗愈的历程更像是一场发现之旅，旅途中的各种相遇相识便是我们生命中的各种"珍宝"，永伴我们的人生。

我们正进入一个多元化的世界，多元文化的碰撞、人工智能的蓬勃发展让人类对"创造力"的发展极为渴求，而艺术疗愈也恰好迎合了这种需求。正如《创造性心理学视角下的创造性培养：目标、原则与策略》中所述："在艺术课堂上，创造性可以说随时都可能出现。学生在其中的观点生成活动包括：鉴赏伟大的艺术作品；考察不同时期的艺术运动；创造自己的艺术作品；设计装饰品；制作关于艺术创作技巧（如卡通画技巧）的视频。在音乐课堂上，学生的观点生成机会与在艺术课堂上相似。例如，在学生进行音乐鉴赏时，可以要求他们提出自己的独特见解，也可以要求他们根据音乐创编一个故事。"当教师要求学生作曲时，他们更是进入了创造性想象过程之中。这些带领方式，虽然是在艺术课堂，但对于创造性维度的启发，与艺术疗愈有异曲同工之妙。

党的二十大报告指出，要"推动健康中国建设""把保障人民健康放在优先发展的战略位置""重视心理健康和精神卫生"。着眼当下，艺术疗愈伴随人类文明的生长，其丰富性、治愈性、浸润性为人类生命开辟了寄托情感、陶冶情操、启迪智慧的特别时空；展望未来，艺术疗愈将会随着科技的发展而演变。相信在不断思辨、开辟的过程中，艺术疗愈的创新与发展必将成为可能。

本书将理论与方法有机结合，涵盖了艺术疗愈发展过程中的心理学、艺术学、教育学的理论基础，融入传统艺术疗愈缺失的实证研究，从心理、生理两个维度的数据测试证实艺术疗愈的有效性。同时，详尽阐述了七类媒介的教学案例，介绍普及了艺术疗愈的方法。学生可以通过学习，了解艺术疗愈的基本原理，理解艺术疗愈的方式方法，通过参与一定的实习实践，掌握艺术疗愈的技能。本书促成了艺术、心理、教育与新技术的融合，推动了在校艺术学科、教育学科、心理学科的大学生知识结构的更新迭代，具有较强的开拓性。同时对国内艺术疗愈领域的转型提升、增强国际竞争力起到了示范作用。

借此，希望同济的"艺术疗愈基础理论与实践教程"系列教材和工作坊可以如种子一样，播撒在需要它的广阔土地上。润物细无声，用艺术的方式疗愈、抚慰人心，用艺术为美好生活赋能。

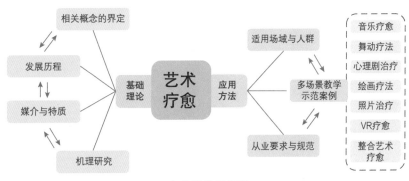

本书逻辑框架图

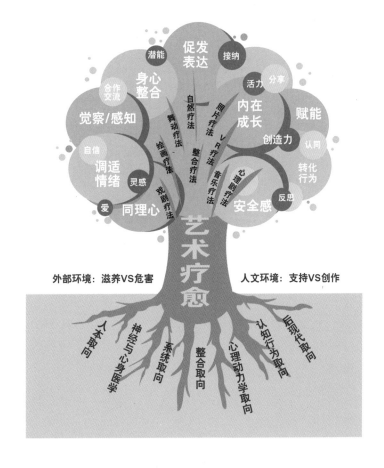

目录

001　**第1章　相关概念的界定**
002　1.1　什么是艺术疗愈
003　1.2　艺术教育、艺术活动、艺术疗愈、
　　　　　艺术治疗之间的差异
007　1.3　艺术疗愈的特点

015　**第2章　艺术疗愈的发展历程**
016　2.1　世界各国艺术疗愈的发展历程
021　2.2　艺术疗愈国外研究知识图谱
029　2.3　中国传统语境下的艺术疗愈的发展历程
034　2.4　艺术疗愈国内研究知识图谱
041　2.5　艺术疗愈国内外研究动态分析

045　**第3章　艺术疗愈的媒介与特质**
046　3.1　艺术疗愈媒介的界定
053　3.2　艺术疗愈媒介的分类
056　3.3　艺术疗愈媒介的应用

059　**第4章　艺术疗愈的机理研究**
061　4.1　相关心理学理论
064　4.2　艺术疗愈的心理机制
078　4.3　艺术疗愈的生理机制
085　4.4　艺术疗愈的审美作用

089　**第5章　艺术疗愈的适用场域与人群**
090　5.1　艺术场域疗愈构建现状
094　5.2　艺术疗愈场域对应人群
097　5.3　艺术疗愈场域汇总分析
107　5.4　目前场域构建的四大趋势

113　**第6章　多场景艺术疗愈的教学示范案例**
114　6.1　音乐疗愈
128　6.2　舞动疗法
142　6.3　心理剧疗法
165　6.4　绘画疗法
202　6.5　照片治疗
221　6.6　VR 疗愈
232　6.7　整合艺术疗愈

243　第7章　艺术疗愈的从业要求与规范

249　参考文献

253　附录　艺术疗愈的主要专有名词界定

255　后记

第 1 章
相关概念的界定

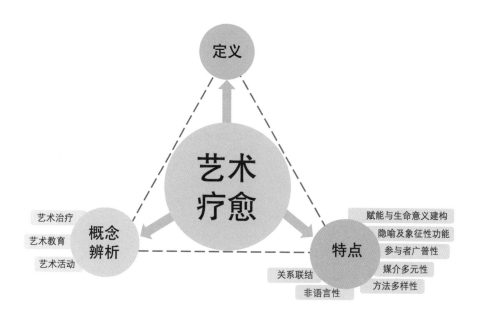

1.1

什么是艺术疗愈

简单来说，艺术疗愈（art healing）横跨了艺术和心理两大领域，将艺术活动与心理治疗相融合，在心理治疗的过程中发挥艺术的独特优势，帮助人们在艺术创造过程中，或者在参与艺术活动的过程中，发现自我、整合自我，从而达到身心合一，构建自我同一性，或释放压力、放松身心，达到自我调节，抑或通过团体、社群的互动表达情绪，倾听他人的分享，收获共情与鼓励，从而获得社群支持的疗愈过程。

艺术疗愈作为一种辅助性的心理治疗方式，与常规心理治疗中的语言沟通不同，其使用艺术特有的语言，以创作的形式，通过多种媒介手段（如音乐、舞蹈、戏剧、绘画、VR等方式），用非传统的语言方式，使疗愈对象沉浸于艺术的创造之中。艺术疗愈师对各种艺术语言的解读或与之对话的过程，使参与者或者病患们得到整合与放松，深入本真，触摸心灵，把握情感的内核，以起到疗愈的作用。

艺术疗愈可用的媒介载体多样、艺术手段多元，参与者无须特殊训练，无须任何艺术基础，没有人群的局限性。故艺术疗愈可以在轻松、有趣的氛围下，帮助那些不喜欢用语言表达的人群，用非语言的媒介（如艺术材料等）创造性地表达自己内心的真实感受。

1.2

艺术教育、艺术活动、艺术疗愈、艺术治疗之间的差异

艺术教育、艺术活动、艺术疗愈、艺术治疗均源于艺术（图1-2-1）。

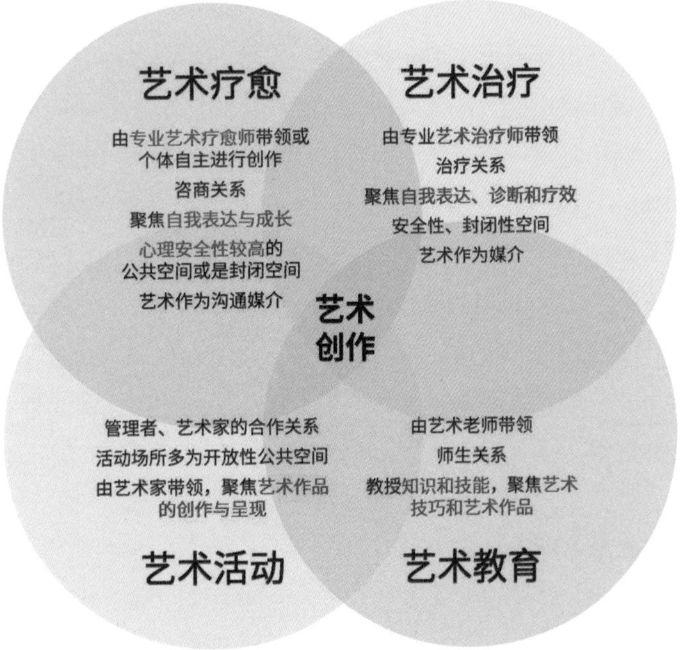

艺术疗愈
由专业艺术疗愈师带领或个体自主进行创作
咨商关系
聚焦自我表达与成长
心理安全性较高的公共空间或是封闭空间
艺术作为沟通媒介

艺术治疗
由专业艺术治疗师带领
治疗关系
聚焦自我表达、诊断和疗效
安全性、封闭性空间
艺术作为媒介

艺术创作

艺术活动
管理者、艺术家的合作关系
活动场所多为开放性公共空间
由艺术家带领，聚焦艺术作品的创作与呈现

艺术教育
由艺术老师带领
师生关系
教授知识和技能，聚焦艺术技巧和艺术作品

图 1-2-1　艺术疗愈、艺术治疗、艺术教育、艺术活动概念辨析图

艺术是借助特殊的手段或媒介，通过塑造形象、营造氛围，来反映现实、寄托情感的一种文化，是一种用形象来反映现实，但比现实更具有典型性的社会意识形态。艺术利用语言、文字、绘画、音乐、形体等表达方式，通过其富有创造性的方式方法表达独特的诉求。这种诉求成为艺术的生命力，而生命力的内涵成为艺术教育、艺术活动、艺术疗愈、艺术治疗的内在动能。

艺术可以是宏观概念，也可以是个体现象。宏观概念是文化和意识形态的主题脉络，个体现象是通过捕捉与挖掘、感受与分析、整合与运用（形体的组合过程、生物的生命过程、故事的发展过程）等方式，对客观或主观对象进行感知、学习、表达等活动的过程，或是通过感受（视觉、听觉、触觉）得到的形式展示出来的阶段性结果。艺术可以将语言难以表达的，或者羞于启齿的思想感情表现出来，这是艺术本身具有的魅力。

追溯艺术的起源，从多元决定论来看，艺术的起源是由多种因素决定的。艺术的起源除了"模仿说""游戏说""巫术说""表现说""劳动说"等五种具有较大影响的理论外，其本身也需要从多元的途径和方法来进行探究。在诞生的最初阶段，艺术可能就是有多种多样的因素促成的。因此在追溯它得以产生的原因时，不能不带有多元的倾向，至于各门艺术形式的出现，更是难以归结为某种单一的原因。多元决定论的理论基础可以追溯到法国结构主义学者路易斯·阿尔都塞（Louis Althusser）。他认为，社会的发展不是一元决定的，而是多元决定的，进而他提出了多元决定的辩证法。在此基础上，阿尔都塞又提出了多元决定论。他认为任何文化现象的产生都有多种多样复杂的原因，而不是由一个简单原因造成的。著名的芬兰艺术学家希尔恩（Yrjö Hirn）就认为，艺术本身就是一种综合性现象❶。研究艺术的起源必须采取社会学、人类学、心理学等多学科相结合的综合研究方法，才能真正揭示艺术起源的奥秘。

"多元决定论"让艺术的起源有了更加丰富的解释，对于艺术疗愈的整合范式也有更多的借鉴意义。艺术富含了各种疗愈性元素，将艺术学与心理学、医学有机结合，即发展出艺术疗愈与艺术治疗。

艺术教育（art education）

是以文学、音乐、美术等为艺术手段和内容的审美教育活动，是美育的重要组成部分。其任务是培养学习者的审美观念、鉴赏能力和创作能力。艺术教育以培养鉴赏能力为主，创作能力为辅，使受教育者在欣赏优秀艺术品的实践中学习审美知识，形成审美能力❷。艺术教育涉及艺术的创造发展和审美体验，以及对艺术品的评鉴。《义务教育艺术课程标准》明确指出："学生通过综合性的艺术学习，学会欣赏艺术，培养健康的审美观念和审美情趣，为学生人格的完善奠定基础。"除艺术能力之外，艺术教育的目的"还包括适应当今社会发展和学生终身发展所需要，但又被传统艺术教育所忽视的基本能力……其核心是感知与体验能力、创造与表现能力、反思与评价能力。任何教学目标的设定，必须以此为核心。"这些表述是在传统的艺术知识、技能教育的基础上的超越。艺术教育的主要任务是艺术教学，目标是发展学生的艺术能力。艺术教育由艺术家、工艺大师、教师等具有艺术创

---

❶ 彭吉象. 艺术学概论［M］.北京：北京大学出版社，2006：35.
❷ 顾明远. 教育大辞典［M］.上海：上海教育出版社，1998：4492.

作能力的人群完成。人物之间形成教育者、学习者或师傅、徒弟的学习传承关系。

艺术活动（art activity）

是综合性的文化活动，由艺术管理者根据文化活动的目的和特点，结合艺术家和艺术作品呈现的需求，有计划地组织和协调开展的社会性活动。其目的在于弘扬社会主义核心价值观、构建积极健康的意识形态、深化美育教育、提升大众鉴赏能力，丰富人们的精神生活。其主要活动内容包括：艺术管理者策划；艺术家创作、表演；艺术作品呈现；观众观摩鉴赏等。活动场域多见于公共开放空间。人物关系为：管理者、艺术家、观众。

艺术活动具有多种社会功能，通常归纳为三种，即审美认知功能、审美教育功能、审美娱乐功能。

艺术活动的审美认知功能，主要是指人们通过艺术鉴赏活动，可以更加深刻地认识自然、认识社会、认识历史、认识人生。人们在对艺术作品的审美活动中获得认识、教育、娱乐等作用。艺术活动审美教育功能，主要是指人们通过艺术欣赏活动，受到真、善、美的熏陶和感染，思想上受到启迪，行动上找到榜样，认识上得到提高，在潜移默化的作用下，使人的思想、情感、理想、追求发生深刻的变化，引导人们正确地理解和认识生活，树立正确的人生观和世界观。艺术活动的审美娱乐功能，主要是指通过艺术欣赏活动，使人们的审美需要得到满足，获得精神享受和审美愉悦，愉心悦目，畅神益智。通过阅览作品或观赏演出，使身心得到愉悦和放松，而且可以从中受到教育和启迪。艺术带给人们快乐，并使人们参与艺术家的创造。

事实上，艺术活动的审美认知功能、审美教育功能和审美娱乐功能三者密不可分，其作用和功能是一个有机的整体，不可分割。

艺术疗愈（art healing）

是一种植根于创造性表达，可以促进康复和心理健康的理念技术。由艺术家、心理治疗师合二为一，在艺术与心理学的双重视角之下，以不扭曲各自艺术疗愈媒介原有语言为前提，创造和发明的一种全新的疗愈艺术语言和方法论。在疗愈师的引导带领之下，有目的地参与艺术创作的过程之中，通过五感作用（视觉、听觉、嗅觉、触觉、味觉）感悟、认知、探索、发现个体的情感、情绪，发现自我、释放压力、放松身心和自我调节。

艺术疗愈没有人群的局限性，无须任何特殊艺术技能，人人均可以参与活动。其重要特点是能够从现象学的维度出发，并以经验为基准，阐述和分析方法论，从而建立起艺术疗愈学科的理论基础。艺术疗愈的重点在于"愈"，是自我感悟自我成长的过程。艺术疗愈的场域可以是任何安全的空间，如音乐厅、展览馆、博物馆、活动室、花园、自然环境空间、教室、私人会所等。

艺术治疗（art therapy）

是将艺术作为手段，通过艺术媒介来改变对象存在的障碍问题，是以治疗为目的。艺术治疗拥有"治疗"的议程，它以患者的需求、偏好，以及从业者需遵循的规范和整体治疗方案构成逻辑框架。艺术治疗是由专业的艺术治疗师指导，以艺术为媒介，旨在通过治疗师与当事人的互动，有效改善或促进个体发展所需要的治疗性活动。在艺术治疗中，治疗师和患者之间首先需要建立重要的信任医患关系。治疗场域一般界定在医院、诊所、心理咨询室。

艺术治疗师需要经过系统的专业培养和专业认证，目前社会上有一部分人将艺术疗愈与艺术治疗混淆，事实上艺术治疗的专业属性及其从业要求有着明确的限定，有些即使是具有治疗性的艺术活动，也不能被称为艺术治疗。

在日常的研究与学习中，疗愈艺术、艺术疗愈与艺术治疗三者容易被混为一谈。事实上疗愈艺术（terapeutica artistica）、艺术治疗（art therapy）和艺术疗愈（healing art）的比较都是对字面意思的浅显理解，疗愈艺术（terapeutica artistica）专业名称来自意大利米兰布雷拉美术学院，原始主张是人人都可通过艺术自我关怀。疗愈艺术整体偏艺术专业语言，学科重要特点是从现象学的维度出发，以经验为基准，阐述和分析方法论，从而建立起疗愈艺术学科全新的理论基础。艺术治疗专业名称来自美国，由学科奠基人玛格丽特·南姆伯格（Margaret Naumburg）提出了艺术治疗（art therapy）这个概念，在她的职业生涯早期，作为教育学家的Naumburg前往意大利跟随她的导师玛利亚·蒙台梭利（Maria Montessori）学习，也就是儿童教育界所熟知的蒙台梭利教学法的创始人。艺术疗愈与美国提出的艺术治疗的概念不尽相同，力求建立一个跨学科新领域，并深入研究与艺术相关的不同学科（如精神分析、精神病学、美学与现象学、影像学等），研究重点为"自然有机的更新与再生过程"。

1.3

艺术疗愈的特点

　　艺术疗愈结合传统的精神治疗法理论与技巧，将艺术作为疗愈的媒介，通过右脑的运作模式连接到认知结构，进入人的潜意识，用创意过程的心理学意涵，帮助个体的发展水平转变或完善，以求解放人类自我的束缚（图1-3-1）。

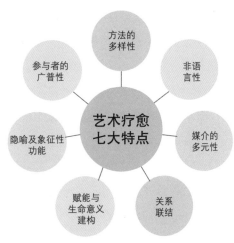

图1-3-1　艺术疗愈的七大特点

　　阿兰·德波顿（Alain de Botton）和约翰·阿姆斯特朗（John Armstrong）在《艺术的慰藉》一书中为艺术提出了七项功能：记忆、希望、哀愁、重获平衡、自我认识、成长和欣赏❶。杜威（John Dewey）在其专著《艺术即经验》中解释了艺术过程与身体、精神、心理之间的关系❷。郝伯特·里德（Herbert Read）在其专著《通过艺术的教育》中揭示了艺术能够促进儿童情感的表达和发展，有效整合儿童个性健全发展❸。艺术是对人类生存困境的超越，它可以化解心理障碍，组织能量信息。艺术疗愈的优势首先在于它的直达性、表达性和广普性。

---

❶ 阿兰·德波顿，约翰·阿姆斯特朗.艺术的慰藉［M］.陈信宏，译.武汉：华中科技大学出版社，2019：7.
❷ 杜威.艺术即经验［M］.赵红，译.北京：新华出版社，2021-01.
❸ 郝伯特·里德.通过艺术的教育［M］.吕廷和，译.长沙：湖南美术出版社，1993-05.

1.3.1 艺术疗愈的非语言性

首先，脑科学认为，人体的左、右大脑半球的管辖范围与内容有着明显区别，左半球主要控制语言，右半球则控制情绪以及音乐、绘画等艺术功能。艺术疗愈是参与艺术创作的过程，创作的过程可以越过左脑逻辑思维的主导，从而促使右脑的发展，进而有助于左右脑的平衡发展，成为该疗愈的重要优势。它绕开左脑导向的言语评判系统，直达人们最深的情感与情绪层面，当个体获得情绪体验时，直接通过艺术媒介和非语言的形式来触及情绪，无须语言的加工，不会因语言加工导致信息的大量流失，这样则能够获得更加真实的信息。

其次，马斯洛需求层次理论（Maslow's hierarchy of needs）指出，从层次结构的底部向上，需求分别为：生理（食物和衣服）、安全（工作保障）、社交需要（友谊）、尊重和自我实现。这种五阶段模式可分为不足需求和增长需求。前四个级别通常称为不足需求，而最高级别称为增长需求。个体在满足不足需求之后，自然而然地会开始追求心理层面的需求，也就是更高层次的需求，艺术疗愈恰好能够满足个体的心理需要。人们在参与各种形式的艺术创作的过程中会获得充分的审美体验，从而满足内心愉悦的心理需求。

再次，艺术疗愈给用语言表达自己情感存在困难的人群提供了可能（如孤独症儿童、唐氏综合征患者）。对于缺乏词汇、认知能力较差或有语言表达障碍的儿童或成人特别有帮助。艺术创作不存在对错，正如我们的情绪也没有对错，他们都值得被尊重和理解。

最后，艺术疗愈的非语言表达更容易避开人类的自我保护机制，从而表达出内心真实的感受和想法。

1.3.2 艺术疗愈方法的多样性

艺术的多样性决定了艺术疗愈方法的多样性。

1.3.2.1 艺术分类的多样性给予艺术疗愈方式的多样性

以艺术作品的存在方式为依据，可以将艺术分为时间艺术（音乐、文学等）、空间艺术（绘画、雕塑等）和时空艺术（戏剧、影视等）；以对艺术作品的感知方式为依据，可以将艺术分为听觉艺术（音乐等）、视觉艺术（绘画、雕塑等）和视听艺术（戏剧、影视等）；以艺术作品的物化形式为依据，可以将艺术分为动态艺术（音乐、舞蹈、戏剧、影视等）和静态艺术（绘画、雕塑、建筑、工艺等）。

1.3.2.2 艺术创作方法的多样性给予艺术疗愈过程的多样性

无论艺术如何分类，其创作过程的千变万化给予了艺术疗愈过程的千姿百态，使个体通过人体的五感（听觉、视觉、触觉、嗅觉、味觉）沉浸于艺术创作之中，感知艺术的沁入身心，发挥疗愈心灵的作用。

1.3.2.3 艺术作品的多样性增加了艺术疗愈的趣味性，通过艺术作品的并置、对比等发挥作用

当不同的艺术元素通过多样的创作方式展现、融合时，吸引着更多参与者的注意力，也赋予疗愈无限的可能与空间。另外，不同参与者以不同视角欣赏同一作品的过程中，其情感、情绪的反映，以及自我意念的具象、自我体察等活动也有多元的呈现。

艺术疗愈从不同的艺术媒介着手，如视觉艺术、听觉艺术、动觉艺术，以及触觉艺术，让人去表达和纾解内心，从而达到身心的健康。我们可以通过艺术的颜色、线条、图像、声音、节奏和动作等，将内心感受立体地表达出来，引导输出自我的情绪，让负面情绪（恐惧、悲伤、自卑）有宣泄的通道，通过艺术创作去转化经验和感受，利用不同的工具或视觉艺术物料，也可用道具辅助表达，借由表达性艺术的方式来纾解自己。艺术疗愈能够将一个人内心的情绪与意念具体表现在当下，帮助其认知这些情感和意念的存在，从而促使其进行自我整合。

1.3.3 艺术疗愈参与者的广普性

艺术疗愈多数是通过感知的训练，允许参与者选择不同的形式进行交流——视觉、触觉、肢体运动或者更多的形式，参与者不仅能够被听到，更能从他们的作品中被看到。五感的参与调动了人体的各个器官与感知，故艺术疗愈适用于任何有意愿的参与者，任何人都可以找到适合自己的疗愈方式，即艺术疗愈具有参与的广普性。

1.3.3.1 艺术疗愈适用健康人群

健康人群通过个体或者团体参与艺术疗愈，不仅能提高艺术修养和技能，还能全面的内观自我、提高自我认知、改变思维方式，疗愈的过程即是生命力量再提升的过程，是发现美、感知美、创造美的过程。

1.3.3.2 艺术疗愈适用亚健康人群

亚健康人群通常不存在器官、组织、功能上的病症和缺陷，但是自我感觉不适，疲劳乏力，反应迟钝、活力降低、适应力下降，经常处在焦虑、烦乱、无聊、无助的状态中，自觉活得很累。这类人群可以通过艺术疗愈，通过自我觉察，改变生活状态，调整心态，克服困

境，获得动能，构建出新的生活方式。

1.3.3.3 艺术疗愈适用特殊人群

艺术疗愈可以针对不同特殊人群的各自生理特性和需求，采用适合的艺术疗愈手段给予干预。如绘画疗愈用于孤独症儿童，一方面让孩童与不同绘画材质的疗愈媒介互动，充分发挥艺术疗愈非语言性功能，解读理解孩童的内心世界；另一方面，孩童在创作过程中，也可感知美好世界与人间情感情绪，抚慰孩童心灵，实现功能性的改变，提升生活自理能力、就业技能等。又如阿尔茨海默症患者，由于其持续性高级神经功能活动障碍，即在没有意识障碍的状态下，记忆、思维、分析判断、视空间辨认、情绪等方面的障碍导致逐步丧失生活自理能力。艺术疗愈可以通过各类艺术方式刺激患者的神经活动，减缓退变速度，帮助患者增加与原有记忆、思维、生活场景的联结，改善情绪，提高生活质量。

1.3.4 艺术疗愈媒介的多元性

近年来，艺术疗愈越来越被大众接受的原因是基于艺术疗愈媒介的多元化特点，采用多元化方式与材料结合设计的艺术活动场景，参与者在安全、愉悦的精神状态下参与完成艺术创作或艺术活动。疗愈师可以将各类与艺术创作过程相关的任何材料作为媒介，有目的地引导参与者参与艺术创作及活动，媒介可以并不限于音乐、绘画、舞蹈、戏剧、VR，以及与之相关的物质，如电影、照片、陶艺、动漫等。

艺术疗愈媒介的多元性为艺术疗愈创造了无限的可能，也为疗愈师提供了更多的可能和假设，有利于打破传统的刻板印象和固有思维，帮助参与者表达自己的生活经历、情感体验，也可透过艺术疗愈的方式来感受自身情绪的转变，提高内观与认知能力。

1.3.5 艺术疗愈的隐喻及象征性功能

象征性功能是心理学家皮亚杰提出的前运算阶段的儿童所具备的借用语言、心理意象、象征性姿态等手段来表征外在某一客体或事件或内在某种经验的能力。皮亚杰认为，尽管这时婴儿已形成并使用某些信号，但感知运动的机制尚未达到表征的水平[1]。

---

❶ 王炳社.隐喻艺术思维研究［M］.北京：中国社会科学出版社，2011-06.

象征性互动理论的创始人是20世纪初的美国社会心理学家米德，后来布鲁默、西布塔尼、特纳等学者进一步发展了这个理论。象征性互动理论认为，人是具有象征行为的社会动物，把人类的象征活动看作一个积极的、创造性的过程，是人类创造出广泛的文化的一种活力，同时认为研究象征行为不仅对揭示人的本质而且对理解现实的社会生活都有重要的意义❶。该理论的核心问题是考察以象征符号（尤其是语言）为媒介的人与人之间的互动关系。其基本前提是：人是根据"意义"来从事行动；意义是在"社会互动"过程中产生；意义是由人来"解释"。

艺术疗愈活动中，充分运用非语言艺术媒介，通过艺术疗愈的体验设计，把心中所思、所感、所想变成有形的艺术作品，将抽象概念转换为能看到、触摸和体验的具体表现形式，使得参与者更容易理解，找到更适合他们的思维方式——具体的图像而非抽象的语言表达。艺术疗愈活动润物细无声，温和而充满力量。生命的历程犹如发现之旅，艺术疗愈的历程也是不断与自我相遇相知的历程。透过艺术作品的创作与呈现、图像隐喻和视觉象征等来协助参与者觉察、发展、转化、体悟、升华。

1.3.6 艺术疗愈的赋能与生命意义建构

参与者经由艺术疗愈的体验设计会为自己的作品赋予意义，自我赋能的历程也是艺术疗愈疗效作用的历程。艺术疗愈师既是参与者的陪伴者，也是其生命成长的见证者，共同见证参与者的艺术表达，投入对话，隐喻象征，想象力创作，喜悦与成就，行动赋能。艺术疗愈的历程也是逐渐对生命意义明晰的建构历程，通过艺术的方式不断进行生命的省思，进而对生活方式产生积极正向的影响。一幅幅可留存的画作、照片、影像、声音便是生命成长的留痕。

1.3.7 艺术疗愈中的关系联结

艺术疗愈打破了传统心理咨询中人与人的二元关系，构建了人与人、人与物的三元关系，尤其是构建过程中的人与物关系中的隐喻及象征作用，疗愈师可以引导帮助参与者通过叙事的手法，帮助其探索、发

---

❶ 乔治·赫伯特·米德.精神、社会与自我［M］.北京：社会科学文献出版社，2004-09.

现、认知、感悟自身。同时，艺术疗愈多用于团体，参与者之间的互动交流形成的关系磁场形成抱持的力量，有助于艺术疗愈功能的发挥。

1.3.7.1 艺术疗愈有助于自我关系的联结

当来访者觉察到自己正处在抑郁、焦虑、愤怒、恐惧、嫉妒、烦躁、不安等心境之中，可以通过艺术的方式来看见、表达和宣泄，有意识地从现代纷繁的现实生活中抽身而出，摆脱被各类资讯包围的束缚，把所有的注意力聚焦于自己的身心。通过绘画、音乐等艺术疗愈的方式，放慢呼吸，去感受身体的流动和表达，与情绪对话，听听它在诉说什么。这样简单的艺术表达过程，使内在难以捉摸和明说的情绪、情感逐渐变成可以亲眼看到、听到和触摸得到的外在形式，即"外化"。"外化"就是将问题（情绪）与自身分离的过程，当问题（情绪）没有被具体化和外化时，我们把问题（情绪）当作自身的一部分，情绪就变得弥散性和灾难化，而外化则把情绪从自己身上剥离出来，让我们在情绪之间创造了一个空间，帮助我们重建自我与情绪的关系，让我们洞察情绪背后传递着怎样的信息，同时又有着怎样的深层需求？从心理治疗的角度上来看，将内在的东西用一种方式宣讲出来，就会发生自动的疗愈作用，这正是艺术助我们实现自我疗愈的奥妙。人本主义代表人物娜塔莉·罗杰斯曾说："当个体用舞动的方式将自己的愤怒或悲伤的情绪表达出来，这个过程使我感到震惊。我舞动之后绘画出的意象纯粹是一种自发性的活动，它将我的情绪揭示得相当准确。"无论是绘画还是音乐、舞动、雕塑、手工等艺术形式的启动，都能让我们对情绪、想法、行为、身体有更直观、更深入的体验，而这四者是相互影响和互为平衡的系统，当系统中任何一个发生变化，整个系统和系统中的其他要素也会随之改变，从而实现身心的平衡。

1.3.7.2 艺术疗愈增进亲密关系的联结

作为基本社会单元的"家庭"是一个文化载体，也是人们生命过程的归属之处。家人的爱和联结、信任与依靠成为我们面对问题的重要资源和力量，我们清晰地感知家人相知、相守的重要性的同时，也伴随生活方式、生活节奏、生活观念的矛盾凸显引发家庭矛盾。心理学研究表明，家庭面对逆境的同时，也是家庭成员共同促进、生成成长潜力、重塑自我的机会。众所周知，家庭成员共同投入艺术活动可以让家庭成员走进彼此的内心，提升陪伴质量，让说教转为共创共识，增强家庭凝聚力。而鲜为人知的是，当艺术与家庭相结合时，艺术创作过程可以"切片"似的反映家庭沟通模式和无意识家庭生活。"无意识家庭生活"指的是任何一个家庭都有相当多的、无意识的主观生活，包括依附关系、情感生活、个人表现和对他人的陈述（如我如何看待我在家庭里的角色、我对每个家庭成员的看法是什么、如何看待家庭成员之间的互动等），而这些发生在每个家庭成员的内心经验，也深深影响着家庭生活的各个环节。这种无意识层面的活动甚至影响到了家庭关系结构是如何产生的、家庭成员之间情感是如何表达的，以及家庭关系在每个成员内心是如何产生影响的等。艺术疗愈可以安全抵达，增进家庭联结，在家庭艺术过程中，深层的家庭动力在安全、非言语的艺术创作中自动浮现，让我们有机会从内心深处看到家庭模式的运行，从而达到家庭关系的梳理和疗愈。可以选择亲子绘画、家庭绘画，家庭成员共同完成一幅作品，也可以一起编演戏剧，通过角色扮演、角色换位进行演绎，去体会各自家庭身份的想法和感受，发展家庭成员换位思考和共情的能力。还可以听家人各自喜欢的音乐，唱各自喜欢的歌，借音乐去感受彼此的内在旋律，增进情感的流动。

1.3.7.3 艺术疗愈构建社会关系的联结

我国是关系取向社会，关系在我们的商业活动、企业管理及组织行为中，扮演不可言喻的重要角色，被认为是了解社会行为与组织行为的核心概念之一。艺术疗愈作用于纷繁的社会关系中，具有独具特色的疗效。很多疗愈师在工作中发现，艺术疗愈的非语言性，能有效化解团队中陌生、尴尬的困境，活动中的互动性能增加团队的沟通、合作、理解，长期参与团体艺术疗愈活动的成员之间相互理解、配合默契、目标统一性明显优于一般参与者。

第 2 章
艺术疗愈的发展历程

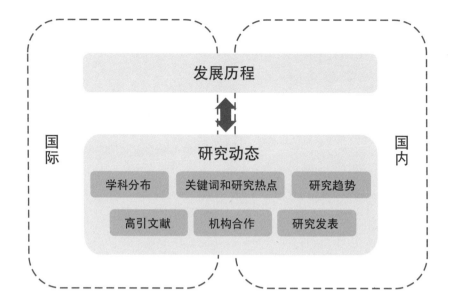

2.1

世界各国艺术疗愈的发展历程

　　艺术疗愈起源于西方国家，由表达性艺术治疗分支而成。目前，国内有许多人混淆艺术治疗与艺术疗愈的界限，正如前一章所述，艺术治疗与艺术疗愈有相似之处，但也有严格的区别。本章主要探讨艺术疗愈发展的历程脉络与研究现状。

　　艺术治疗可以追溯到人类史前时代，人类在岩洞中留下壁画、在石器时代留存的图案均出于对自然现象的敬畏、对美好生活的向往、对未知世界探索的表达。到近代心理学蓬勃发展时期，艺术因为具有表达、符号象征和创作等元素，被越来越多地应用到心理治疗当中。18世纪后期，受到弗洛伊德和荣格两位心理学家的影响，艺术治疗日渐理论化、系统化，并逐步成为独立学科。艺术治疗始于20世纪三四十年代的欧洲，主要指对精神病患者的"道德疗法"（moral treatment）过程中所用的艺术手段。例如，治疗师常采用"移情"方式，分析患者隐含在艺术创作中的象征性自我表达，揭示潜意识中不易被发觉的部分，释放其被压抑的情绪与欲望，于是人们逐渐认识到艺术治疗的巨大潜能。艺术治疗从此开始蓬勃发展，并在西方国家已经得到广泛应用，成为心理咨询和治疗的技术之一。20世纪70年代开始，英国、法国、加拿大等国家相继建立了比较完善的艺术治疗体系（图2-1-1）。

　　具体来说，艺术治疗是由1930~1940年精神医学运动发展而来的，它的理论基础有心理分析、心理动力学的概念。许多艺术心理学者往

百家争鸣

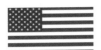
美国艺术疗愈主要针对心理创伤者、有生存挑战和自我发展需求者，促进其对创作过程及作品的思考，以提升认知能力、应对能力，引导其享受创造生活的乐趣

英国艺术疗愈对来访者运用美术材料进行自我表达和投射，以实现来访者自身改变和成长
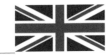

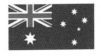
澳大利亚艺术疗愈运用各种心理动力理论和各种视觉形式对来访者实现保健和医疗的目的

加拿大艺术疗愈以非语言的方式，帮助不善言语的儿童和理智的成人实现情绪表达和康复

图 2-1-1　百家争鸣的艺术疗愈理解

往以形象来联结前意识、潜意识、意识三个层面。他们认为，在潜意识中体会到的形象，可以作为潜意识及意识的媒介，揭示潜意识中不易被发觉的部分，释放其被压抑的情绪与欲望。

20世纪30年代，英国艺术家阿德里安·希尔（Adrian Hill）创造了"艺术治疗"一词。1942年，希尔在疗养院因结核病修养时发现了绘画的治疗功效，于是开始向病友们教授绘画和推荐艺术作品，以帮助结核病人恢复和治疗。后来希尔与英国红十字会图书馆合作，向更多病患讲解和传播其理念，其中包括因"二战"遭受心理创伤的士兵们。透过绘画呈现这些伤员压抑在潜意识中的情感与冲突，有助于其恢复在战争中受到的创伤。

在1946~1950年，"英国艺术治疗之父"爱德华·亚当森（Edward Adamson）将艺术治疗的方法引介到精神病院，并独自领导该项目。亚当森是英国一家精神病院——尼德涅医院（Netherne Hospital）的艺术治疗项目小组成员，直到1981年退休，亚当森一直在尼德涅医院从事艺术治疗的实践工作。三十多年间他借助艺术表达治疗救助数百人，共创造了约6万件作品，包含绘画、陶瓷、雕塑等形式。因为亚当森的贡献和先驱作用，他被称为"英国艺术治疗之父"。经过这一系列动作，艺术治疗在英国逐渐壮大，于1964年成立"英国艺术治疗师协会"（BAAT）。

20世纪30年代，"美国艺术治疗之母"玛格丽特·南姆伯格明确提出了艺术疗法这一概念，并成为奠基人之一，她强调治疗师要鼓励来访者自由绘画，并开展自由联想式的阐释活动，进而表达和疏导内心动力。她认为"艺术创造过程是无意识与意识之间的桥梁，艺术可将内心世界投射为视觉现实"。作为弗洛伊德与荣格的追随者，南姆伯格将艺术融入心理治疗中，以探索潜意识的奥秘。在南姆伯格及其他早期探索者，如艺术家伊迪丝·克雷默（Edith Kramer）等人的推动下，艺术治疗在美国逐渐发展起来，并迅速延伸到各个发达国家。1960年"美国音乐治疗协会"（AMTA）成立，1961年该领域的权威理论杂志《美国艺术治疗杂志》创建，1965年"美国舞蹈治疗协会"（ADTA）成立。1969年全国性的专业组织"美国艺术治疗协会"（AATA）成立，该协会负责协调全美的艺术治疗项目，组织年度学术研讨会。这标志着艺术治疗作为一种心理疗法的地位得到确立，可谓美国乃至全世界艺术治疗发展的里程碑。美国学界，将艺术与医学结合，再加上与哲学、美学、社会学、心理学、人类学等学科的相互交叉，形成一个内涵丰富的边缘学科。它包含两个方面：一是医学家把艺术手段用于医学治疗，即艺术疗法，常用的有音乐治疗、舞蹈治疗、书画治疗等；二是医学为艺术家服务，用于治疗艺术工作者在文化艺术活动中患上的形形色色的职业病，如"音乐医学""舞蹈医学""表演医学""嗓音医学"等。艺术治疗成为一门新兴的促进人类身心健康的学科，有着开发、研究和运用的前景。目前，美国艺术治疗协会有研究报告指出，艺术治疗有两大主要取向：一是艺术创作即是治疗，因为在创作的过程中可以缓和情绪上的起伏冲突，并有助于自我认识和自我成长；二是艺术用于心理治疗，即若把艺术应用在心理治疗方面，那么所产生的作品和作品里的一些联想，对于个人维持内心世界与外在世界平衡有极大的帮助。

在教育层面，艺术治疗在美国高校中也迅速得到推广。美国早在20世纪70年代，著名的芝加哥艺术学院首创开设了艺术治疗的硕士课程。这之后，美国多家大学相继设立了相关的课程和项目，并授予相应的学士、硕士和博士学位。目前全美已有27个得到认证的艺术治疗硕士点。英国的艺术治疗教育也覆盖了本科和硕士阶段，研究生层次的艺术治疗教育继续细分，并得到英国相关部门的认可，毕业后可在医院、心理诊所或其他社会机构从事艺术治疗的相关工作。

随着艺术治疗的不断发展，治疗的内涵也日渐发生变化。第一，治疗方式得到拓展，除故事疗法、雕塑疗法、戏剧疗法等已日趋成熟之外，科技进步催生出更新的疗法，比如影视疗法，即利用先进的影像艺术来营造逼真情境，增强治疗效果，而VR、AR等最新技术作为艺术载体也开始见于心理治疗方案之中；又如照片疗法，则通过个人手机中海量的图片，运用叙事的理论，让来访者讲述不同主题的故事，从而建立多维立体的连接关系，通过关系的建立，促进来访者的认知、体验发生变化，以期达到疗愈的功能。第二，是治疗生态的改变，比如艺术治疗小组的出现，突破了"一对一"的"医生—患者"的模式。第三，疗愈的空间发生了改变，治疗的场所由先前公共的、中性的场合如医院等逐渐过渡到更为日常、私密的生活域所，如私宅、会所、课堂等。第四，由于治疗的方式和场域的变化，治疗的对象已由病患向亚健康甚至健康人群转化。这时，有许多专家提出新的理念，即艺术治疗向艺术疗愈转化，于是艺术疗愈应运而生。艺术疗愈跳出了医生和患者之间的局限，将艺术治疗的方式方法介绍给了普罗大众，随着艺术疗愈方式的多元发展，疗愈媒介、疗愈技术的创新，越来越多的人开始接受并喜欢上了这一跨界的"滋养"模式。

从美国艺术治疗协会关于艺术治疗定义的更新也能发现这种变化的趋势。协会在20世纪80年代对艺术治疗所下的定义是"艺术治疗提供了非语言的表达和沟通机会"，当下则将其定义为"一种综合的心理健康和人类服务学科，通过积极的艺术创作和应用心理学理论，丰富个人、家庭和社区生活"。可见，艺术治疗已从主要关注对象个体延展到其与周边环境的有效互动。

进入21世纪，美国纽约大学下设的艺术和医疗卫生两大学院联合开创了艺术疗愈专业。院校本着以人为本的宗旨，以跨学科的视觉艺术实践和当代心理分析理论方法为指导，以当今出现广泛性心理疾病研究为基础，对依恋型和事件心理创伤进行艺术疗愈任务。主要主张是：第一，艺术疗愈给参与者提供了一个安全的港湾去表达隐藏的情感。艺术创作不存在对错，正如我们的情绪也没有对错，他们都值得被尊重和理解；第二，艺术疗愈是一种基于非语言的表达，更容易避开人类的自我保护机制，从而表达出我们内心真实的感受和想法，另外，对于缺乏词汇、认知能力较差或有语言表达障碍的儿童或成人特别有帮助；第三，参与者能透过艺术创作，更加了解自己的潜意识，帮助他们获得启发及明白生命的意义；第四，艺术疗愈促使左右脑的平衡发展，创作的过程可以越过左脑逻辑思维的主导，促使右脑的发展，达致平衡发展；第五，艺术疗愈同时包含了感知训练，允许参与者选择不同的形式进行交流——视觉、触觉、肢体运动或者更多的形式——参与者不仅能够被听到，更能从他们的作品中被看到。艺术疗愈也可以增强手眼协调的能力。

目前，艺术疗愈在欧美已相当盛行，比如美国就有百余家专业的艺术治疗组织。艺术疗愈被广泛应用于教育与心理领域，在医院、监

狱，以及学校、养老院等机构日益普遍，有效针对的生理疾病和心理
障碍也不断增多，比如精神分裂症、孤独症、抑郁症、创伤后应激障
碍（PTSD）等。疗愈对象包含智力障碍者、成瘾患者、遭性侵患者、
癌症患者等，涵盖孩童到老人的各个年龄层。

由此可以看出，过去重点狭义"治疗"逐步转化到广义的"疗愈"
之中，这就是近些年发展出来的艺术疗愈（图2-1-2）。

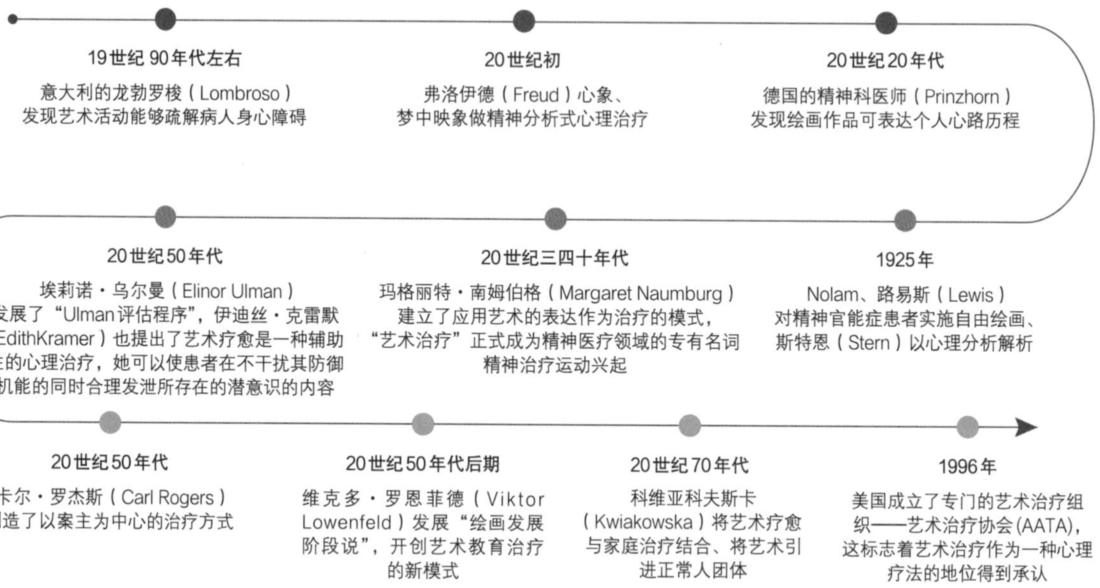

图 2-1-2　近代国外艺术治疗的成长

2.2

艺术疗愈国外研究知识图谱

2.2.1 学科分布

在 Web of Science 数据库中筛选出的艺术疗愈相关文献主要分布在 52 个不同学科中，其中排在前 10 位的学科如表 2-2-1 所示。从文献数量看，排名第 1 位的是 Psychology Clinical（临床心理学）464 篇，其次为 Rehabilitation（康复学），从第 3 位 Public Environmental Occupational Health（公共环境职业健康）开始，文献数量有显著下降，为 192 篇。与中文文献相比，国外研究更多集中在心理学、医学等相关学科，而国内研究文献数量排名前 10 位的学科中，只有精神病学和心理学相关，排在第 9 位。

表 2-2-1　Web of Science 文献数量排名前 10 位学科分布

排序	学科	数量/篇	比重
1	临床心理学（psychology clinical）	464	0.242
2	康复学（rehabilitation）	419	0.218
3	公共环境职业健康 （public environmental occupational health）	192	0.100
4	感染病学（infectious diseases）	191	0.099
5	心理学多学科（psychology multidisciplinary）	185	0.096
6	精神病学（psychiatry）	140	0.729
7	免疫学（immunology）	127	0.661
8	护理学（nursing）	82	0.427
9	社会科学生物学科（social sciences biomedical）	69	0.359
10	肿瘤学（oncology）	64	0.333

2.2.2 关键词和研究热点

图 2-2-1 为 CiteSpace 生成的 Web of Science 数据库艺术疗愈关键词共现网络图谱。该共线网络的节点数即关键词个数为 403，边数即关键词之间的连接数为 528。其中频次排名前 10 的关键词为 art therapy（艺术治疗，中心性 0.38）、antiretroviral therapy（抗病毒治疗，中心性 0.3）、art（艺术，中心性 0.65）、HIV（人类免疫缺陷病毒，中心性

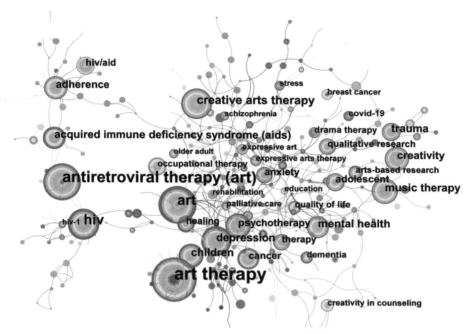

图 2-2-1　Web of Science 艺术疗愈关键词共现网络图谱

0.46），creative arts therapy（创造性艺术治疗，中心性0.11），AIDS（艾滋病，中心性0.25），trauma（创伤，中心性0.05），music therapy（音乐治疗，中心性0.09），depression（抑郁，中心性0.27）和children（儿童，中心性0.23）。可以看出，和中文文献关键词共线图谱相比，国外研究的关键词更为具体，如艾滋病、抑郁症等病症治疗。

在共现分析的基础上，图2-2-2为Web of Science艺术疗愈关键词聚类图。在CiteSpace中，节点类型选择Keyword，时间切片设置为2，同样采用LSI算法对聚类标签进行提取，得到模块值Q=0.6154，平均轮廓值S为0.8516，Q值大于0.3意味着聚类结构是显著的，S值大于0.7表示聚类是高度令人信服的。与知网文献结果相比，Web of Science聚类网络只有13个集群，前十位分别为antiretroviral therapy（抗病毒治疗），art therapy（艺术治疗），life history（生活史），creative expression（创造性表达），palliative care（缓和照护），creative arts therapy（创造性艺术治疗），HIV treatment（艾滋病毒治疗），phenomenological hermeneutical method（现象学诠释方法），creative process（创造性路径）和group support psychotherapy（团体支持心理治疗），代表了该领域的10个研究热点。其中，有3个聚类都和创造性疗愈有关。创造性艺术疗愈是一种利用艺术作为媒介及载体，以心理动力为取向的人本主义心理疗愈学科[1]。根据不同的艺术媒介分为美术治疗/绘画治疗、

---

[1] 周宇.创造性艺术治疗：新时代下人类关系及全球领导力的重塑思考收藏 [J].艺术市场，2021（11）：56-59.

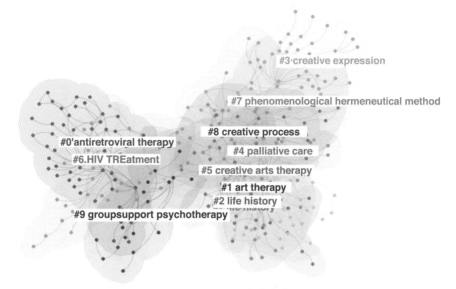

图 2-2-2　Web of Science 艺术疗愈关键词聚类图

音乐治疗、舞蹈治疗、戏剧治疗、诗歌治疗、游戏治疗和表达性艺术治疗等。创造性艺术疗愈强调的更多是激发和发挥个体的能动性。

2.2.3 研究趋势

图 2-2-3 为 Web of Science 艺术疗愈关键词时间线图，右侧的关键词为图中的 10 个关键词聚类。其中研究开始时间最早（2000年）的集群是 life history（生活史）和 creative expression（创造性表达），最晚的是 creative process（创造性路径），首次出现于 2008年。而研究持续时间最长的集群为 antiretroviral therapy（抗病毒治疗）、creative expression（创造性表达）、palliative care（缓和照护）和 phenomenological hermeneutical method（现象学诠释方法），持续时间都在 20 年以上。

对比国内外研究的关键词时间线可以看出，国内的研究主题较少，其中艺术治疗在两图中都以较大的节点展现，但国内艺术治疗研究出现于 2015 年，比国外相关研究晚出现 9 年。同时，国内艺术疗愈研究在 2015 年之后爆发出较多热点，而国外爆发于 2006 年，其中 2020 年至 2021 年是最高峰。总体上来说，国外的研究主题更细更多，对国内研究的未来发展具有借鉴和参考意义。例如，同样是艺术治疗，国外的研究根据不同的疗愈媒介更细致地划分为 music therapy（音乐治疗）、dance therapy（舞动治疗）、expressive art therapy（表达性艺术治疗），从艺术治疗人群划分为 adult（成人）、children（儿童）、family

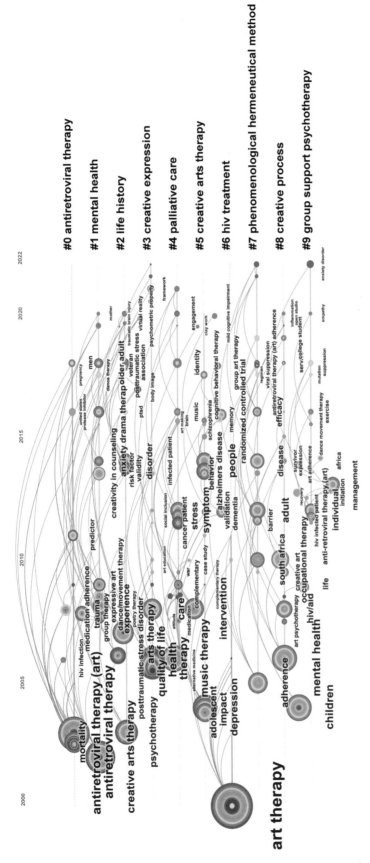

图 2-2-3 Web of Science 艺术疗愈关键词时间线图

（家庭）和intellectual disability（智力障碍人群）等。

本书将Web of Science搜索结果的所有关键词使用CiteSpace进行突现测定，结果发现56个突现词，按照关键词第一次出现的年份进行排序，前11位关键词如表2-2-2所示，反映了不同时间段的研究前沿，例如，breast cancer（乳腺癌）和music therapy（音乐治疗）是2006～2009年的研究前沿，creativity（创造性）同样在2006年成为研究热点，但持续到了2013年。Rehabilitation（康复）是2007～2011年的研究热点，oncology（肿瘤学）、poetry therapy（诗歌治疗）和identity（认同）都是从2008年开始成为研究热点，分别结束于2011年、2013年和2015年。Expressive art（表达艺术）是2009～2017年的研究热点，持续时间为9年，也是持续年份最长的研究热点。从2010年开始，occupational therapy（作业疗法）与spirituality（灵性）成了研究热点，分别结束于2011年和2015年。Social inclusion（社会融入）开始于2012年，只持续了两年时间。在56个突现词中，Covid-19 pandemic（新冠病毒全球性疫情）是起始年份最晚的关键词，开始于2021年，其持续时间与新冠病毒全球性疫情在世界范围内大暴发的时效有关。与国内关键词突显情况相比，国外的研究热点普遍开始较早。

表2-2-2　Web of Science艺术疗愈前11位突现关键词

序号	关键词 （keywords）	强度 （strength）	起始 （begin）	结束 （end）	2000~2023年
1	乳腺癌 （breast cancer）	3.24	2006年	2009年	
2	音乐治疗 （music therapy）	2.86	2006年	2009年	
3	创造性 （creativity）	4.57	2006年	2013年	
4	康复 （rehabilitation）	3.22	2007年	2011年	
5	肿瘤学 （oncology）	2.86	2008年	2011年	
6	诗歌治疗 （poetry therapy）	2.84	2008年	2013年	
7	认同 （identity）	3.77	2008年	2015年	
8	表达艺术 （expressive art）	2.85	2009年	2017年	
9	作业疗法 （occupational therapy）	2.58	2010年	2011年	

序号	关键词 （keywords）	强度 （strength）	起始 （begin）	结束 （end）	2000~2023年
10	灵性 （spirituality）	2.62	2010年	2015年	
11	社会融入 （social inclusion）	2.98	2012年	2013年	

2.2.4 高引文献

2000年至今Web of Science数据库中，艺术疗愈相关文献被引频次最高的前10篇文献信息如表2-2-3所示。其中，被引频次最高的文献发表为2006年的"An Information-Motivation-Behavioral Skills Model of Adherence to Antiretroviral Therapy（抗人体免疫缺损病毒治疗依从性的信息—动机—行为技能模型）"，被引频次为423次。排名第2、3、4位的文献分别发表在2020年、2013年和2018年，被引频次都在220~260次，分别为253次、233次和224次。

表 2-2-3　Web of Science 被引频次前 10 位的艺术疗愈研究文献

序号	标题	作者	来源	年份
1	*An Information-Motivation-Behavioral Skills Model of Adherence to Antiretroviral Therapy* （抗逆转录病毒治疗的依存性信息—动机—行为模型）	Fisher Jeffrey et al. （杰弗里·费舍尔等）	*Health Psychology*	2006
2	*Weight Gain Following Initiation of Antiretroviral Therapy: Risk Factors in Randomized Comparative Clinical Trials* （抗逆转录病毒疗法引起的体重增加：随机比较临床试验中的风险因素）	Sax Paul et al. （保罗·萨克斯等）	*Clinical Infectious Diseases*	2020
3	*Antiretroviral Therapy Initiated Within 6 Months of HIV Infection Is Associated With Lower T-Cell Activation and Smaller HIV Reservoir Size* （感染艾滋病毒6个月内进行抗逆转录病毒疗法与较低的T细胞活化和较小的艾滋病毒储库规模有关）	Jain Viveket et al. （维维克·杰恩等）	*Journal of Infectious Diseases*	2013
4	*Phase Ⅰ Trial of Stereo-tactic Mr-Guided Online Adaptive Radiation Therapy (Smart) for The Treatment of Oligometastatic or Unresectable Primary Malignancies of The Abdomen* （立体定向引导的在线自适应放射治疗腹部少转移或不可切除的原发性恶性肿瘤的Ⅰ期试验）	Henke Laurenet et al. （劳伦特·汉高等）	*Radiotherapy and Oncology*	2018

序号	标题	作者	来源	年份
5	*Interventions to Improve or Facilitate Linkage to or Retention in Pre-Art (Hiv) Care and Initiation of Art in Low- And Middle-Income Settings - A Systematic Review* （在中低收入环境中改善艾滋病前护理与艺术启蒙联系的干预措施——系统性综述）	Govindasamy D. et al. （达西尼·戈文达萨米等）	*Journal of the International Aids Society*	2014
6	*Cognitive Behavioral Therapy for Adherence and Depression (CBT-AD) in HIV-Infected Injection Drug Users: A Randomized Controlled Trial* （针对艾滋病毒感染注射毒品使用者的依从性和抑郁认知行为疗法：随机对照试验）	Safren Steven et al. （史蒂文·萨夫伦等）	*Journal of Consulting and Clinical Psychology*	2012
7	*Impact of Opioid Substitution Therapy on Antiretroviral Therapy Outcomes: A Systematic Review and Meta-Analysis* （阿片类药物替代疗法对抗逆转录病毒疗法结果的影响：系统回顾与元分析）	Low Andrea et al. （安德莉亚·洛等）	*Clinical Infectious Diseases*	2016
8	*The Psychoneuroimmunological Effects of Music: A Systematic Review and a New Model* （音乐的心理神经免疫学效应：系统回顾与新模式）	Fancourt Daisy et al. （范考特·黛西等）	*Brain Behavior and Immunity*	2014
9	*A Systematic Review of Pediatric Adherence to Antiretroviral Therapy in Low- And Middle-Income Countries* （中低收入国家儿童坚持抗逆转录病毒疗法的系统回顾）	Vreeman Rachel et al. （瑞秋·弗雷曼等）	*Pediatric Infectious Disease Journal*	2008
10	*Long-Term Immunologic Response to Antiretroviral Therapy in Low-Income Countries: A Collaborative Analysis of Prospective Studies* （低收入国家抗逆转录病毒疗法的长期免疫反应：对前瞻性研究的合作分析）	Nash Deniset et al. （德尼塞·纳什等）	*Aids*	2008

1973年，美国情报学家斯迈尔（Small）首次提出了文献共被引（Co-citation）的概念，作为测度文献间关系程度的一种研究方法❶，是指两篇或多篇文献同时被后来一篇或多篇文献所引用。图2-2-4表示了Web of Science数据库文献之间的共被引关系，时间切片为2，提取被共引频次在前30位的文献并将节点名称进行合并，生成了基于艺术疗愈的文献共被引图谱。节点表示为作者，节点越大表示作者共被引的总频次，节点间的连线代表作者之间的共被引关系，连线越粗，共被引强度越大。该网络节点数为312，边数即作者之间的连接数为537，Q值为0.7541，大于0.3，S值为0.8841，大于0.7，因此网络结构是显著和可信的。图谱左下角的色带由暖色调过渡到冷色调，对应的时间由近及远。图谱中呈现

---

❶ Henry Small. Co-citation in Scientific Literature–New Measure of Relationship between 2 Documents[J]. Journal of the American Society for Information Science，1973，24（4）：265-269.

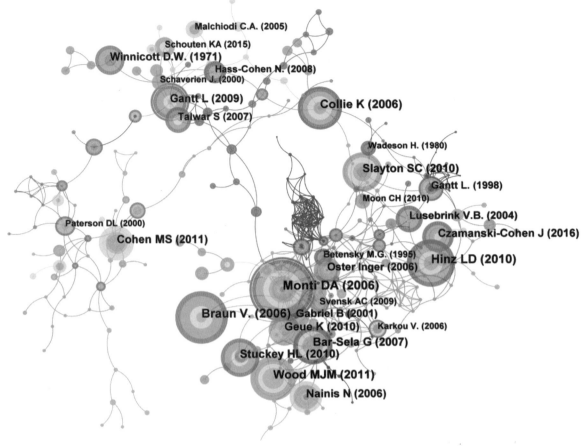

图 2-2-4　Web of Science 文献共被引网络

暖色调的连线代表作者共被引的时间较近，如出现在左上方的作者，呈现冷色调的连线代表作者共被引的时间较早。从图中可以看出，Monti DA 等发表于2006年的文章 "*A Randomized*，*Controlled Trial of Mindfulness-Based Art Therapy*（*MBAT*）*for Women with Cancer*（一项针对癌症女性的正念艺术疗法的随机对照试验）" 是一篇非常重要的论文，共被引频次为50，其共被引频次最高，说明其在艺术疗愈领域内具有重要影响。

2.3

中国传统语境下的艺术疗愈的发展历程

我国可以说是世界上最早运用"艺术疗法"的国家。博大精深的中医学说，虽无"艺术医学"这门学科，但艺术疗法的思想早已内化于心。艺术疗法的起源甚至可追溯至史前人类的岩洞壁画。当时的所谓艺术疗法是医疗人员利用艺术活动了解病人的内心意识，帮助情绪受困的病人表达内心感受，如以绘画的方式让病人投射其想法、内心矛盾、人际关系，以及因疾病引发的不安情绪等。

我国艺术治疗的雏形可以追溯到《黄帝内经》的五音学，甚至《乐记》音乐理论部分。我国古代很早以前就有通过音乐和诗歌等形式排解个体郁闷和怨恨、慰藉与补偿失落感的形式。《黄帝内经》就记载着"往古人居禽兽之间，动作以避寒，阴居以避暑""余闻古之治病，惟其移精变气，可祝由而已"。阐明当时已出现医师用语言、歌唱行为等方式为病人治病，说明音乐与治疗在一定程度上有所渊源。

随着原始社会发展，到了尧、舜时代，人们从过去患病后首先希望"邪去病愈"，所谓"本能的治疗时代"，发展到以生存为目的，加强自身养生保健以抵御疾病发生。《逸士传》第一条记载"在远古尧帝时，有成群八九十岁的老人一边舞一边唱歌"。阐明当时远古人在畜牧和农耕生活之余，已知歌舞游戏能增进人体健康，防御疾病发生，甚至可以疗疾，而获延年益寿之功效。到了殷代，随着甲骨文的出现，商朝工艺高超的青铜器和书画得到了发展。到了春秋战国时期，出现了学术上"百花齐放，百家争鸣"的形势，促进了中医"艺术疗法"的发展，音乐治疗、舞蹈治疗及书画治疗等疗法已初步形成。

音乐治疗"五音导引"的出现，利用了"同声相应"之理论，即以宫、商、角、徵、羽五音之调式，与五脏之脾、肺、肝、心、肾，五行之土、金、木、火、水及人体其他部位的对应分属理论。其利用音乐的不同调式、旋律，作用于人体听觉器官，进一步影响人的心神及脏腑组织，从而达到补偏救弊、平秘阴阳的作用。

在我国的民族传统古典乐器和古曲中，有大量的作品在现代艺术疗愈活动被广泛应用。乐器有编钟编磬磬、古筝、古琴、中阮、洞箫、埙等。

兴起于周朝，盛于春秋战国直至秦汉的编钟、编磬，是中国汉民族古代重要的打击乐器，多用于宫廷的演奏，每逢征战、朝见或祭祀等活动时，都要演奏编钟。曾侯乙编钟被中外专家、学者誉为"稀世之宝""古代世界的第八大奇观"，是"精神世界的圣山""文明古国的象征"。其作用是鼓舞士气、调动将士内在驱力，起到扬威铸魂，稳定军心的作用。

箫，外观精美，声音悠扬而独具风格，是古代文人雅士、方术武修者操练和随身携带的乐器和武器，也是宫廷和皇室常用的主要乐器之一。箫艺古朴典雅，吹箫者也因而温文尔雅，吹箫者无论取站势或坐势，均需要立身中正，含胸拔背，沉肩坠肘，虚胸实腹，全身肌肉放松，吹箫的姿势与太极的养生机理相通，有利于人体的活血行气，思想集中，散瘀止痛，全身心进入极美的艺术境界中。我国传统的吹箫技法有"五虚""五实"的特别要求，吹箫有素者能从吹箫的发音和音色强弱、虚实变化的旋律中，看出一个人的健康状况、思想素质和艺术修养的高低来。基于箫这种独特的音色，适合将其用于音乐疗法实践，在艺术养生中对开发智力和消除人体疲劳具有出神入化作用，因而被广泛运用于许多科研和中小学音乐教学活动中。据我国和日本的多项研究实验表明，在音乐疗法中，以古典乐器演奏的严肃音乐最为理想，其中箫是经常被采用的乐器。很多例子证明，箫音最适宜治疗神经衰弱、失眠、消化不良、忧郁、恐惧、精神失常、烦躁等疾病。

古琴，又称瑶琴、玉琴、七弦琴等，距今至少有3000年以上历史。是中国古代地位最崇高的乐器，被誉为哲学性的艺术或艺术性的哲学。古琴是中华文化中地位最崇高的乐器，琴有"士无故不撤琴瑟"和"左琴右书"之说。被文人视为高雅的代表，也为文人吟唱时的伴奏乐器，自古以来一直是许多文人必备的技能和必修的科目。无论从琴的构造还是留存的琴曲，均有极高的疗愈价值。古琴的乐器本身就充满着传奇的象征色彩，比如它长3尺6寸5分，代表一年有365天，琴面是弧形，代表着天，琴底为平，象征着地，又为天圆地方之说。古琴有13个徽，代表着一年有12个月及闰月。古琴最初有五根弦，象征着金、木、水、火、土。周文王为了悼念他死去的儿子伯邑考，增加了一根弦，武王伐纣时，为了增加士气，又增添了一根弦，所以古琴又称文武七弦琴。

现存的3360多首琴曲、130多部琴谱、约300首琴歌主要流传范围是中华文化圈国家和地区。最著名并流传较广的琴曲有《高山流水》《梅花三弄》《醉渔唱晚》《阳春白雪》《广陵散》等，这些琴曲当今被广泛用于艺术疗愈空间，能帮助参与者凝心聚神、舒缓压力、缓解疲惫等。如《高山流水》一曲，传说先秦的琴师伯牙一次在荒山野地弹琴，樵夫钟子期竟能领会曲中高山流水之意。伯牙惊道："善哉，子之心与吾心同。"子期死后，伯牙痛失知音，摔琴绝弦，终生不操。又如传说中嵇康夜不能寐，起身弹琴解闷，琴声如若清风，招来了一幽灵，见其仙骨之风，便传了这一首《广陵散》，还告诫不能将其传给后人，由此而得。此曲以抑扬顿挫的杀伐气氛而闻名，前奏清透而有序，中间起承转合，表现了其临危不惧的抗争意识。笔者曾将《广陵散》用于抑郁学生咨询之中，测试者在聆听音乐过程中，心率平均增速 8.31%，血氧饱和度增加 1.21%，显然，该曲目在调动来访者内在驱力过程中有疗愈作用。

目前，通过知网、微博等查找文献资料，近现代我国艺术疗愈发展历程中，2016 年，中国表达艺术治疗协会在武汉成立是中国艺术治疗的标志性旗帜。中央美术学院和中国美术学院是国内起步较早、投入较多的学术机构，后续也有其他师范类、艺术传媒类院校或学院参与研究，但总体数量不多，规模不大。

国内通常以研讨会、交流会、论坛的形式作为启动项目，采取建设平台、组织人才、投放影响力的途径。此外，第三方培训机构也在该领域有所布局。校企合作是常见的组织模式，其中合作的机构类型集中在精神卫生医院、地方卫健委、心理援助机构等。

通过检索近 5 年"艺术疗愈"相关活动与项目如表 2-3-1 所示。

表 2-3-1　"艺术疗愈"相关活动与项目

活动/项目名称	时间/地点	主旨	相关单位
"未·未来"国际教育论坛开放课——超级容器：艺术疗愈与未来健康	2023 年 4 月 10 日线上线下	"主旨论坛"以"教育革命""人才培养""生态响应""艺术科学""未来福祉""创新赛道"为分主题，通过对传统教育思想和模式的反思，审视教育的新方位，重塑教育的新思维和新方法，在思维的碰撞中激发面向未来的艺术设计教育思想与超越未见的艺术设计教育思维	中央美术学院设计学院
中澳艺术治疗学术交流会	2023 年 3 月 18 日线上	探讨艺术治疗语境下展览活动的策划、展开的理念与实践，艺术治疗如何在艺术、医学、科技、教育四个维度上进行的跨界融合，以及善用艺术治疗的力量，为社会发展、社会合作达成更好的图景	中央美术学院艺术管理与教育学院　澳大利亚桥爱慈善基金会

活动/项目名称	时间/地点	主旨	相关单位
"艺起心动，约绘春天"系列心理疗愈活动	2023年2月27日 华中师范大学美术学院	旨在通过触觉、视觉、听觉等多种感官形式，引导学生通过感受春天的美好，释放内心潜在压力 引导学生通过艺术创作来表达情绪、舒缓压力，呵护学生身心健康	华中师范大学美术学院
2023艺术治疗师学术交流会 大象无形：艺术治疗与社会介入	2023年2月18至19日	以"大象无形"为主题，以"艺术治疗与社会介入"为副标题，共享艺术治疗的多样性与包容性，呈现在不同文化和理论框架下的治疗实践 打造文化交融、人才荟萃的互动交流平台	中央美术学院艺术管理与教育学院 黄晓红叙事绘画治疗学院
"以艺为媒，以美为介"2022艺术疗愈国际研讨会	2022年10月28日至29日 上海同济大学	围绕"艺术疗愈与教育方法""艺术疗愈的跨学科融合""艺术疗愈的多媒介实践"和"后疫情时代下的艺术疗愈"四大方向，分享实践经验，挖掘艺术与心理学科的新增长点	同济大学艺术与传媒学院
2022年"艺术·复元"世界精神卫生日主题宣传及线下"艺术疗愈"体验活动	2022年10月 上海市朵云轩艺术中心	治疗师带领大家通过音乐、绘画、芳香、手工四大疗法沉浸式体验精神康复艺术疗愈，在艺术中开放感官，感知环境中的积极信息，觉察自身，促成对身心的疗愈	上海市徐汇区卫生健康委员会 徐汇区残疾人联合会
"美愈益心"第二届艺术心理疗愈学术研讨会	2022年6月10日 线上	围绕"艺术疗愈在高校心理育人工作中的应用"，通过云端会议模式跨越地域界限在云端进行交流研讨	中国美术学院
四川美术学院&智星康儿童医院共建"艺术疗愈"实践教学基地	2022年6月1日 智星康儿童医院	为"艺术疗愈实践教学基地"揭牌，并就"艺术疗愈"进一步帮助特需儿童的康复进行了深入沟通	四川美术学院 智星康儿童医院
【艺术×设计×心理】跨学科实验艺术项目——第二回展研讨会	2022年3月26日 四川大学美术馆	如何让这个社会和社会中的个人的心理健康状况变得更好	四川省心理卫生协会 四川大学艺术学院 华西医院心理卫生中心 四川大学美术馆 四川大学艺术与医学健康研究中心
用艺术治愈——央美艺管学院与桥爱合作艺术治疗项目	2021年5月21日 中央美术学院电教报告厅	合作成立研究中心，为中国培养出更多专业过硬、能力出众的艺术治疗专业人士，桥爱支持他们通过公益、商业、社会服务等多种形式，成就自己，服务社会	中央美术学院艺术管理与教育学院 北京桥爱慈善基金会
2019艺术治疗国际论坛开幕	2019年11月1至3日 中央美术学院	提供一个文化共融、人才荟萃的互动交流平台，将色彩、文化与大爱共冶一炉，让来自世界各地的艺术治疗师及其研究成果在此交流碰撞	中央美术学院艺术管理与教育学院 北京桥爱慈善基金会 叙事绘画治疗学院
"美愈益心"艺术心理治疗案例展暨研讨会顺利开展	2019年5月16日 中国美术学院	旨在推动学科融合，探索艺术在自我疗愈、心理治疗中的功能和实践意义。开幕式同时，中国美术学院和浙江省立同德医院联合宣布成立"艺术心理治疗研究中心"，在艺术心理治疗领域开展项目、科研、实践、推广等全方位合作和研究	中国美术学院 浙江省立同德医院

综上所述，整理结论如下（图2-3-1、图2-3-2）。

1989年
中国音乐学院开始招收音乐治疗专业学生，国内最早的音乐治疗专业

2004年
孟沛欣教授发表国内第一篇艺术治疗领域博士论文，并率先在中央美术学院开设艺术心理工作室；中国台湾地区艺术治疗学会成立

2005年
中国台湾地区第一所艺术治疗硕士课程在台北市立教育大学成立。华人艺术治疗联合会(CAAT)，则是由中国香港地区、澳大利亚、美国等注册艺术治疗师组成的专业性、行业性、权威性、非营利性的社团组织，机构设置于中国香港地区

2008年
中央美术学院开始招收"艺术心理学"和"艺术治疗"硕士研究生。来源于艺术中国用艺术治愈——央美艺管学院与桥爱合作艺术治疗项目正式启动。社团组织，机构设置于中国香港地区

2018年
国美开设"艺术疗愈"实践研究工坊

2017年
中国美术学院李梅、竺照轩主编出版《美育践行——艺术治疗教育行动研究》

2016年
中国美术学院开展艺术治疗教育实践活动

2014年
香港创意艺术资料中心成立

2012年
香港表达艺术治疗协会（简称EATA IIK)成立

2019年
中国美术学院"美愈益心"艺术心理治疗案例展暨学术研讨会召开。并且不断拓宽深化艺术治疗相关的产学研项目；中山大学以林帝浣教授为主导，于中大孙逸仙纪念医院开辟了"人文艺术治疗科"，目前还处于实验阶段；深圳大学艺术学部成立艺术疗愈中心

2020年
上海刘海粟美术馆"疗愈艺术"展览，开启艺术与内心的交流

2021年3月18日
山东大学艺术学院与山东省精神卫生中心在精神卫生领域校企共建的"艺术治疗人才培养中心"

2022年10月
同济大学艺术与传媒学院成立艺术疗愈研究中心

图 2-3-1　近代国内艺术治疗的成长

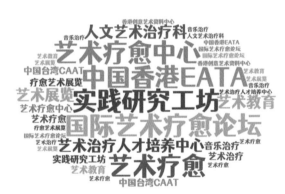 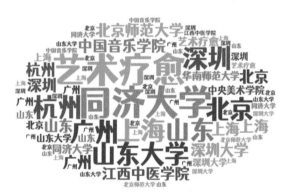

图 2-3-2　艺术疗愈与艺术治疗关键词频次图

2.4

艺术疗愈国内研究知识图谱

2.4.1 学科分布

学科分布是"艺术疗愈"知识图谱的首要因素。筛选出的文献分布于40个不同学科，但主要集中在10个主要学科里，如表2-4-1所示。建筑科学与工程学科以109篇的数量排在第1位。房龙（Vanloonh）等研究表明，居民生活的建成环境对心理健康有着长期性、持续性、广泛性和潜移默化性的影响，因此具有疗愈的可能性[1]。该学科下的研究主要聚焦于疗愈景观、景观设计、空间设计等研究方向。文艺理论为74篇，排在第2位，美术书法雕塑与摄影、戏剧电影与电视艺术、音乐舞蹈和世界文学作为具体的艺术学科门类排在第3～6位。艺术疗愈知网相关文献在学科上的分布充分体现了该研究领域跨学科的特点。

表2-4-1 知网文献数量排名前10位学科分布

排名	学科	文献数量/篇	比重
1	建筑科学与工程	109	0.24
2	文艺理论	74	0.17
3	美术书法雕塑与摄影	42	0.10
4	戏剧电影与电视艺术	38	0.86
5	音乐舞蹈	19	0.43
6	世界文学	18	0.41
7	教育理论与教育管理	16	0.36
8	文化经济	12	0.27
9	精神病学	8	0.18
10	工业通用技术及设备	7	0.16

2.4.2 关键词和研究热点

关键词是一篇文献的核心概括，能够高度概括文章研究的主要内

---

[1] Vanloonh Frankl.Urban form Relationships with Youth Physical Activity：Implications for Research and Practice［J］.Journal of Planning Literature，2011，26（3）：280-308.

容，因此，通过对关键词的研究可以总结出对应领域的研究热点情况❶。关键词共线图可以用于发现某领域的研究热点，以及热点和热点间的关系。每篇文献的几个关键词之间一定存在着某种关联，而这种关联可以用共现的频次来表示。两个词语在同一篇文献中出现的次数越多，则代表这两个主题之间的关系越紧密。统计关键词两两之间在同一篇文献出现的频率，便可形成一个由这些词语关联所组成的共线网络。如图 2-4-1 为由 CiteSpace 生成的知网艺术疗愈关键词共现网络。只要关键词在同一篇文献中出现过，两者之间就会有一条连线。图中圆圈大小代表的是关键词频次，频次越大，圆圈越大。该共线网络的节点数即关键词个数为 293，边数即关键词之间的连接数为 336。

其中频次排名前 10 位的关键词如表 2-4-2 所示，中心性的大小代表某个节点的连线的多少。例如关键词"疗愈"的频次为 32，中心性为 0.22，"疗愈景观"的频次为 16，中心性为 0.05，因此上图中代表"疗愈"的圆圈明显大于代表"疗愈景观"的圆圈。

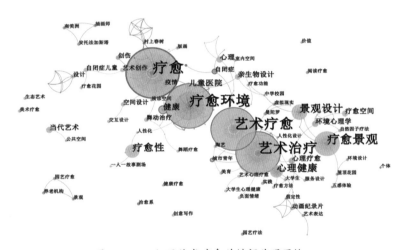

图 2-4-1　知网艺术疗愈关键词共现网络

表 2-4-2　知网频次排名前 10 位的关键词

关键词	频次	中心性	首次出现年份
疗愈	32	0.22	2012
疗愈环境	28	0.15	2015
艺术治疗	27	0.14	2015
艺术疗愈	27	0.19	2019

❶ 徐天博，崔巍.国际期刊上的"国家形象"知识图谱——基于 Web of Science 数据库的可视化分析 [J].国际传播，2018（6）：31.

关键词	频次	中心性	首次出现年份
疗愈景观	16	0.05	2018
景观设计	10	0.05	2018
疗愈性	9	0.01	2020
心理健康	8	0.03	2019
健康	5	0.12	2017
儿童医院	5	0.06	2015

关键词聚类分析是在共现分析的基础上，利用聚类的统计学方法，把共现网络关系简化为数目相对较少的聚类的过程❶。关键词聚类图谱用于发现某领域目前形成了哪些研究类团，简而言之是有相关性的一群研究热点。在CiteSpace中，节点类型选择 Keyword，时间切片设置为1，从关键词中提取名词性术语对聚类进行命名，采用LSI算法（Latent Semantic Indexing，浅语义算法）对聚类标签进行提取，得到模块值 Q 为0.8781，平均轮廓值 S 为0.8448。根据CiteSpace的网络结构和聚类清晰度，Q 值大于0.3时就意味着聚类结构是显著的，S 值大于0.7时，聚类是高度令人信服的，图2-4-2为艺术疗愈知网关键词聚类图谱，描绘了知网上艺术疗愈相关文献的聚类情况，模块值大于0.3，聚类平均轮廓值大于0.7，意味着聚类是令人信服的。网络由93个集群组成，图中显示的标签顺序从0到9，数字越小，聚类中包含的关键词越多，每个聚类是多个紧密相关的词组成的。最大的十个聚类分别为：疗愈环境、舞蹈美育、艺术疗愈、艺术治疗、疗愈景观、村上春树、动画纪录片、公共空间、治愈系和设计方法，代表了该领域的10个研究热点。其中，作为最大的具体艺术门类疗愈研究类别，舞蹈美育排在了第2位。将舞蹈运用于疗愈有着悠久的历史，玛丽安·蔡斯（Marian Chace）是美国舞动治疗的先驱，她尝试将舞蹈用于治疗"二战"中受到精神创伤的退伍士兵，她将舞蹈与心理健康联系到了一起。舞蹈治疗建立在"身体动作能反映内在情感，动作的变化会导致其心理变化"这一基本假设的基础上，依据"身心一体化"原则，利用身体动作探索个体的内在感受和真实情感❷。

---

❶ 代林玉，肖时珍，邰治钦，等.基于CiteSpace的国内土壤磁学文献计量分析 [J].生态科学，2022，41（5）：67.
❷ Bonnie Meekums.Narrative Inquiry and Psychotherapy[J].British Journal of Guidance & Counselling, 2009, 37(3):399.

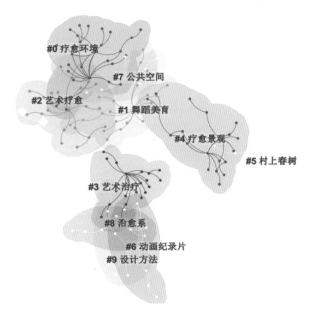

图 2-4-2　艺术疗愈知网关键词聚类图谱

2.4.3 研究趋势

在结合关键词共线和聚类图谱的基础上，时间线图（图 2-4-3）将聚类包含的关键词按照时间铺开，一般可以用来发现聚类中研究热点（关键词）的演进脉络，以及各个关键词归属的类别。节点表示这个关键词第一次出现的时间，而节点之间的弧线表示节点之间的联系。这些弧线有在不同聚类之间跳跃的，也有在同一个聚类线上跨年跳跃的，节点上的弧线越多，表明它的影响力越大，弧线时间跨度越长，它的研究时间越长，意义越大，可为后续研究提供数据集❶。通过对关键词在不同时间段的出现时间和相互关系的展示，揭示相关研究的演化趋势。图 2-4-3 右侧的关键词即为图 2-4-2 关键词聚类中的 10 个主要关键词。由图 2-4-3 可知，研究持续时间最长的集群是"舞蹈美育"，存在时间为 2012 年至今。其次为"疗愈环境"和"艺术治疗"，从 2015 年开始成为研究的两个重要聚类，研究趋势从儿童医院疗愈环境到住院患者疗愈环境优化设计，从美术应用于艺术治疗到城市青年、大学生等不同群体的心理健康不断发展。

突现词是在短时间内频率变化较大的关键词，能在一定程度上反映出研究主题发展的趋势，突现词的强度就表示关键词在短时间内频

---

❶ 蔡耀，蒋黎旸.基于 CiteSpace 的国内外建筑业区块链的研究热点与趋势分析［J］.建筑经济，2022，43（S1）：72.

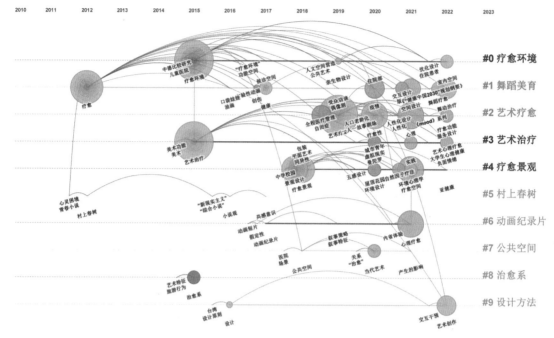

图 2-4-3　知网艺术疗愈关键词时间线图

率突然增加的程度❶。它代表着某一时间区间该领域的研究热点，是分析艺术疗愈相关研究发展趋势的重要依据。本文将所有关键词使用CiteSpace进行突现测定，结果发现14个突现词，按照关键词第一次出现的年份进行排序，前10个关键词如表2-4-3所示。Begin和End代表该关键词作为研究热点的起始和终止年份，表格最右栏的红色部分表示该关键词作为研究前沿的持续时间，Strength代表的是突现强度，即在短时间出现频次骤增的程度，Strength的数值越大表示其前沿性越强。表2-4-3反映了不同时间段的研究前沿，例如，儿童医院是2015～2027年的研究前沿，疗愈空间、人性化设计和亲生物设计是2021年起新兴的研究热点。

表 2-4-3　知网艺术疗愈文献前 10 位突现关键词

关键词	强度	起始	结束	2010～2023年
儿童医院	0.61	2015年	2017年	
动画纪录片	1.32	2017年	2019年	
五感体验	0.67	2018年	2020年	
心理健康	2.08	2019年	2020年	

❶ 赵亮，许娜，张维.我国数字孪生研究的进展、热点和前沿——基于中国知网核心期刊数据库的知识图谱分析［J］.实验技术与管理，2021，38（11）：96.

关键词	强度	起始	结束	2010～2023年
疗愈环境	1.67	2019年	2020年	
当代艺术	1.47	2020年	2021年	
健康疗愈	0.73	2020年	2021年	
疗愈空间	1.17	2021年	2023年	
人性化设计	0.58	2021年	2023年	
亲生物设计	0.47	2021年	2023年	

2.4.4 高引文献

文献之间的引用关系反映了文献在内容或主题上的相通之处，在很大程度上能说明被引用文献的学术价值及其对其他学术研究的影响。2000年至今，艺术疗愈在知网上的相关文献被引频次最高的前10篇文献信息如表2-4-4所示。其中，被引频次最高的文献为发表为2013年的《中西方疗愈环境概述》，作者为北京建筑大学医疗建筑研究中心的格伦，被引53次，对中西方疗愈环境理念进行了回顾。排名第2位的是黄舒晴和徐磊青在2017年发表的《疗愈环境与疗愈建筑研究的发展与应用初探》，被引频次为51次。文章介绍了疗愈环境的发展、概念与研究对象，以及疗愈建筑的分类和研究现状，并指出了当时国内在对疗愈环境的研究过程中所存在的问题。这也是唯二两篇被引超过50次的文献。排名第3的是李姝发表于2017年的《私纪录片的影像疗愈功能探究》，被引26次。李姝结合艺术治疗理论，对拍摄关系进行交叉分析，同时探讨了对影像思维与认知行为模式的关系。鉴于其引用频次较高，可以认为这些文献对艺术疗愈话语体系里的其他研究成果也产生了较为显著的影响。

表 2-4-4　知网被引频次前 10 位的艺术疗愈文献

作者	标题	来源	年份
格伦	中西方疗愈环境概述	中国医院建筑与装备	2013
黄舒晴，徐磊青	疗愈环境与疗愈建筑研究的发展与应用初探	建筑与文化	2017
李姝	私纪录片的影像疗愈功能探究	电影文学	2017
付列武	疗愈环境理念下的医院公共空间艺术化设计解析——以英国帝国理工大学医疗集团为例	工程建设	2019

续表

作者	标题	来源	年份
徐雁	"开编喜自得，一读疗沉疴"——基于全民阅读推广活动的"文学疗愈"理念	图书馆杂志	2010
李姝	跨界对话与心灵表达：动画纪录片的艺术疗愈功能	中国电视	2017
沈森	非言语沟通——艺术疗愈对灾后心理重建的"介入"	美术观察	2020
朱蘅初	从图像叙事到情绪疗愈——论绘本创作中艺术与心理的交互	美术大观	2019
高坦昊，张小彤，周洪涛	基于艺术疗愈的城市家具设计研究	家具与室内装饰	2021
王哲，蔡慧	医疗环境中的景观疗愈因子及其规划	中国医院建筑与装备	2018

2.5

艺术疗愈国内外研究动态分析

2.5.1 国家和地区分布

一个研究领域的国家和地区分布可以看出该领域的时空分布特征，图 2-5-1 是基于 Web of Science 数据库，将 CiteSpace 节点设置为国家（地区）进行可视化得到的知识图谱，图中显示了 40 个国家（地区）有关艺术疗愈的相关研究。美国发表文献频次最多，有 661 次。英格兰、西班牙、以色列和加拿大紧随其后，发表文献频次分别为 171、124、100 和 87 次。中国排在第 10 位，频次为 70 次。根据地理分布可以看出，Web of Science 的艺术疗愈研究主要分布北美洲、欧洲和亚洲，总体来说，发达国家（地区）的研究总体高于发展中国家。

2.5.2 机构合作分析

为了解以艺术疗愈为主题进行相关研究的机构分布以及合作情况，笔者分别对中国知网和 Web of Science 2000 年之后的文献进行了机构

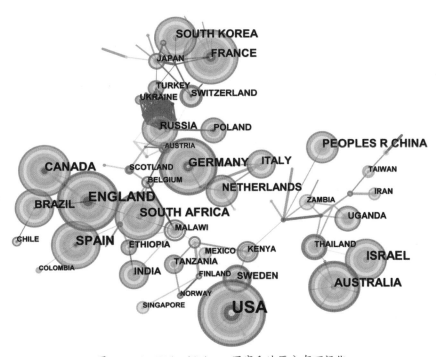

图 2-5-1　Web of Science 国家和地区分布可视化

合作的可视化分析，如图2-5-2所示，可以得到节点为162个，连线为21条的知网艺术疗愈研究机构的合作图谱，Q值为0.7652，S值为0.9318，网络结构显著可信，以及节点为322个，连线为341条的Web of Science艺术疗愈研究机构的合作图谱，Q值为0.7541，S值为0.8841，网络结构显著可信，如图2-5-2所示。图中的圆形节点代表发文的机构，对应的机构字体越大，代表发文量越多，节点之间的连线表示了发文机构之间的合作关系强度。

由图2-5-2可以看出，以艺术疗愈为主题进行相关研究的机构总体分布较为离散，连线数量也比较少，说明在此阈值设定下显示出来的该领域机构之间合作关系较弱。其中山东潍坊学院、山东潍坊学院教师教育学院（特教幼教师范学院）和济南市济阳区永康街中学之间存在合作关系。吉林艺术学院与上海戏剧学院、清华大学建筑学院景观学系与清华大学建筑设计研究院有限公司、中央美术学院艺术管理与教育学院与中国美术家协会少儿美术艺委会之间也存在合作关系。知网发文量较多的机构为吉林艺术学院、中央美术学院、大连理工大学建筑与艺术学院和成都大学美术与影视学院。

由图2-5-3可以看出，Web of Science研究机构之间的连线数量较多，表明发文机构之间的合作关系与知网相比有显著提升。其中发文较多的机构依次为Univ Haifa（以色列海法大学）、Florida State Univ（佛罗里达州立大学）、Drexel Univ（德雷塞尔大学）、Univ Calif San

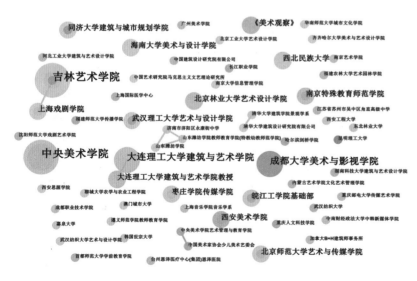

图 2-5-2　知网艺术疗愈研究机构合作图谱

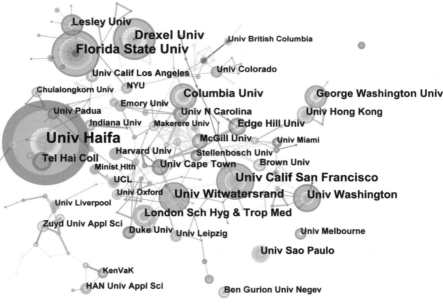

图 2-5-3　Web of Science 艺术疗愈研究机构合作图谱

Francisco（加利福尼亚大学旧金山分校）、Univ Witwatersrand（南非金山大学）、Univ Washington（华盛顿大学）、Columbia Univ（哥伦比亚大学）、London Sch Hyg & Trop Med（伦敦卫生及热带医学学院）、George Washington Univ（乔治·华盛顿大学）和 Lesley Univ（莱斯利大学）。相比较来说，目前国内学者关于艺术疗愈的研究多是以独立机构进行，机构间仍有较大合作空间。

2.5.3 艺术疗愈的国内外研究动态总结

综合上述可视化分析，本文基本勾勒出了国内外有关"艺术疗愈"研究的知识图谱。从文献内容和文献发表两个层面，可以归纳出该议题的研究动态如下：

第一，国内关于艺术疗愈的研究发表于 2020 年以后，起步较晚，2016 年，中国表达艺术治疗协会在武汉成立，标志着中国艺术治疗的旗帜树立起来了❶，而知网上自 2016 年以后的文献数量也有显著增长。欧美国家从 20 世纪 70 年代开始就已经形成了较为完善的艺术疗愈跨学科体系，结合心理学理论与技巧，特别是结合不同艺术载体，Web of

---

❶ 叶培结，余瑾. 艺术疗法概论 [M]. 合肥：安徽大学出版社，2019：4.

Science上最早关于艺术疗愈的文章可以追溯到1992年，研究内容是关于如何通过各种媒介收集表达材料（绘画、文字、音乐等艺术作品）构成艺术疗愈评估的特定需求❶。

第二，艺术疗愈研究具有鲜明的跨学科特征。作为综合交叉学科，艺术疗愈涉及了多个学科门类，如心理学、医学、艺术学、设计学、建筑学等。国内研究更多集中于艺术学、设计学和建筑学等方向。而国外艺术疗愈研究多结合心理学和医院相关理念，例如，纽约大学将心理治疗和视觉艺术实践相结合，以发挥艺术的创造性力量进行临床评估和治疗，意大利米兰布雷拉美院强调要将专业的疗愈艺术知识体系运用到心理治疗工作中。

第三，在研究主题上，除了要学习西方成熟的艺术疗愈理论外，也要扎根于中国本土文化背景。例如，以《乐记》和《黄帝内经》的五音学说为代表，我国具有中医音乐艺术疗愈的基础。因此，国内艺术疗愈研究的发展更应该关注本土化的实践。

❶ GRANIER F，et al. Collecting Expressive Material Through Various Mediations [J]. Annales Medico-Psychologiques, 1992, 159（1）: 89-92.

第 3 章
艺术疗愈的媒介与特质

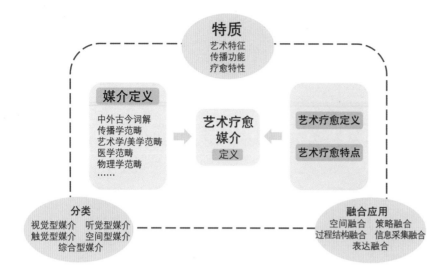

3.1

艺术疗愈媒介的界定

3.1.1 什么是媒介

在中文语境下，"媒介"一词可追溯到《旧唐书·张行成传》："观古今用人，必因媒介，若行成者，朕自举之，无先容也。"此处，"媒介"大意是指使双方发生关系或产生联系的人（或事物）。其中，"媒"字在先秦时期是指说合婚姻的人，即媒人，比如《诗·卫风·氓》就有"匪我愆期，子无良媒"的记述，《孟子·滕文公下》也曾写到"不待父母之命、媒妁之言，钻穴隙相窥，逾墙相从，则父母国人皆贱之"，之后逐渐引申，"媒"字有使人（或事物）接触或发生的人（或事物）之意，例如《文中子·魏相》曾提到"见誉而喜者，佞之媒也"；"介"字一直以来均有处在两者之间，或者在两者之间的人（或事物）之意，比如《左传·襄公九年》的记述"介居二大国之间"。

在西方语境中，"媒介"一词源自拉丁语的"medius"，意为中间或者两者之间。在英语中，"媒介"一词对应的是"medium"，"medium"可有传播信息的媒介（或手段、方法）、灵媒（或通灵的人、巫师）、介质（或环境）等多个含义。人们较为熟悉的"media"一词，是"medium"的复数形式，在19世纪末20世纪初，随着新闻传媒业的兴起与逐渐发展壮大而出现。"media"一般也可翻译为"媒介"或"媒体"，指报纸、书刊、广播、电视、电影，以及互联网新媒体等传播信息的载体、方法、手段等。

事实上，如果将媒介作为一个单独的概念进行讨论，目前很难说有一个完全公认、完全明确的定义。在不同的时代、不同的研究领域可以给出不同的解释。

在传播学范畴下，德国传播学家普罗斯（Harry Pross）将媒介划分为第一媒介、第二媒介和第三媒介。第一媒介指的是语言、手势、体态、戏剧或舞蹈等不借助客观器物进行的信息传递方式；第二媒介指的是书籍、旗帜信号、界碑等需要借助客观器物来进行信息内容生产制作的信息传递方式；第三媒介指的是广播、电影、电视等在接收端也需要借助客观器物的信息传递方式。

1964 年，马歇尔·麦克卢汉（Marshall Mcluhan）在《理解媒介：论人的延伸》（*Understanding Media*：*The Extensions of Man*）一书中提出"媒介即讯息"，他认为每一种媒介都是另一种媒介的内容（或信息），例如文字的内容是口语，印刷书刊的内容是文字，电视的内容是图像等。围绕"媒介即讯息"理论，麦克卢汉进而提出"媒介即人的延伸"的论述，即任何媒介都是人的感官或感觉向外部世界的延伸，比如文字、印刷书刊是人的视觉的延伸，广播是人的听觉的延伸，电视是人的视听的综合延伸等。

在艺术学或美学范畴下，亚里士多德（Aristotle）在《诗学》一书中提出"艺术通过媒介进行摹仿"[1]"摹仿中采用不同的媒介，取用不同的对象，使用不同的、而不是相同的方式"[2]。亚里士多德认为媒介是艺术作品的重要组成部分，也是区分不同艺术类型的重要方面，即强调了在艺术创作与传播过程中，媒介的工具属性。

约翰·杜威（John Dewey）在《艺术即经验》中认为"每一门艺术都有自己的媒介，而这种媒介特别适用于某一种交流"[3]"每一样媒介都有着自己的力量，积极的与消极的，开放的与受纳的，并且，区分不同的艺术门类特征的基础在于它们对能量的利用，而这正是用作媒介的材料的独特之处"[4]。不过杜威并没有简单地认为媒介就是艺术创作过程中的材料，他提出"自然材料和人的联系是多种多样，直至无穷的。每当任何材料找到一个媒介表现其在经验中的价值——即它的想象性与情感性价值——之时，它就成为一件艺术作品的内容"[5]，即杜威认为媒介已然成了一种艺术创作、传播、接收的符号体系。

---

[1] 亚里士多德.诗学［M］.陈中梅，译注.北京：商务印书馆，1996：28.
[2] 同[1]27.
[3] 杜威.艺术即经验［M］.高建平，译.北京：商务印书馆，2010：122.
[4] 同[3]283.
[5] 同[3]266.

此外，在医学范畴下，媒介是一种载体，例如，病毒可以通过空气中的飞沫传播，那么飞沫就成了这种疾病传播的媒介。在物理学范畴下，媒介可被理解为一种用于传输的中间介质，比如电线可以导电，从而成为电信号传递的一种媒介。在文化传播领域，媒介可以是人，也可以是某种传播方式，例如，古代丝绸之路上使中西文化跨越地理阻隔出现在另一地域上的商人、奈良时代和平安时代的日本遣唐使、现当代的某部影片……总之，无论是人与人、人与事物，还是事物与事物之间，如果需要产生关系或发生联系，一般均需要通过有形或无形的中间载体来完成，而媒介就是这种中间载体。广义地来说，凡是能使人与人、人与事物或事物与事物之间产生关系的人或事物都是媒介。

3.1.2 什么是艺术疗愈媒介

结合第一章对艺术疗愈的界定，参考传播学、艺术学等范畴下对于媒介的认识，我们认为在艺术疗愈进行过程中，使艺术疗愈师与来访者（或参与者）产生联系的一切艺术形式，均可称为艺术疗愈媒介，具体形式可以包括且不限于音乐、舞蹈、绘画、戏剧、照片、陶艺、沙画、动漫、VR、空间等。

艺术疗愈媒介作为艺术疗愈过程的中间介质，在艺术疗愈师与来访者（或参与者）之间起着重要的信息承载与传递、感知体验营造等功能。无论是什么具体形式的媒介，如果被确认为艺术疗愈媒介，一般都应具有三种特质：艺术特征、传播功能、疗愈特性（图3-1-1）。

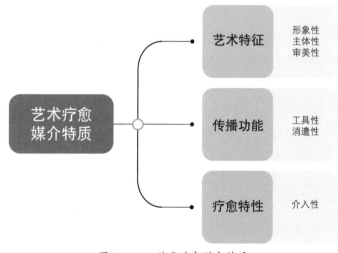

图 3-1-1　艺术疗愈媒介特质

3.1.2.1 艺术特征

顾名思义，艺术疗愈的核心在于依托艺术形式开展心理疗愈，这是其区分于传统心理治疗方法或技术的最明显的特点。因此，艺术疗愈和传统心理治疗不同，其并非单一或主要依靠谈话来与来访者（或参与者）进行沟通，而是采取艺术疗愈师引领与指导来访者（或参与者）开展艺术创作、表达、体验的形式进行。脱离艺术形式，艺术疗愈本身就不存在，那更遑论艺术疗愈媒介的存在了。一般而言，我们认为艺术具有形象性、主体性和审美性三大基本特征，那么对于艺术疗愈媒介而言，就也对应需要具有这三大基本特征。

（1）形象性

在形象性方面，艺术疗愈媒介需要能够以具体、生动的艺术形象来反映或影响来访者（或参与者）的思想情感。在艺术疗愈实践过程中，无论是艺术创作、表达、体验，直接作用于来访者感官的都是艺术形式，而艺术形式如果需要去影响或者反映来访者（或参与者）的思想情感，就必须有具体的艺术形象。比如在曼陀罗绘画的艺术疗愈中，个案需要在纸上进行曼陀罗绘画，从而释放内心的不良情绪或者集中意识重新发现自我等。此处，曼陀罗绘画是艺术疗愈媒介，其具有明显的具体的艺术形象，即通常主体结构为圆形的曼陀罗画本身；画笔、纸张、颜料等并不是艺术疗愈媒介，这些只是在艺术疗愈进行过程中所使用到的工具或材料。

（2）主体性

在主体性方面，艺术疗愈媒介需要能够反映出或影响来访者（或参与者）的思想情感，应具有个体的特殊性，而不是简单的重现或模仿。在艺术疗愈实践过程中，来访者（或参与者）在艺术疗愈师的指导下开展艺术创作、表达、体验，展现的是来访者（或参与者）对于自身经历、记忆、经验等的选择、加工和重塑，是来访者（或参与者）调动自身的能动性和独创性进行的创造活动。在来访者（或参与者）进行艺术创作或表达时是这样，在艺术体验，例如观演或解读艺术作品时也是如此，都会凝聚着来访者（或参与者）独特的审美体验和审美情感，具有来访者（个案）的主观色彩。不同的来访者（个案）的生活经验、实践经历、回想记忆、性格气质不同，艺术创作能力与素养不同，自然最终借助艺术疗愈媒介呈现出来的结果也自然是不同的，会有鲜明的主体烙印。例如在舞蹈类的艺术疗愈中，来访者（或参与者）在艺术疗愈师的引导下调整身体姿态与运动，舞蹈是此处的艺术疗愈媒介，来访者（或参与者）姿势的不同、节奏的变化、跃动的距离等，都是来访者（或参与者）思想情感的展现。

（3）审美性

在审美性方面，艺术疗愈媒介应该具有一定的审美价值。艺术是人类审美意识物质形态化的表现。在艺术疗愈实践过程中，来访者（或参与者）使用不同艺术形式对应的物质材料和艺术语言，将原本仅存于头脑中的审美意识，通过艺术创作、表达、体验等转化为可被他人欣赏的艺术作品。其中，蕴藏着的就是来访者（或参与者）的审美意识，是他们对真善美、假恶丑的主观理解。比如，来访者（或参与者）欣赏一场古典音乐的室内音乐会，这场音乐会作为艺术疗愈媒介就应当具备一定的审美价值，如果只是胡乱任意的弹奏，自然也就无法供来访者（或参与者）欣赏，从而起到疗愈的作用了。

3.1.2.2 传播功能

著名美国社会学家和心理学家，也是传播学者查尔斯·霍顿·库利（Charles Horton Cooley）认为，"所谓传播是人际关系借以成立的基础，又是它得以发展的肌理，就是说它是精神现象转化为符号并在一定的距离得到搬运，经过一定的时间得到保存的手段"。[1] 传播，作为一种社会交往行为，使得信息得以在时间和空间中得以迁移、播散和传递，从而实现信息的社会共享、人际交流。从传播的二功能说角度分析，传播的功能可以分为工具性和消遣性两种。美国心理学家爱德华·托尔曼（Edward Chace Tolman）持工具性功能观点，他认为传播是具有作为工具使用的功利性、实用性的目的的；提出消遣性功能观点的代表性学者是美籍心理学家兼传播学家威廉·斯蒂芬森（William Stephenson），他在《大众传播的游戏理论》一书中提出传播也具有游戏型的消遣娱乐的效果。就艺术疗愈媒介而言，显然也会同时具备上述两种传播功能。

（1）工具性

工具性的传播功能表现在艺术疗愈实践过程中，艺术疗愈师采用某一种媒介开展工作，其必然是会将该种媒介作为一种工具。艺术疗愈师与来访者（或参与者）之间通过该种媒介建立联系并产生信息的传递和交换，媒介起到了联系双方、互通信息的桥梁纽带作用。如果没有信息的传播，艺术疗愈的进行就只能想象性地存在于大脑之中了。

---

[1] 胡正荣.传播学总论［M］.北京：清华大学出版社，2008：52.

（2）消遣性

消遣性的传播功能表现在艺术疗愈实践过程中，无论来访者（或参与者）是以想象、扮演、角色替换等的形式进行艺术表达，都好似一场属于来访者（或参与者）的主观、自主游戏，即艺术疗愈是一个使来访者（或参与者）通过艺术体验来达成自我感知、自我提升的过程。

3.1.2.3　疗愈特性

艺术疗愈媒介具有疗愈的特性，即具有触及灵魂、打动内心的能力。

美国学者劳伦·勃兰特（Lauren Berlant）在《情动驱力及其文化分析》（Desire/Love）中曾提出情动理论❶，即人们的行动和经验是由过往生活中的种种细节所集结而来的。在艺术疗愈实践过程中，来访者（或参与者）在进行艺术创作、表达、体验时，会将其与自己日常生活的体验以及感悟联系起来，从而引发来访者（或参与者）的某种内在情动力。而当在艺术疗愈引发了来访者（或参与者）的思考和情绪波动时，疗愈的效果也就达到了。艺术疗愈媒介在这整个过程中是介入性的，媒介本身不做判断、不持立场，而只是营造一个场域，由来访者（或参与者）自发地运用自己的生活、社会、历史等经验去理解、重构、再现，所以最终达成的疗愈效果也必然会有所不同。

来访者（或参与者）全身心地投入在艺术疗愈的实践过程中，是一种现象学的体验。梅洛·庞蒂（Maurice Merleau-Ponty）的知觉现象学里经常会从手的角度来举例阐述："当我用手触摸某物时，它也在触摸我的手。"相比于以谈话开展，即以言语作为媒介的传统心理治疗，艺术疗愈让来访者（或参与者）调动多感官参与，从而更深入地去探索和"挖掘"自我，拥抱真实的自己，达成身体、社会、情绪、精神等多层次的疗愈。

根据著名心理学家西格蒙德·弗洛伊德（Sigmund Freud）的意识层次理论，人的意识层次可包括意识、前意识、潜意识（无意识）三个层次。其中，意识是人们能觉察到的主观经验，是意识层次的表层；前意识处在意识与潜意识之间，是可能进入意识的经验，扮演着"稽查者"的角色，防止潜意识中的本能欲望闯入意识之中；潜意识在通

---

❶ 劳伦·勃兰特.情动驱力及其文化分析［M］.周彦华，马添翼，译.重庆：重庆出版社，2020：158.

常情况下不会进入意识层面，是人们内心深藏的本能冲动和欲望。卡尔·荣格（Carl Gustav Jung）在弗洛伊德的基础上，认为人的潜意识（无意识）可分为个体和非个体的两部分，前者是个体无意识（个体潜意识），由冲动、愿望、模糊的知觉以及经验组成的无意识，后者则是整个家族、民族乃至全人类的历史的沉淀，被称为集体无意识（集体潜意识）。人们无法觉察到潜意识，但是它会在深层影响到人们的日常生活与行动，包括如何看待自己和他人、如何看待日常活动意义、应急快速判断和决定能力等。在艺术疗愈的过程中，来访者（或参与者）可能透过一些无意识的艺术创作，在摆脱令人紧张、抗拒的谈话方式的场域环境的情况下，将原本受社会、道德等因素约束在潜意识层面的思维等转化表达出来，从而可能使潜意识的欲望得到一定程度的呈现和满足，进而使精神得以平静、认知得以完整、心灵得以疗愈。

3.2

艺术疗愈媒介的分类

3.2.1 艺术形式的分类

单就艺术而言，长期以来，对于艺术的分类并没有特别明确统一的观点。

依据不同的原则或规则，艺术家、美学家等对艺术的分类方式提出了各式各样的方案和观点。

①依据艺术形象对于感官感知的直接性，可以分成非直感形象的艺术和直感形象的艺术两大类，前者指的是文学，后者指的是其他艺术。

②依据艺术形象的存在形式进行分类，可以分成时间艺术、空间艺术、时间—空间艺术三大类，时间艺术包括文学、音乐，空间艺术包括绘画、摄影、书法、篆刻、雕塑、建筑、园林、工艺品，时间—空间艺术包括舞蹈、戏剧、电影、电视、曲艺、杂技等。

③依据空间维度，可以分成二维空间艺术、三维空间艺术、四维空间艺术三类，二维空间艺术包括绘画、摄影、书法、电影、电视，三维空间艺术包括篆刻、雕塑、建筑、工艺品、舞蹈、戏剧、曲艺、杂技，四维空间艺术包括文学、音乐。

④依据对艺术形象的感知方式，可以分为视觉艺术、听觉艺术、视觉—听觉艺术、听觉—想象艺术，视觉艺术包括绘画、摄影、书法、篆刻、雕塑、建筑、园林、工艺品，听觉艺术为音乐，视觉—听觉艺术为舞蹈、戏剧、电影、电视、曲艺、杂技，听觉—想象艺术为文学。

⑤依据艺术形象的呈现或展示方式，可以分成静态艺术和动态艺术两种，前者包括绘画、摄影、书法、篆刻、雕塑、建筑、园林、工艺品，后者包括文学、音乐、舞蹈、戏剧、电影、电视、曲艺、杂技等，也有观点认为文学可单独划为动静综合艺术。

⑥依据艺术的功能，可以分成审美艺术（单纯能艺术）和实用艺术（复功能艺术）两类，前者包括绘画、摄影、书法、篆刻、雕塑、音乐、舞蹈、戏剧、电影、电视、曲艺、杂技，后者包括工艺品、建筑、园林等。

⑦依据艺术形象对客观世界的反映方式，可分为再现艺术和表现艺术两类，前者指从艺术中可明显见出对客体对象的再现，包括绘画、

雕塑、小说、戏剧、影视等，后者指从艺术中更多地感受到艺术家主体的心灵表现，包括音乐、舞蹈、建筑、诗歌等。

⑧依据构成艺术形象的材料或媒介进行划分，可分成造型艺术、表演艺术、语言艺术、综合艺术四大类，造型艺术包括建筑、绘画、雕塑、摄影等，表演艺术包括音乐、舞蹈，语言艺术包括诗歌、小说、散文等，综合艺术包括戏剧、戏曲、电影、电视艺术等。

⑨依据艺术最初所反映的现实美，分为以反映现实的现象美为基础的艺术（舞蹈、音乐、建筑、工艺品）、以反映现实的个体美和种类美为基础的艺术（绘画、雕塑）、以反映现实的社会关系美为基础的艺术（文学、戏剧、电影）等。

此外，还可依据艺术所偏重的主要功能作用、创作年代、民族特色、美学风格、审美效果、格调高低、与政府的关系等做出其他不同的分类。

3.2.2 艺术疗愈媒介的分类

艺术疗愈的过程是艺术疗愈师调动来访者（或参与者）的感官，通过艺术创作、表达、体验达成疗愈效果的过程。因此，此处我们从感官出发，对艺术疗愈媒介进行分类（图3-2-1）。

3.2.2.1 视觉型媒介

指主要通过视觉对来访者（或参与者）产生影响的媒介，主要包括绘画、雕塑、摄影等。

3.2.2.2 听觉型媒介

指主要通过听觉对来访者（或参与者）产生影响的媒介，主要指

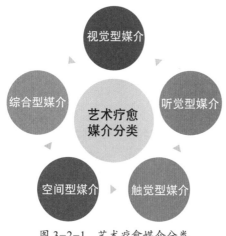

图 3-2-1　艺术疗愈媒介分类

音乐。

3.2.2.3 触觉型媒介

指主要通过触觉对来访者（或参与者）产生影响的媒介，包括舞蹈、戏剧等。

3.2.2.4 空间型媒介

指不与来访者（个案）直接产生联系，而是制造一个场域空间，侧面对来访者（或参与者）产生影响的媒介，主要指建筑空间中的景观、建筑、光影、环境等。

3.2.2.5 综合型媒介

指综合通过多种感官对来访者（或参与者）产生影响的媒介，主要指 VR 等。

在对艺术的传统认知中，人们对于艺术的感知一般以看和听为主，这一定程度上受到了笛卡尔（René Descartes）身心二元论观念的影响。然而，正如梅洛·庞蒂（Maurice Merleau-Ponty）将"身体—感知"统称为肉身（chair），我们应该认识到意识和身体是二元统一的，人们在身体的维度上去感知世界，通过具身化的行动去理解世界，最终回到意识层面的建构。因此，我们也不能简单地认为某一种类型的艺术疗愈媒介对来访者（或参与者）就没有该类型媒介以外种类的感官影响，例如认为视觉型媒介就不会产生触觉方面的感官体验。恰恰相反，例如在绘画类的艺术疗愈过程中，来访者（或参与者）会接触画笔、颜料、画纸等艺术材料与物质，不同的材料与物质同样会对来访者（或参与者）造成综合影响，这是不容忽视的。

3.3

艺术疗愈媒介的应用

3.3.1 艺术疗愈与媒介融合

"媒介融合"的英文为"media convergence"，英文单词"convergence"根据《牛津高阶英汉双解词典》，有两层含义：一是"线条、运动物体汇于一点，向一点汇合、聚集"；二是"用于比喻义，表示两种事物相似或者相同"。因此，媒介融合就有两层意思，第一层意思是"会聚""结合"，第二层意思才是"融合"。两者的区别在于，"会聚"或"结合"虽然有一些"融合"的意思，但却是低层次的"融合"，是物理意义上的，是在做"加法"，将同种的媒介或者不同种类的媒介结合为一个共同体；而"融合"则是将不同的媒介功能和手段"融化"为一种，这才是"媒介融合"的核心，也是未来发展的主要趋势。

现如今，随着媒介技术的不断发展，尤其是网络、数字媒介如VR、AR等的产生和发展，艺术疗愈师可选用的媒介形式在不断丰富，直观、生动地构建更为形象、反映现实真实的世界的可能性也在不断增大，也有助于打破感知上的壁垒，更好地传递心境。相较于原来较为稳定的艺术材料形式，无论是具体的画布、线条、色彩、形状、光影、构图，还是戏剧表演中的表情肢体动作、台词等，在虚拟空间中所能营造的艺术内容都将超出原有的限制，来访者（或参与者）在艺术疗愈时，也将需要调动更多的感知方式。多感官、多媒介的艺术疗愈将在"交互"和"沉浸"场域下，给予来访者（或参与者）全身心的参与体验。

3.3.2 艺术疗愈媒介融合应用分类

艺术疗愈的媒介融合应用可初步分成以下几种：空间融合、策略融合、过程结构融合、信息采集融合、表达融合等（图3-3-1）。

3.3.2.1 空间融合（space of art healing convergence）

艺术疗愈空间融合指在艺术疗愈过程中，艺术疗愈师、治疗室、来访者（或参与者）之间构成三角关系，艺术成为疗愈师和来访者（或参与者）治疗关系中重要的媒介。艺术疗愈治疗室的空间也变得越

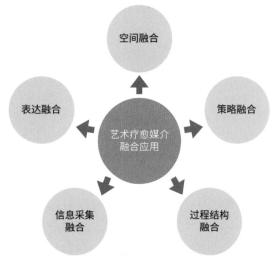

图 3-3-1　艺术疗愈媒介融合应用分类

来越多元，如治疗室、教室、医院、博物馆、展览馆、音乐厅等，无论空间如何变化，重要的是给来访者（或参与者）合适的安全空间，在这个空间中，通过艺术素材的使用，和艺术疗愈师建立信任关系，参与者可以探索各种成见、忧虑、问题和困扰的事情。艺术疗愈空间融合还包括空间外部力量的构成，如艺术疗愈师个体特质、指导实践的理论取向、接受治疗服务的来访者群体效果等。

3.3.2.2　策略融合（art healing tactical convergence）

艺术疗愈策略融合指所有不同的艺术疗愈媒介之间在内容上共享，如分属不同艺术媒介疗愈手段之间进行合作，相互推介内容与共享一些信息资源。如绘画治疗与叙事治疗融合，通过来访者（或参与者）对创作作品的解读，讲述内在的情绪与困扰；音乐疗愈通过来访者（或参与者）感受作品，产生内心共鸣，治疗室通过仪器活动脑电波、眼动波等科学数据，获得研究数据。

3.3.2.3　过程结构融合（art healing structural convergence）

艺术疗愈过程结构融合，这种融合与治疗信息采集与分配方式有关，如疗愈过程用一个团队做多媒体的系列课程，产品相互嵌入多元组合，使系列课程采取工作坊的形式给予来访者（或参与者）。在这种合作模式中，艺术疗愈师、艺术家、医生、来访者（或参与者）在艺术疗愈空间内、外部力量的氛围中，构建出多维度安全的疗愈融合结构。

3.3.2.4　信息采集融合（art healing information-gathering convergence）

艺术疗愈信息采集融合主要指艺术疗愈师需要以多种艺术媒介采集信息，更好地获取信息。

3.3.2.5 表达融合（art healing storytelling or presentation convergence）

艺术疗愈表达融合主要指艺术疗愈师需要综合运用多媒体的、与来访者（或参与者）互动的工具与技能完成对情绪情景的表达。

第4章
艺术疗愈的机理研究

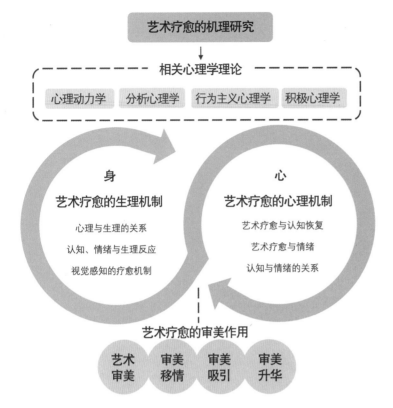

人类作为一个有机整体，在任何特定的时间，大脑程序和区域都是保持高度活跃的参与度的。在艺术疗愈中，艺术媒介的相互作用方式可以通过多种形式来实现，例如来自不同感觉方式的外界刺激，也可以是通过情绪的自发表达，或者两者兼而有之。当然，艺术媒介的作用方式也可以来自更复杂和高级的认知活动，包括决策活动和内部意象，从而激活感官通道和其他活动。换言之，通过艺术疗愈，我们也可以进一步了解到，大脑和身体是如何通过情感体验的处理来进行互动的。艺术疗愈除了结合精神疗法的理论跟技术外，更强调在艺术创作过程中所达成的心理疗愈效果。不仅能够疗愈个人内在情感的创伤经历，艺术作品也会传递出视觉疗愈的力量。

例如，在《诗学》中，亚里士多德认为，观看舞台上演出的悲剧具有"净化效应"：悲剧能在观众中唤起同情和恐惧，而这些情感会在剧终时得到释放，让观众觉得受到了净化，得到了安慰。在这种实践中，艺术创作不仅被视为一种诊断工具，还被视为一种改善情绪和身体机能的方式。艺术疗愈话题来自心理学的研究，因此，为了更好地梳理艺术疗愈的机理，我们首先要介绍一些相关的心理学理论。

4.1

相关心理学理论

4.1.1 心理动力学

弗洛伊德通过临床实践，总结出一套心理动力学理论。这些理论对于解释人的心理病理现象和日常生活现象有很大说服力，如防御机制理论、焦虑理论等。其中，冲突、焦虑与防御三个概念紧密交织——心理内部存在着各种矛盾冲突，冲突的结果导致焦虑，而焦虑又调动了心理的防御功能，各种防御功能减轻了个体内心的冲突和焦虑。这一理论构成了弗洛伊德心理学动力的核心。[1]学者拉康·雅克（Lacan Jacaueo）是弗洛伊德忠诚的追随者，他遵从着精神分析法，采用自由联想来诱导出潜意识层面，认为潜意识才是我们的基础所在，且属于一种自然语言，并通过激活和唤醒这一语言达到治疗的效果。

在心理治疗过程中，心理动力学疗法基本表现为无结构、开放式回答的对话，其基本过程可概括为：与来访者建立良好的治疗关系后，通过进行无结构、开放式对话访谈，从来访者的既往人生经历中寻找重复出现的主题并尝试连接感知与既往经历，从既往经历中寻找对未来的影响因素；与此同时着重关注来访者在治疗过程中情感的表达寻找其防御机制，并向来访者解释阻抗或无意识的愿望、感受或想法；在治疗全程中也会将治疗关系作为话题进行讨论并将与其他可能存在的关系相联系，发掘并强化患者暂未能充分发掘的能力，如冲动的控制和面对急性应激的适应等，增强来访者应对事件以及控制情绪的能力，最后处理分离可能出现的焦虑情绪，回顾并结束全部治疗。

目前，心理动力学疗法在西方较受欢迎，近十年来，研究者们从多方面证实了心理动力学疗法的疗效。荟萃分析显示，心理动力学疗法对抑郁症、强迫症、厌食症、酒依赖、创伤后应激障碍、边缘性人格障碍等均有疗效，并且当心理动力学疗法与药物治疗相结合时，可以获得最好的治疗效果。[2]

---

❶ 叶浩生.冲突·焦虑·防御——弗洛伊德的动力心理学［J］.教育研究与实验，1987（1）：77-83.
❷ 张延妍.心理动力学疗法和认知疗法的纵向平行研究［D］.长沙：中南大学，2014.

4.1.2 分析心理学

荣格在分析心理学中提出两种重要的原型，即人们在胎儿时期不具备性器官的差异，随后在器官逐渐发展完成后则会受到社会和荷尔蒙的影响逐步把彼此塑造成男人和女人。而通过演变成为性别中集体潜意识的阿尼玛和阿尼姆斯，他们存在于每个人的心中并时刻左右着我们的意识与潜意识。人的潜意识是由压抑的认知、被遗忘的事物和下意识的知觉共同组成的，它们深藏于人的内心，无法被直接触及，人们完全体察不到它的存在。人们的意识只扮演了冰山一角的角色，而潜意识占据了绝大部分，它深藏于海底，不为人所知。但是，潜意识对人的影响却是非常大的，人的性格、行为举止、做出的决定都和人的潜意识息息相关。潜意识的表达需要借助外界的工具，而艺术可以整合意识和潜意识。潜意识是非语言性的，而艺术也同样是非语言性的表达，人们在进行艺术创造活动时，可以在较低防御心理的状态下，自然地流露出潜意识里的内容。荣格认为，个体潜意识可以灵感、直觉等形式转换为意识，但集体潜意识却只会通过创造性幻想显露。荣格从小就开始以绘画这种艺术形式为手段去连接自己的潜意识，表达梦境。而在后期，他也是频繁以绘画来记录和分析自己的潜意识及精神状态。他在自己也无法理解的状态下，开始绘制曼陀罗图案，并且在机缘巧合中开始领悟绘制曼陀罗的意义：这是他的潜意识对他发出的关于自我状况的信号。在《回忆、梦、思考》中荣格提到曼陀罗绘画具有疗愈的特性，并创造出自性化理论，寻找人格的完整和统一的秩序。在艺术创作的过程中将潜意识与意识平衡，实现最终的整合。

4.1.3 行为主义心理学

行为主义心理学强调通过客观的方法去研究被研究群体的行为，其最终目的是达到对有机体的后续行为的预测与控制。该学派理论的核心是形成科学研究方法以及对行为的反馈。建立在这一理论基础上的治疗，称为行为疗法（behavior therapy），又称行为治疗、行为矫正或学习疗法，是基于现代行为科学的一种非常通用的新型心理治疗。它是根据行为学习及条件反射理论，消除和纠正异常并建立一种新的条件反射和行为的治疗。

虽然这一疗法受约翰·华生（John B.Watson）的行为主义理论影响较大，但实际上其理论根据来自三个方面，即巴甫洛夫（Ivan Petrovich

Pavlov）的经典条件反射、桑戴克（Edward Lee Thorndike）和斯金纳
（Burrhus Frederic Skinner）的操作性条件和班杜拉（Albert Bandura）的
社会学习理论。这些理论都认为病人的异常行为既然和正常行为一样可
以通过学习获得，那么，也应当能够通过另一种学习而消失，各种疾病
（无论是躯体的还是精神的）都可视为机体某一部分的活动（或行为）
异常，都可以通过这一活动（或行为）的矫正而得到治疗。

行为疗法与其他心理疗法的区别在于，行为疗法是以心理学中有
关学习过程的理论和实验所建立的证据为基础的。与传统的心理治疗
相比，它具有更高的科学性和系统性，可以进行客观地科学检验、演
示和量化，即使重复实验也可得出同样可靠的结果，有一整套定型化
的治疗形式，有坚实的理论根据和大量的实验证明。所以临床效果更
为显著和稳定。建立在这一理论基础上的治疗主要有：系统脱敏疗法、
厌恶疗法、漫灌或冲击疗法、阳性强化疗法、发泄疗法、逆转意图疗
法、阴性强化疗法、模仿疗法、生物反馈疗法等。

4.1.4 积极心理学

积极心理学的研究可以追溯到 20 世纪 30 年代特曼（Terman）关
于天才和婚姻幸福感的探讨，以及荣格关于生活意义的研究。积极心
理治疗是在积极干预研究的实证基础和 PERMA 模型与品格优势的理
论基础上发展起来的，也基于以下假设：具体行为模式的本质、原因、
过程与治疗。积极心理治疗假设，当一个人，内在的成长、满足和幸
福的能力被长期的社会心理困扰所阻碍时，就会出现精神疾病。同时
假设患者有能力成长，并且有意愿成长，并且强调成长的过程，有助
于疗愈、减轻症状。积极心理治疗关注的不仅是改善心理症状或缺陷，
也不仅是恢复健康，而是促进每个人发现优势，燃起生活的希望，拥
有更积极的人际关系和有意义的人生追求。

4.2

艺术疗愈的心理机制

4.2.1 艺术疗愈与认知恢复

4.2.1.1 认知功能与评价

认知功能（cognitive function）是大脑反映客观事物的特征、状态及其相互联系，并揭示事物对人的意义与作用的判断能力，是一种高级心理功能。正如艺术疗愈专家孟沛欣博士所说，"潜意识是创造力的驱动，而创造的过程本身就是疗愈的，这一过程使得人们的认知空间被打开，自我察觉功能得以运用从而达到疗愈。"认知功能受大脑管控，由多个认知域构成[1]。大脑的中央执行功能可以在一定程度上代表认知水平，通常用大脑中央执行系统中的刷新功能、转换功能、抑制功能、记忆功能来表现，前人的研究通常还认为人在环境中时，环境与情绪效价、唤醒度、认知能力主观恢复性综合评价这四方面是相互影响、相互作用的。

认知水平通常通过认知操作、认知方式评价及认知操作评价成绩来体现，认知测试的总分、测试中记录下来的认知操作偏向性、认知操作优势性等都可以在一定程度上反映当前的认知状态，认知测试的总分趋于对认知评价的综合性，偏向性与优势性趋于阐述个体对刺激与信息加工的差异性，既包括宏观上以操作测试总分（测试值最大化）为主的评价，又包括具体层面上对于以认知方式（或称为认知风格）为主要挖掘点的探讨[2]。注意力、记忆力、感知压力等是影响认知功能且可调节的因素。

4.2.1.2 注意力恢复

美国密歇根大学的卡普兰（Kaplan）和托尔伯特（Talbot）首次提出了复愈性环境这一术语，阐明自然环境具有很好的复愈效果，对人的身心健康大有裨益。所谓复愈性环境（restorative environment），是指一种能够为人们持续消耗的注意力及自身能量提供恢复和改善

---

❶ 李舜伟.认知功能障碍的诊断与治疗［J］.中国神经精神疾病杂志，2006（2）：189-191.
❷ 张利燕.认知操作、认知方式与人格特征的关系［D］.广州：华南师范大学，2004.

的环境场所。卡普兰曾对 124 名博物馆参观游客进行恢复性方面的调查，结果显示博物馆是具有恢复性体验的理想环境。亨德利（Hundley Anne）将纪念馆与恢复性环境特征结合，创造出恢复纪念馆，让人们了解其文化特征和脉络的同时，还可以改善心理健康状态，利用景观建筑来恢复精神福祉。

在认知层面，普兰夫妇的注意力恢复理论（Attention Restoration Theory，ART）提出了环境信息维度的四个要素组成的偏好矩阵。景观组成的一致性（coherence）程度越强，该环境组成的偏好程度越高；景观组成的易识记性（legibility）越强则该环境越被易识认和分类，易识记性越高环境偏好性越高；环境的景观组成复杂性（complexity）——景观要素数量越多，复杂程度越高，环境偏好性越高；环境的景观组成中隐藏信息的神秘性（mystery）越强，景观环境的吸引性越强，环境偏好越强。一致性和易识记性是基于个体熟悉经验对环境的理解性产生的，复杂性和神秘性是个体对陌生环境的探索，环境的理解和探索都需要进行对环境的主观预测。

卡普兰夫妇同样也对人本身对自然环境具备天生向往的情况作出了解释，人类演化来自自然环境，使得人们对自然环境的关注与欣赏不需要自主注意力注视❶，从而再次解释并深化了自然环境对人们精神疲劳恢复效果显著的观点。注意力恢复理论描述了一种基本的心理机制，通过这种机制，观察自然会产生有益的效果。根据该理论，大多数自然场景以令人愉快的、毫不费力的方式引人注意，让大脑休息和自由漫游，同时引导注意力的能力得到补充。这种对注意力的温和捕捉被称为"软"迷恋，以区别于更"硬"的迷恋形式，后者戏剧性地捕捉注意力，并导致执行注意力资源的消耗。人们在观看具有高吸引力和低吸引力图像时的眼球运动分析广泛承认和支持软迷恋的机制。然而，它没有回答的基本问题是，哪些独特的视觉特征使观看自然场景比观看人造场景更迷人。

注意力恢复理论被用来解释自然沉浸的潜在认知益处。该理论认为，生活在建筑环境中会导致疲劳。城市生活是动态的，处在其中的人们可能会产生需要立刻注意的逃跑或打斗反应，同时造成分心，以及过多来自多感官的刺激，如移动物体（如其他的人、汽车）、声音（如汽车喇叭、机械碰撞）和感知到的威胁（如穿越人行横道、

❶ Shiloh Shoshana, Gerad Liora, Goldman Boleslav.Patients information needs and decision-making processes: What can be learned from genetic counselees? [J].Health Psychology, 2006, 25（2）: 211-219.

遇到复杂的交通情况）。相反，在大自然中度过时间通过进行与内在动机保持一致的活动、观察令人兴奋的刺激，以及体验广阔的地方和空间来减少压力源。此外，沉浸在大自然中会激活副交感神经系统，刺激五官感觉系统，同时增加对环境的感知，加强放松和注意力恢复效果。

当沉浸在大自然中的平静和引人入胜的部分恢复了注意力时，放松的程度就会增加。一些研究确定了注意力资源可以通过竞争需求消耗的过程。欧利（Ohly）等人的一项系统综述研究了沉浸在自然环境中的注意力恢复潜力。该综述和汇总分析包括了 31 项研究，并审查了支持注意力恢复理论的实证证据的数量。欧利等人报告称，接触自然环境与对注意力某些方面提供积极的支持有关。然而，他们注意到，通过沉浸在自然中恢复注意力过程的具体组成部分背后的证据不足。因此，除了注意力恢复理论之外，还需要考虑其他的理论观点。

注意力与记忆力的关系密不可分。"注意窄化假说"（attention narrowing hypothesis）强调记忆的狭窄是由注意的狭窄所导致的。具体来说，是指当面对复杂的情境时，情绪刺激会将有限的注意资源吸引至其中心部分，进而增强人们对中心的记忆，同时使背景信息丧失同等的编码机会，因而削弱对边缘细节的记忆[1]。该理论又称"注意中介假说"（attention mediation hypothesis）。与此相似的表达还有"注意夺取"（attention grabbing），指恐怖的画面会夺取注意，主导记忆[2]，以及韦林（Waring）等人[3]所提及的"注意磁铁"（attention magnets），指负性刺激扮演着注意磁铁的作用，削弱对背景的记忆。

4.2.1.3 记忆功能与记忆训练

"记忆"能将过往同当下感受相联结，具有解放的意义。透过记忆，我们可以发现过去时刻的当下意义，进而挣脱痛苦的过往的枷锁，并从中获得疗愈[4]。布里奇特·罗宾逊—瑞格勒（Bridget Robinson-Riegler）和格雷戈里·罗宾逊—瑞格勒（Gregory Robinson-

[1] Dougal S, Phelps E A, Davachi L. The role of medial temporal lobe in item recognition and source recollection of emotional stimuli [J].Cogn Affect Behav Neurosci, 2007, 7（3）: 233-242.

[2] Laney C, Campbell H V, Heuer F, et al. Memory for thematically arousing events [J]. Mem Cognit, 2004, 32（7）: 1149-1159.

[3] Waring J D, Kensinger E A. How emotion leads to selective memory: neuroimaging evidence [J]. Neuropsychologia, 2011, 49（7）: 1831-1842.

[4] 刘志洁, 彭予.伊丽莎白·毕晓普诗歌的记忆书写与疗愈艺术 [J].河南师范大学学报（哲学社会科学版）, 2018, 45（4）: 139-144.

Riegler）的《认知心理学》❶更为精确地划分了认知的过程，认知过程被分为早期和后期认识过程。早期认识过程（知觉、注意、即时记忆、物体识别）更多是通过认知感官对事物直观地识别过程；而后期记忆认知过程（长时记忆、记忆扭曲、自传体记忆、语言、决策、问题解决）则是将早期认知过程所形成的记忆信息进行编码、存储和传输的过程。它将早期认知所累积起来的信息群整合，并通过语言和思维来建构起较复杂的认知结构以产生其执行功能（推理、学习和问题解决能力）。伯纳德·J.巴斯（Bernard Barrs）和尼科尔·M.盖奇（Nicole M.Gage）❷进一步总结概括了认知模型具体的运作过程，即首先通过感受体的感受器表层采用"自上而下"或"自下而上"的方式接收来自外界的感觉信息，并将它们暂时储存于后半脑的感觉缓存区；接着，通过大脑中额叶的中央执行系统将产生感觉信息的神经元细胞群在内侧颞叶皮层和前额叶区域聚集以形成相对稳固的工作记忆储存区；然后，将记忆储存区中的记忆信息在脑内视觉和言语化以形成更为复杂的长期记忆，同时，长期记忆、脑内的语言和视觉加工功能不断记忆是在认知运作过程中存储和检索所获取到的信息的过程，它是认知结构形成的基础。记忆的过程主要分为编码、存储和检索三个阶段。图像对于现实的塑造与记忆的编码过程有着异曲同工之妙，谢宏声❸提到图像的表达就是对感官传入大脑中的真实信息通过视觉的重构和模仿来实现现实，甚至超越现实。换言之，图像根据大脑的主观意识在图像记忆的编码中不断地改造和重现现实记忆的面貌以达到内在的绝对真实。

记忆的分类从读取和存储形式上又分为有意识和无意识的方式，即外显记忆和内隐记忆。外显记忆在记忆中负责陈述性的记忆处理工作，对生活中较为具体的符号、情景和事件，运用语义和情景两种陈述记忆方式进行较为理性的记忆编码，并将它们转化为实体形象在大脑中呈现。相较于语义记忆，由于情景记忆更趋向于对现实事物微观的记忆而缺乏对记忆叙事的整体逻辑关系的处理，因此，它的记忆时间会更为短暂且容易出现记忆错叙的情况，布里奇特·罗

❶ 布里奇特罗宾逊·布雷戈里·罗宾逊.认知心理学［M］.凌春秀，译.北京：人民邮电出版社，2021：2-3.
❷ 伯纳德·J.巴斯，尼科尔·M.盖奇.认知、大脑和意识［M］.王兆新，库逸轩，李春霞，译.上海：上海人民出版社，2021：38-40.
❸ 谢宏声.图像与观看［M］.桂林：广西师范大学出版社，2012：170-173.

宾逊—瑞格勒和格雷戈里·罗宾逊—瑞格勒❶对于巴特利特（Bartlett）的记忆研究部分提到，记忆随着时间的推移经常会出现记忆情节顺序的错叠重构等记忆模糊甚至遗忘的现象；而语义记忆的持续时间就长得多，它更关注对记忆叙事逻辑的宏观关系的记忆，但它也相对应地缺乏对于细节的把握。外显记忆的运作模式就常常被运用于非虚构漫画创作的早期，即通过陈述性的外显记忆有意识地来回顾过去真实发生过的具体事务，通过记忆编码的实体化，在非虚构记忆碎片的线索被逐渐追回的过程中循序渐进地摸索记忆破碎前的非虚构记忆板图❷。

而关于隐藏在记忆内部的无意识存在的内隐记忆则相较于外显记忆有更为长久的储存时间和更广泛的信息记忆范围。大卫·伊格曼（David Eagleman）❸谈及了弗洛伊德对于内隐与外显记忆所提出的冰山理论，即外显记忆所收集的信息资料库仅仅占据了代表海上冰山的小部分，而在这座记忆信息冰山的海平面之下隐藏着体量难以估计的庞大潜在信息库；这些隐藏部分的信息主要应用于梦境、暂时性的行为失误、口误等无意识传递信息的行为。根据香荏聪的《抽象艺术的心理疗愈功能探究》❹所述，潜意识层不具备主动思考能力，但它却是思维产生的原点，它包含着大脑中最真实的情感信息，这些信息无法被具象地符号化和言语化；同时，不被意识所接受的负面情绪信息往往也会堆积在潜意识层面，且被意识和潜意识之间的前意识层所阻隔而无法进入意识层，导致负面情绪的隐形堆积，抽象图像的表达就是最直接对应的内隐记忆表达方式之一。

工作记忆在人类认知活动中起着不可替代的作用，属于高级认知功能，相关研究表明，"工作记忆在高级认知活动中具有双重的作用。首先，工作记忆负责获取当前的信息，与长时记忆中的信息相联系；其次，工作记忆暂时保存重要的信息，从而获得对任务的整体理解。研究证明，一些艺术训练可以影响工作记忆。"❺赵琦、陆颖之❻等人运

---

❶ 布里奇特·罗宾逊—瑞格勒，格雷戈里·罗宾逊—瑞格勒.认知心理学［M］. 凌春秀，译.北京：人民邮电出版社，2021：10.

❷ 唐飞.基于艺术疗愈的非虚构漫画研究——以《战后风景》为例［D］.南京： 南京艺术学院，2022.

❸ 大卫·伊格曼.隐藏的自我［M］.钱静，译.杭州：浙江教育出版社，2019：20.

❹ 郝超，唐超兰，杨贤.形象度对图标内隐记忆和外显记忆的影响［J］.心理学 探新，2021，41（2）：136-142.

❺ 赵鑫，周仁来.工作记忆：人类高级认知活动的核心［J］.北京师范大学学报 （社会科学版），2010（5）：38-44.

❻ 赵琦，陆颖之，王莹莹，等.舞蹈运动员大脑感知运动系统的功能特征——一 项静息态功能磁共振研究［J］.中国运动医学杂志，2017，36（12）：1081- 1086.

用静息态磁共振成像对舞蹈专业组与普通大学生组受试者进行了测试，结果表明，舞蹈练习可能影响了双侧中央后回、左侧颞上回、右侧中央前回、右侧枕中回这些脑区，从而加强了个体对舞蹈动作的感知和记忆加工功能；舞蹈组双侧中央前回 fALFF 值显著高于对照组，表明长期舞蹈训练可能造成这一影响，从而提升了舞者的动作控制、记忆加工及学习能力。长期的舞蹈专业训练影响着舞者一系列的身体机能，学习动作的能力同时也得到提升，由固定姿态上升至感觉系统与长时记忆的习惯性输出，其认知机制随着时间的推移从视知觉上升到感觉系统，影响着舞者一系列高级认知功能❶。

4.2.1.4　感知压力

乌尔里希（Ulrich）的减压理论（stress reduction theory，简称 SRT）指当个体面临难以排解的压力时会出现负面情绪，短期内甚至造成行为失控，而存在视觉焦点的自然环境能够吸引个体注意力，阻断大脑出现消极情绪并激发大脑分泌多巴胺，从而缓解因高压造成的生理机能失调和行为障碍。该理论侧重于压力的减轻与释放，它涉及认知和行为功能、生理活动水平和心理情绪状态的积极变化。与注意力恢复理论类似，这种方法非常注重通过沉浸在大自然中来缓解压力。减压理论认为，沉浸在大自然中可以恢复健康，启动压力恢复，并降低高度的生理状态。减压理论（SRT）是解释为什么与自然接触可以促进压力减轻的重要框架。乌尔里希等人的研究成果认为，包含水、植被、丰富度（或复杂性）、一定的视觉深度和一定程度的曲线度的景观将有助于人类数十万代人的生存。Bin 等人认为，正是在这样的环境中，人类的祖先发现了食物或其他资源、捕食者和其他有助于他们生存的伙伴。考虑到这样的自然环境对塑造我们作为一个物种的生存所产生的影响，类似的环境场景应该有助于缓解和减少现代人的压力生理迹象。心理进化机制可能会影响沉浸在大自然中的积极情绪、压力减轻和快乐。乌尔里希认为，人类历史上大部分时间都在大自然中度过，尽管生活现代化了，但人类对自然有一种与生俱来的爱（即自然亲和性）。

乌尔里希在 1986 年从环境心理学的角度写道，他的减压理论以及卡普兰的注意力恢复理论（ART）被证明与空间景观设计的研究有关。减压理论提出了自然环境拥有一种治愈能力，可以以一种无意识和自

---

❶ 燕晴．长期舞蹈专业训练对女大学生工作记忆及情绪调节的影响［D］．北京：北京舞蹈学院，2020．

动的方式减轻个人的压力。注意力恢复理论则认为，大自然有能力通过无意识和认知过程补充人类的某些类型的注意力。卡普兰进一步认为，一个自然环境提供给来访者一种逃避、放空的感觉，空间中事物具有高度的吸引力，人们被给予足够的空间或内容来体验和探索，并且空间中的事物、景观与人们的需求高度相容，可以恢复因定向注意力疲劳而削弱的幸福感，这是由于使用了个人的能量来抑制注意力分散的冲动。

研究一致表明，与自然环境互动可以改善情绪和注意力，降低压力水平，并导致许多其他健康和恢复的结果。仅仅是从窗口观看树木或植物，甚至是大自然的图像，就已经产生了可衡量的积极影响。这表明，除了锻炼的刺激和空气质量的改善等身体因素外，心理机制在大自然的有益影响中也起着重要作用。在生理健康层面，自然环境有助于预防慢性疾病，提升群体生理健康；在心理健康层面，自然环境可有效修复注意力、缓解压力，改善不良情绪与精神疲劳。

帕特里克·戈让（Patrik Grahn）正式提出支持性环境理论（supportive environment theory），又称"意义范围/行为范围理论"（the scope of meaning/scope of action theory）。该理论认为在人与环境的关系中，最复杂的是我们与他人的关系，而最简单的是人与水、石头等非人类环境的关系，以及与自己的关系。在支持性环境理论中将城市公共绿地的八个积极特征优化总结为"宁静"（感到平静安全）、"空间"（就像进入另一个世界）、"自然"（自然内在力量的体验）、"物种丰富"（动植物种类多样）、"避难"（庇护所，一个僻静的地方）、"文化"（历史上人类劳动和人类价值观的标志）、"前景"（具有远景的开放空间）、"社会"（适合社交活动的环境）；"避难"和"自然"这两个维度与高压力人群偏好的相关性最强；"避难""自然"和"丰富物种"这类亲近自然，同时没有社会压力的环境特征组合，是压力人群最具恢复性的环境。

目前国内外针对解压空间的研究都比较少，解压体验馆数量也相对较少，大多是围绕博物馆、展览馆等方面进行研究和实践，解压场所多依附于医院的心理健康门诊、医疗中心等。此类空间的解压方式大部分是医疗人员对患者进行心理的疏导，甚至是趋向于药物的治疗，很多人对其有抵触情绪，并不喜欢去这种针对性较强的医疗空间进行解压。而且此类空间的设计方式，与很多普通医院的门诊科室大同小异，尤其是在空间场景的布置上几乎相同。另一类解压空间多依附于商业综合体，它很多都设在商场内的某一空间，此类空间多以娱乐性为主，大多是对情绪的宣泄，这种宣泄压力的方式可能会带来一时的痛快，但缺乏科学的解压模式，因此很难达到长期性的效果。虽然依附于商业综合体的解压空间在空间布置装饰上对体验者有很强的吸引力，但是由于商业性强，没有科学的解压指导，很多体验者只会出于从众心理去个一两次，对于体验者本身来说并没有得到实质性的结果。

4.2.2 艺术疗愈与情绪

艺术创作能改善情绪的原因在于，它让人们得以表达情绪，从而走出创伤。詹妮弗·德雷克（Jennifer Drake）发现，当孩子们用绘画来表达他们的消极感受时，绘画对情绪的改善作用较小，而当他们用艺术创作来逃避——让自己远离消极感受，进入虚构的、更积极的世界时，绘画对情绪的改善作用更大。她将孩子和成人带到实验室，引导他们产生消极情绪。要么让他们看伤感的电影片段，要么让他们回想发生在他们身上令人极为失望的事情。在消极情绪被引导出来之前和之后，受试者的情绪会得到评估。通过指认表现不同情绪（从看上去十分开心到看上去十分悲伤）的肖像画，孩子们可以表明自己当前的情绪状态，成人则被要求通过"正负性情绪量表"来对自己的情绪打分。

4.2.2.1 情绪的心理投射

投射❶是个体在无意识状态下，将自己的想法、情绪、愿景等极具个人色彩的特征，非主动性地反射在外界事物或者他人身上。投射是心理防御机制的一种，是人们在无意识中采取的缓解焦虑、保护自己的一种手段。但投射这种心理防御手段只能短暂地减轻焦虑，并不能真正解决焦虑。随着研究的深入，投射的内涵得到进一步延伸，突破了自我心理防御范畴，被认为是一种将内在意向赋形的过程，即个体将自身的人格、态度、情绪、价值观等内在倾向无意识地反映于显性行为，使内在心理通过某种行为"泄露"出来❷。艺术创造活动中常常伴有心理投射现象的发生，人们能在艺术创造这一过程中无意识地表现出自我的潜意识。一个创作者选择用什么样的材料、颜色、线条、创作方式，他会创作出什么样的作品，全部和他的潜意识息息相关，他在创作中的每一个细微的决定，都可能是他内心无意识的投射。这一点在心理治疗上早有应用，例如绘画疗愈中的房树人测试（House-

---

❶ 戴砚秋.艺术的疗愈机制及其原理的探究［D］.武汉：湖北美术学院，2022.
❷ 张莉曼，张向先，卢恒，等.心理投射视域下学术社交网络用户使用动机的画像研究［J］.情报科学，2022，40（5）：128-136.

Tree-Person）：来访者被要求画出房子、树木和人，治疗师通过观察来访者所绘画的每一个物体的细节和观察来访者绘画时的动作，来分析出来访者的过往经历和心理状态，而治疗师之所以能从画面中分析出来访者的性格气质特征、心理状态等，就是因为来访者在绘画时无意识中将自己的性格、情绪、思想投射到了画面中。艺术活动中的心理投射使潜意识中的矛盾和冲突以被社会接受、认可的方式显化。事实上，通过艺术创作来激发心理投射对人们来说至关重要，它能使潜意识有效地被表达出来，使人们的心灵得到沟通，将矛盾和问题显化，最后实现心理整合。

4.2.2.2 自然环境与积极情绪

自然亲和性假说（the biophilia hypothesis）认为，人类天生就被自然吸引，当沉浸在自然中时，会体验到积极的情绪。人类长久以来大多生活在森林环境中，因此从神经学上讲，人类能够在大自然中茁壮成长。自然不仅是生存的资源，而且是人类情感、认知和精神成长的重要刺激。自然亲和性假说认为，这些就是自然沉浸有助于心理健康和减轻压力的原因。相反，消极的心理健康结果可能是因为被剥夺了沉浸在大自然中的权利。

大卫·科帕克（David Kopec）在《场所认同》一书中强调环境是疗愈者产生认同感的根本原因，保持一个地方的舒适感和安全感有助于个人情感的正向转化，该论断证明了自然元素稳定性对疗愈景观空间功能的重要价值，运用自然元素应遵循合理、有节的原则，以整个自然生态系统正常运转为前提开展人为干涉。针对各年龄段受众感官体验、行为体验和情感体验需求的基础上，以斯蒂芬·凯勒特（Stephen R. Kellert）和伊丽莎白·卡拉布里斯（Elizabeth F. Calabrese）提出的亲自然设计下的三种体验形式和24个属性为框架开展社区公园的亲自然设计的实施路径（图4-2-1）。

韦斯特法尔（J.Westphal）认为疗愈景观空间具有两种模式，一种

体验形式	属性
自然的直接体验	光、空气、水、植物、动物、天气、火、自然景观和生态系统
自然的间接体验	自然图像、自然材料、自然颜色、模拟自然光和空气、自然形状和形态、唤起自然、信息丰富、改变和时间痕迹、自然几何、仿生
空间与场所体验	瞭望与庇护、秩序与复杂、部分与整体的整合、过渡空间、流动性与路线找寻、对地方文化和生态的依恋

图 4-2-1 亲自然设计的实施路径图

是被动观察式，主要通过与自然环境的接触放松心情，包括冥想花园、疗养花园、康复花园等；另一种是主动参与式，在与其他使用者的接触和交流中释放压力，获得正向情绪，包括体验花园、康复花园、医疗花园等；乌尔里希（R.Ulrich）通过调查发现花、绿色植物等自然元素对人们的情感具有慰藉作用，能够激励人们产生积极情绪，由此提出疗愈景观空间的必备元素。

叙事疗法创始人及其代表人物是澳大利亚的临床心理学家麦克·怀特（Michael White）和新西兰的大卫·埃普斯顿（David Epston）。怀特和爱普斯顿在其代表作《故事、知识、权力——叙事治疗的力量》一书中，系统阐述了他们有关叙事心理治疗的观点和方法。叙事是指在时间和因果关系上具有相互关联的一系列事件的象征性呈现。在建构主义流派的影响下，心理治疗完全被看作是一种语言的艺术。建构主义认为，我们的知识并不是对现实世界的准确反映，而是我们自己或社会用标准语言建构出来的，受时间、地点、环境及个人主观因素的影响。

在环境叙事中，山水、植物等可以构成场景中的一部分，推进景观的情境，同时赋予景观空间以历史内涵和文化意义的双重角色。在景观的叙事理论不断深入的发展中，自然因子作为承袭者的角色，将会给环境带来故事感和情感化陈述情境。当植物、水体、山石、光线等自然因子与人的行为和情感建立起联系时，便在其自然属性和人文属性的作用下成了叙事的载体，传递出历史文化、城市记忆和时代信息。

通过利用植物的自然属性和一定的情感语言，人们赋予其不同文化属性来隐喻场所的精神内涵和特征，从而引发人们的移情，产生同理心和认同感，在环境中具有归属感，进而在心理上减轻精神负担。

4.2.2.3　非语言性情感表达

美国心理生物学家斯佩里（Sperry）通过割裂脑的实验证实了左右脑的分工理论。人类的左脑又称为"意识脑"，主要负责逻辑、语言和分析等功能，而人类的右脑又称为"潜意识脑"，主要负责情感、非语言图像、想象和空间形象记忆等功能。同时对于心理的创伤与童年被遗忘的记忆皆是以视觉化的图像方式藏匿于人类右脑的情绪情感层面，当心理学家在面对个案的心理症结所组成的心理障碍时，主要需要借助人类情绪感知中非语言的部分进行破解和疗愈，光靠语言性的左脑是无法抵达这些问题和症结的，自然无从对症下药。所以，非语言性的情感表达在艺术疗愈的过程当中起着不可替代的作用。正如著名的心理测试房树人，通过让个案在白纸上画出房、树、人三样物体，从非语言性画面的构图、布局、房子的样貌、窗户的大小、门的朝向和开合等各个细节测试家庭的关系，揭示人格的秘密，探索内心世界的创伤❶。

在荣格的心理学体系中，我们普通意义上的自我，被称为"ego"，或意识层面的自我。这种"自我"也就是普通意义上的"我"，我们习惯性地主观认同。然而，在我们每个人的内心深处，还存在着一种内在的自我，被称为"自性"，荣格用的是大写的"自己"（"Self"）。将个案对象的绘画作为一种交流的媒介，来分析和对待个案对象的心理状态。在荣格分析心理学的体系中，自性属于人类全部潜能及人格整体性的一种原型意象。自性作为人类心灵内在的一种整合性法则，与一个人的心理生活，乃至其一生的命运息息相关，具有核心性的意义和作用。荣格有时认为自性是心理生活的源头，但有时也把自性化作为一种目的。在我们每个人的生活与生命中，自性要求被认识，被整合，被实现。个体的很多情绪都储存在右脑中，导致人们的思维和情绪大多是视觉的，仅靠言语无法提取。所以，当人们无法用言语表达自己的痛苦、宣泄内在的负面情绪时，他们倾向于通过非言语的艺术来表达。即通过绘画创作，或者与其他艺术形式相结合的方式，将内心压抑的情绪形象化。在释放消极思想和恐惧情绪时，表达性艺术比通过言语进行心理治疗更为有效。形状与颜色、图像所代表的个性特征和整体特征有关，对画面中出现的意象起到支撑作用。形状主要与左脑有关，左脑主要负责逻辑推理。颜色和意象与右脑有关，右脑负责感觉、情感、创造力和直觉，这一边的大脑通过本能反应和内部认知来表达自己。

意象和言语属于不同的认知系统，用逻辑思维中的言语改造原始认知中消极意象（心理障碍）是很困难的，以致某些谈话疗法效果不理想、不长久。如有些人发现他人心理有问题，常用劝告、疏导的方式，以为改变了他人的观点认识就能解决问题，却因为言语在解决心理问题中存在局限性而难达到实效。绘画心理治疗师罗宾（Robin）对绘画疗法的作用机制做了较为全面的分析❷。他认为，人们的思维大多数是视觉的；记忆可能是前语言的或者是禁锢的，人们的创伤经验等可能被压抑，用语言无法提取，从而难以治疗。还有许多情绪体验的内容本身就是前语言的，不能为人们的语言所描述，也就无从治疗。比如人们常常感到在描述自己的真实感受时，语言往往苍白无力。而

❶ 姜苏倩.艺术疗愈机制下的创作方法分析——以当代艺术的心理探寻为例 [D].天津：天津美术学院，2022.
❷ Robin J A. Art therapy: An introduction [J]. NC Lilington：Edwards Brothers，1998：146-155.

艺术本身是符号的和价值中立的，患者可以自由表达自己的愿望和问题，这种表达具有隐蔽性，没有社会道德标准等方面的顾虑。那些不被接受的思想、情感和冲动，如果能被个体所觉察和接受的话，个体才可能把毁灭性能量变成建设性能量。绘画心理治疗过程包括心理治疗与创造两个平行的过程。除了心理治疗之外，创造过程也为患者提供了一种看待自己所面临问题的新方式。比如，当个体面对伤痛而无力改变时，艺术可以帮助人恢复受伤的心灵。❶

绘画疗法主要是以分析心理学中的心理投射理论为基础。它是一种心理防御机制，作用是减轻焦虑的压力及保卫自我以维持内在的人格结构，此时的投射是个体将自己的过失或不为社会认可的欲念加诸他人，又称为否认投射。投射被认为是无意识主动表现自身的活动，是一种类似自由意志物在意识中的反映。投射的产物不仅以艺术的形式存在，梦境、幻觉、妄想等也都可以理解为心理投射。艺术心理学认为绘画天然就是表达自我的工具，是用非语言的象征性工具表达自我潜意识的内容。绘画可以作为心理投射的一种技术。而同样是心理投射技术的罗夏墨迹测试、主题统觉测试已经被证明是有效、科学的心理测验及心理咨询和治疗的工具，因此绘画也应该具有此功能。

大脑偏侧化理论认为大脑左右两半球存在优势分工。左半球同抽象思维、象征性关系，以及对细节的逻辑分析有关；右半球则是图像性的，与知觉和空间定位有关，具有音乐的、绘画的、综合的集合—空间鉴别能力，表明音乐、绘画、情绪等心理机能同属右半球掌控。另外，对精神分裂症侧化损害研究发现，精神分裂症患者大脑右半球功能亢进，表现为情感活动异常，主要是负性情感的体验。这说明右半球功能损害影响患者情绪机能。因此，绘画疗法认为以言语为中介的疗法在矫治由不合理认知或信念所引起的心理疾病时有一定疗效，但在处理以情绪困扰为主要症状的心理问题时就显得无能为力了，而同属右半球控制的绘画艺术活动则可以影响和治疗患者的情绪机能障碍。

绘画心理治疗师罗宾通过比较研究后认为，绘画疗法有许多适宜适应的优势。首先，艺术提供了特有表达的可能，可以在一幅作品或系列作品上表现发生在不同地点、不同时间的事件，可以把不可调和的情感合成在一起。其次，绘画治疗是灵活的、多面性的，它适合不同年龄、不同疾病的患者，可以在不同地点实施。再次，绘画疗法可

---

❶ 魏源.国外绘画心理治疗的应用性研究回顾［J］.中国临床康复，2004（27）：5946-5947.

以使心理治疗常态化，即可以在人们的所有日常生活情境中开展。最后，绘画等艺术方法可以安全地释放毁灭性力量，使心灵得到升华。❶

例如，曼陀罗疗法被证明是有效的一种方式。荣格使用曼陀罗绘画方法的主要目的是在画家和他或她脑海中的图像之间建立一种积极的关系。格式塔心理学对曼陀罗中的结构这样分析："形式结构中原本存在一种客观的张力，这种张力存在于观者的大脑皮层。作品样式能通过人的视觉来刺激大脑，大脑又对该刺激进行组织，在组织活动过程中，大脑产生一种生理活动，这种生理又反映于心理，被感受为刺激物—作品样式的力的运动。而这种'张力'取决于创作者对其作品所赋予的结构特征。因而，外在图像的形式结构中包含力的互动作用，与内在的思维过程存在结构上的对应。"

4.2.3 认知与情绪的关系

认知与情绪具有紧密联系，这种关系通常被认为是由人脑产生且相互影响的。认知理论认为情绪的反应必须通过对作用于该个体的某种刺激产生，认知与情绪的产生依赖于个体大脑对不同刺激的感知与处理，可称为一个过程行为，即情绪反应的产生不会由外界环境改变而产生的刺激而直接引起；个体不同认知评价导致受到相同刺激的情况下产生不同个体情绪。

人脑的杏仁核被认为是情绪加工的核心脑区，同时也通过较为复杂的前额叶交互过程产生并最终在认知上产生作用。认知与情绪相互影响、其积极效益具有双向促进作用，情绪对认知注意的影响主要从信息知觉和对注意力影响来体现，情绪对认知过程具有调节作用，情绪影响认知的过程通常是通过影响工作记忆表达出来❷。

自我损耗理论（ego depletion theory）认为，调控情绪和思维都会消耗心理能量，而所有需要心理能量的活动使用的是同一种资源——自我控制资源，之前的意志活动造成的自我控制资源的损耗将导致随后意志活动控制水平的下降❸，此即"自我损耗"现象。控制环境（controlling the environment）、控制自我（controlling the self）、做出抉择（making

---

❶ 周丽.关于"绘画心理疗法"独特作用的综述［J］.江苏社会科学，2006（S1）：61-63.

❷ 罗跃嘉，吴婷婷，古若雷.情绪与认知的脑机制研究进展［J］.中国科学院院刊，2012，27（S1）：31-41.

❸ Baumeister R, Bratslavsky, E, Muraven M, et al. Ego depletion: is the active self a limited resource? ［J］. Journal of personality and social psychology, 1998, 74（5）.

choices）和发起行动（initating action）等都属于意志活动。情绪的评估、调节和使用是一种有意的控制行为，也会损耗自我控制资源，进而影响随后的意志行为。自我损耗理论虽对损耗效应以及其中所涉及资源进行了清晰地描述，然而该理论无法解释"高情绪智力者为何消耗更多的自我控制资源"。在恢复性景观的研究中，森林、海洋等自然倾向的景观影像被证实在情绪干预和认知训练方面的效益最高，人工化的自然景观（如城市绿地公园等）则有利于促进人们的社交倾向。

情绪具有可感知性，即使在不讨论产生机制的先后及因果的情况下，情绪的产生也会伴随着一些心理、生理及行为的变化，也就是说在实际操作中，可以通过对个体心理、生理及行为的变化，通过这些变化对情绪进行评价与界定，在很大程度上量化了情绪的不定性，使情绪变得更加具备可感知性，并通过一定的"刺激—诱发"在特定情绪兴奋阈的影响来体现❶（图4-2-2）。

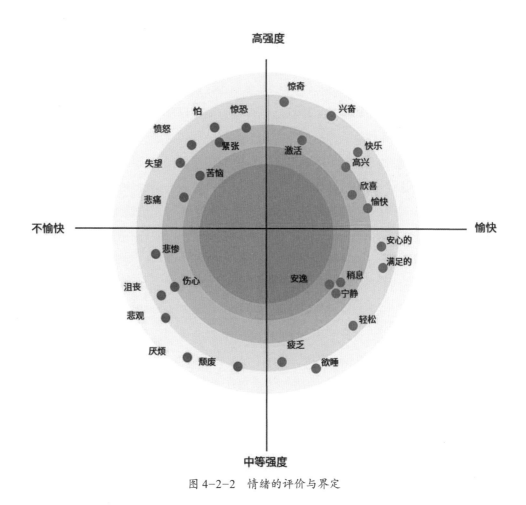

图4-2-2 情绪的评价与界定

---

❶ 罗跃嘉，吴健辉.情绪的心理控制与认知研究策略［J］.西南大学学报（社会科学版），2005，31（2）：26-29.

4.3

艺术疗愈的生理机制

4.3.1 心理与生理的关系

艺术疗愈不仅仅是心理层面的，原本人们在看待身体和心理的关系时就不应该是一个二元对立的态度。中国自古以来强调的都是身心的协调统一，《黄帝内经》通篇都贯彻着这一思想，其中不乏很多讲述情绪和情志导致人身体生病的篇幅。

而西方现代科学也在慢慢证实身体和心理的相互作用。一些心因性的哮喘、失眠，就是纯粹的心理因素造成的疾病，以及创伤性心理障碍导致的肢体障碍：一些人经历过重大事件，身体和脑部没有受到伤害，身体却瘫痪了。人类的胃部不仅有消化食物的功能，也有消化情绪的功能，所以很多有情绪问题的人，或者压力过大的人会患上胃病。这些都证明了，不仅身体会影响心理，心理状态也会影响身体。斯蒂芬·波吉斯（Stephen Porges）提出的多层迷走神经理论指出，当人们面临危险时会有三种基础生理状态。首先，面对环境变化，人并不会像动物那样一开始就逃跑，而是会先启动腹侧迷走神经丛去抑制低级神经系统，此时人会向周围的人表达自己的情绪，以寻求帮助和安慰；而当人们得不到周围人的帮助和回应时，这种对交感神经系统的抑制会消失，然后会将危险信息快速传输给丘脑，再由丘脑输送给杏仁核，杏仁核迅速将危险信息传导到下丘脑，触发激素去应对危险。这让人们心跳加速、血压升高、呼吸变得急促，就会进入第二种更加原始的状态——"战斗或逃跑"反应，此时人会击退威胁或者逃跑到安全的地方；而如果所有的这些策略都失败了，那么对无鞘髓神经系统的抑制也就消失了。这种更为古老的神经系统会让人陷入僵直或者假死状态，这被称为"惊呆或崩溃" ❶。

虽然艺术治疗有非常悠久的历史，但由于神经成像工具，例如 fPET 和 fMRI 这些大脑扫描工具的出现，才有了了解其关键神经因素的机会。我们的左脑主管言语化思维，储存言语化的记忆，右脑主管图像化的知觉，储存图像化的信息。重要事件有关的图像或者与体验

---

❶ 巴塞尔·范德考克.身体从未忘记：心理创伤疗愈中的大脑、心智和身体 [M].李智，译.北京：机械工业出版社，2016：72-74.

过的深刻情绪有关的情景都存储在我们的右脑，且以图像的形式储存。很多存储于右脑的情绪体验未能通过语言被表达出来，或不可避免地在言语化过程中被隐匿了，这阻碍了我们内在的整合。通过非言语的艺术表达过程，能让我们遇见被自己排斥的那些部分。通过对作品本身的观察、联想、描述和表达，将左右脑联结在一起，隐匿的内容得到梳理和表达，遇见一个完整的自己。在这个过程中，还能起到得天独厚的放松减压效果。

4.3.2　认知、情绪与生理反应

据我们所知，情绪往往与记忆相关。所以如何正确处理记忆，能够影响到我们的情绪反应。记忆涉及大脑许多不同区域的形成和激活，而"大多数感知记忆是内隐的或非陈述性的"。一般来说，记忆通常分为三类：感官记忆、短期记忆和长期记忆。感官信息通常被存储起来以备将来参考（如我不喜欢××的味道，我喜欢××的外观，等等）。短期记忆被认为是我们的"执行记忆"，其中信息要么保存很短时间，要么转移到长期记忆中。长期记忆进一步分为：明确性的（陈述性，需要有意识地思考）、内隐性的（死记硬背，不需要有意识思考）和自传性的（记忆最深刻的部分）。执行记忆行为通常发生在额叶皮层。前额叶皮层执行工作记忆、注意力和抑制的综合功能。具体和立体典型动作序列的运动记忆存储在基底节。长期或陈述性记忆涉及两个大脑区域：右侧海马体和右侧前额叶皮质。感觉的整合信息和陈述性记忆的形成发生在海马体中，海马体活跃于长期记忆的形成，但并不储存它们。

只是简单地回顾和谈论痛苦的记忆和感受并不能减轻它们对人们的生活影响。为什么呢？我们前面讲到的"大多数感知记忆是内隐的且是非陈述性的"，这一部分的记忆我们无法有意识地去口头转化它，因而也无法通过语言表达的形式去抚平它。另外，口头讲出痛苦的方法，称为"反刍"，在反刍的过程中我们会刺激身体的直接体验，感觉就像它正在实时发生一样。由于疼痛能够通过脊髓—丘脑的途径传导到全身，所以疼痛不仅仅存在于实际的身体感觉中，也存在于我们的大脑中。这是因为这种信息启动了我们的"感觉"系统，由负责产生情绪的边缘结构和更高层级的皮质结构感知疼痛，感知疼痛也是我们进行自我认同的一部分，从而"自下而上"地处理情感和认知上的疼痛。但是在艺术治疗中，艺术创作这种积极的情绪体验，区别于直接讲述痛苦的"反刍"方法，在这个过程中患者能够保持最低限度的唤醒，因此可以大大减少大脑和身体的疼痛体验。此外，也有研究发现，创造以情感为中心的图像能够促进边缘系统的大脑活动，同时能够与海马体相结合，从而能够实现更具体和更明确的认知的表达。艺术治疗前后的认知表现是可以通过艺术表达来具体衡量的。

在创作艺术作品时，大脑和其他神经联结会被大量激活。对一些参与艺术治疗的人来说，他们选择的材料和方法可能会使艺术制作的效果变得类似于冥想那样，有助于放松，并提供一种平衡感和稳定感。同时，人们在选择创作材料和颜色的过程中都能对身体和感官产生新鲜刺激，可能有助于给他们带来平时可能感觉不到的激情，这是战胜负面情绪所必需的感官体验。最新研究发现，艺术治疗过程可能会利用到高级大脑结构来抑制和消除在低级大脑区域产生的条件性恐惧和焦虑反应，也就是说艺术治疗可以调动我们的高级大脑。

压力不是一种由想象而产生的疾病，而是对身体战备状态的反应，对某些具有潜在危险性事物的感知反应。由于城市生活节奏加快，现代生活中的人们往往会陷入一种状态，心理学家称为"注意力疲劳"。在这种条件下，人们容易精神不集中、烦躁不安，并且对他们所处的环境缺乏清晰的认识。这种状态会影响个人生活的方方面面，长期下来将会对个人和社会形成威胁。当这种潜在威胁状况发生时，人体大脑会分泌出肾上腺素等激素，激素通过血管流淌到心脏、肺和肌肉等身体部分时，产生一种特殊的生理反应——压力。心理压力即精神压力，精神压力是指人们的思想负担和意识形态负担。生活、竞争和社会是压力的主要来源。现代医学表明精神压力会削弱人体的免疫系统，导致外部致病因素引起身体发病。

压力的增加可以体现在皮质醇水平的上升。人们已经注意到，当成年人在演奏钢琴、玩黏土、练习书法以及在治疗过程中聆听音乐时，皮质醇水平和焦虑感都会降低。发展心理学家埃莉诺·布朗（Eleanor Brown）发现，生活在贫穷压力下的孩子如果参与艺术项目，可以降低其皮质醇水平。她的研究对象是在一所幼儿园中学习、来自低收入家庭的3~5岁的孩子。这些孩子每天接受由艺术老师提供的时长为45分钟的艺术教育，包括音乐、舞蹈和视觉艺术。在一年内的某几个时间点，布朗会在孩子们上艺术课前后以及上其他课前后测试他们唾液中的皮质醇水平。实验设计得非常巧妙，每个艺术班的学生的皮质醇水平都能与每天同一时间上其他课的学生的皮质醇水平进行比较（在一天中，不同时段的皮质醇水平是不同的）。在年中和年末，上完艺术课的学生的皮质醇水平比上完其他课的学生的皮质醇水平更低，但在年初，两者的皮质醇水平没有差异。我们再次看到了艺术会以某种方式导致压力的释放。一项小型研究考察了创作视觉艺术对脑电反应的影响，其结论提供了支持证据：对于艺术家和非艺术家，创作油画20分钟能够提升某种脑电反应，而这种反应模式与大脑皮质更低的唤醒水平、放松身心和自我调节有关。

4.3.3 视觉感知的疗愈机制

视觉感知作为人类五种感官中（视觉、听觉、触觉、嗅觉、味觉）比重最大的感知能力已被广泛证实，不少基于视觉感知的实验将虚拟技术应用到了调节身心健康的领域。在视觉感知的评价上常带有主观性，视觉感知的定性评价可以依据人群的专业程度来划分为两类，人群划分为有景观及类似建筑、艺术等专业相关知识背景的专家评价人群，以及没有这类相关专业知识的公众评价人群，从而分为专家法及社会科学法。专业类人群的视觉品质评价更偏重生态价值、美学意义、规划科学性、空间合理性等方面的评价与考量，非专业人群的评价则能在一定程度上检验出其对于视觉评价物的主观感觉。

4.3.3.1 人类视觉的分类

（1）客观类

这类人不会对色彩进行过多的感受或者评价，只会关注它本来的状态，无论是饱和还是鲜艳，都表现出超乎常人的理智，情感波动非常细微。

（2）生理类

这类人受色彩的影响很大，很容易引发生理影响，一般性格温和的人会更喜欢青色，而性格刚烈的人更喜欢红色，对这类人而言，颜色是非常敏感的。而现代社会中大部分长期遭受高压的人正属于此类，所以需要我们继续加大对色彩的研究力度。

（3）联想类

这类人富有想象力，看到颜色时就会联想到与之相关的事物，比如，看到青色会想起树木，看到红色会联想到火焰，看到蓝色就会想到天空。这类人更容易在看到颜色时回忆起以往的情感。

（4）性格类

这类人更关注色彩和人的性格对应关系，在他们眼中，有的颜色意味着神秘或者狡猾，有的颜色象征着勇敢坚强，有的颜色则传递出亲切和善。他们对于色彩非常敏感，喜欢通过色彩来表达自己的情感，而不是单单地由颜色引发自己的情感。这类人认为，在客观上，色彩是对应着不同的性格特征的，所以在文艺创造和宗教传递中一般都起到象征意义。

4.3.3.2 视觉认知特性

主动、反馈及筛选则是视觉认知所表现的主要特性，这就涉及了视觉认知的内涵，具体而言则表现为如下三个方面。

（1）主动性

视觉认知是一种人类大脑的主动行为。按照阿恩海姆的说法，此种主动并不是无法看到非主动索取的外部事物，而是大脑与视觉神经会对不感兴趣的相关内容"视而不见"。这一生物学行为的内在机理表现为人类在长久进化过程中对于信息的减缓以达到降低脑容量与脑负担的根本要求。这也进一步对我们研究者提出了明确的方向性指导，我们需要厘清主动性的筛选规律，并尽可能地使得我们希望存在的信息能够纳入大脑所认为的"重要"范围，从而被包括视觉神经在内的神经系统认为是需要主动获取的信息之一。

（2）反馈性

视觉认知的主动性还与一些其他并不清楚机理的心理活动相关。如人们在看到阳光后，其所产生的认知往往属于"温暖、祥和、放松"等正向词汇；而落日则代表了"衰老、放弃、死亡"等负面认知。则均是我们通过视觉信息而产生认知联想的过程之一。从根本角度而言，这就是视觉认知的反馈性。其对于认知的理解并不单单存在于"我知道了"或者"我想到了"那么简单，而是以视觉信号为基础，形成多个感官之间相互作用的共同生理反应。如当我们看到反应战争残酷的照片时，虽然理性会告诉我们那只是一张图片，但是愤怒的情绪依旧会通过各种各样的形式得以表现，这也是其反馈机制的根本。

（3）筛选

正如上文所论述的问题一样，我们的视觉认知对于视觉信号并不是"照单全收"的，而是需要通过不断地筛选机制剔除不良信息后而形成统一的认知。在已知的研究结论中，这一筛选的过程至少经过了视觉神经与大脑神经的双重"考验"。视觉神经出于生物的本能会对不危险的信息进行筛选，一般为非主观的静态图像。而大脑的筛选机理则更为复杂，其所需要呈现的是处于心理平衡点的信息，无论是过于负面还是过于正面的信息均有可能遭到屏蔽，大脑的信息筛选原则更倾向于形成心理层面上的稳态。

卡普兰认为，人们对环境喜好的产生是对观看到的场景进行探索到理解的协调过程，探索与理解作为两类不断螺旋发展的认知过程，从"寻求"到"领悟"、从"吸引"到"兴奋"都可以被看作是对喜好度影响最大的认知行为，而反过来人们对环境的场景通常又会产生参与（involving）及理解（make sense）的愿望，而评价者本身与待评价环境本身对环境的喜好度都有一定影响。一项基于青年群体的环境实验表明，与稀树草原类似的自然景观会得到人的偏爱，这种自然环境偏好在低龄人群中表现更为明显[1]。眼睛注视在场景识别中的功能是不容忽视的，视觉感知是能够刺激个体产生情绪变化的导向性注意模式，在虚拟环境中的人眼注视行为也能表现出该个体的注意情况和情绪状态，眼睛注视会使个体产生身临其境般的互动感[2]。

4.3.3.3 疗愈性体现

（1）颜色

进入眼球的各种颜色的光照，可以通过下丘脑和脑垂体，影响人们的情绪中枢。一方面，各种颜色带给人们物理方面的刺激直接影响人们的情绪。另一方面，艺术作品的色彩是带着情绪的色彩，反映作者的意识和潜意识。观众通过艺术作品的色彩搭配，可以感受到作者所想表达的情绪，这在另一方面影响了我们的情绪。在两方面的加强下，人在审美过程中体验到的愉悦感便更加地强烈了。在建筑光环境的研究中，已有研究证实了彩色动态媒体界面能通过色彩和图形的变化进行情绪诱导，其中动态的色彩图案内容与静态内容相比，使人产生情绪效益的作用更明显，此类彩色动态媒体界面应用于手术治疗室、分娩室、养老机构、精神病院等室内空间，在促进使用者的积极情绪、减缓病痛和减轻精神行为症状等方面也显示出较好的效用。每一种色彩，都有着它所代表的不同的情绪和能量。例如，红色有刺激、激情、温暖的感觉，它代表着新生和能量，因此具有提高肾上腺素的分泌的作用，进而加快血液循环；蓝色是令人冷静和放松的颜色，它能产生宁静的能量，缓解人的压力和焦虑。而艺术作品所呈现出的颜色是美的、平衡的、有张力和表现力的，它是经过艺术家精心思量和视觉分析所呈现出来的，它带着能量呈现在观众面前，给我们鼓舞和疗愈。

（2）形状

在视觉上，不同形状表达出了不同的情绪，带给观者各不相同的

---

[1] Balling J D, Falk J H. Development of Visual Preference for Natural Environments [J]. Environment & Behavior, 1982, 14（1）: 5-28.

[2] 罗蓝. 不同类型自然水体景观对在校大学生生理心理健康的影响研究 [D]. 成都：四川农业大学，2018.

感受。例如，方形带给人稳定、可靠、规矩的感觉；圆形和椭圆给人圆满、柔和、凝聚的感受；三角形有时是稳定的有时是尖锐、危险的；拱形让人觉得优雅。这种原理早已被广泛应用到设计中。艺术家们通过不同形状的排列和组合，在视觉效果上引发人们的感官感受和心理感受，和谐、平衡或是趋势性、动态性的形状组合，是艺术作品诱发观众审美愉悦，从而具有疗愈性的一个因素。

（3）声音

另外，声音其实也是具有疗愈性的。声音是一种能量，它是由物体振动所产生的，产生后被人耳所接收，再通过听觉神经传入大脑，这个过程本质上就是能量的传递。爱因斯坦（Einstein）曾说过："世间万物全都是振动。"万事万物都有其振动的频率，人耳所能听见的振动频率是最低20Hz，最高20000Hz，还有很多振动是我们无法捕捉到的。而声音既能对大脑产生影响，也能对生理产生影响。事实上声音可以穿透人体，当声音产生的振动呈高能量状态时，人们的身体会呈现能量共振，这一点荷兰科学家克里斯丁·贺金斯（Christian Huyens）的共振原理也足以说明。音乐也是一种声音能量的表达方式，它作为一种古老的艺术形式而存在。在古代人类劳作时，为了统一节奏和传递信息而产生了原始音乐的雏形；丰收和分享时，人们以敲打各类物品表达心中的喜悦和欢乐；后来又在祭神和祭祖时，用以表达对祖先和神明的敬畏和赞美之情。到后来才慢慢演变为纯粹的享乐形式。音乐对人来说，既作为高能量振动对脑和身体产生影响，也作为情绪的传递媒介，对我们的心理产生影响。例如，通过聆听古典音乐来降低人的心率和血压，以达到缓解压力、改善血压、促进身心健康的作用；失眠的人聆听轻音乐可以舒缓对失眠的焦虑，放松身心，慢慢入眠；餐厅播放适当的音乐，可以促进人们的食欲等。对声音能量的运用可以说是早已渗透到了我们生活的方方面面。现在还有一种边缘疗法叫作声音疗愈，也是利用高能量声音的振动，以求身体产生同频共振，从而调整身体中不健康的低频，最终达到身心同治的效果。

可以说，艺术作品之疗愈性，既来自作品的物理层面，也来自作者的心理及精神层面，更来自我们自己的内心。这种疗愈性触及身心深处，具有长远而深刻的影响。

4.4

艺术疗愈的审美作用

4.4.1 艺术审美

"美"是人们理解世界的一种特殊形式，在马尔库塞的审美之维构建中，他将艺术与审美视为最终通向人的本能解放，虽然这是一种乌托邦式的构想，却指向人的解放与自由❶。美学（aesthesis）一词原指研究感觉和情感的学科。这里提到的审美特指艺术中的审美现象，也就是人类对艺术和艺术品的"美"的感受、情感和领悟。在马克思主义美学中，艺术通常具有认识功能、教育功能与审美功能。审美愉悦有三种形式：审美感性愉悦、审美领悟愉悦、审美精神愉悦。审美感性愉悦主要是对艺术的形式、结构、旋律等产生感性认识时发生；而审美移情对人们审美领悟愉悦和审美精神愉悦的发生，有着至关重要的作用。人们喜爱艺术活动，实际上是因为人类对于"美"的追求源自人们本能的需求，这种审美需要促使人们必须进行审美实践活动，从而去从事"美"和艺术的创造以及欣赏活动。这就是所谓的"艺术意志"。

由此可将艺术分为两类：带来正面情绪的艺术和带来负面情绪的艺术。带来正面情绪的艺术和艺术作品，显示出艺术家本人透过艺术来表达自身积极的心理状态和人生观、价值观、世界观，是一种容易引起大众审美愉悦的艺术。它在人的知觉上是协调的、"美"的，是利于人类自身平衡和发展的，是趋向唯乐原则的，即人本能地趋向于令人愉悦的事物，人寻求愉悦或以愉悦为目的。当人们看到一幅莫奈的风景画，或者听到一段优美动人的旋律，没有人是不喜爱的，那是因为人们的身心在这种令人愉悦的艺术活动中得到了放松和舒展，这就叫作审美愉悦。

带来负面情绪的艺术品可能是丑陋的、怪诞的，或是令人感到痛苦的。是一种非常规的、变态的艺术形式。这源于艺术家将矛盾、冲突、失衡置于作品之中，从而激发观众去发现艺术中的深层信息。换言之，给人带来负面情绪的艺术，是一种反其道而行之的艺术形式，艺术家通过对矛盾、冲突和失衡的描绘，来对抗自身内心的冲突和苦

---

❶ 周功华，余凡.审美与疗愈——原生艺术特征研究［J］.艺海，2022，（11）：45-47.

痛，而他们想要带给观众的正是这种直面人生的勇气和力量。观众也因为这样失衡的艺术，从而激发了自身的"动机"，即生命体为了恢复稳定而采取的打破平衡的行动，在这样失衡的艺术中，观者为了寻求愉悦和平衡，消除紧张感，从而去进行深层次的自我安慰式的思考，最终走向平衡和愉悦。

也就是说，人类在艺术活动中最终必然会得到身心的愉悦和平衡。真正的艺术能够深层次地满足人们的身心需求，而满足带来了愉悦感，这种愉悦感不是简单的游戏所带来的愉悦，而是一种更为高级的、对生命力的喜悦和享受。人们喜爱一件艺术品，是因为这件艺术品背后蕴藏着生命的张力和伟大，在这种生命感中，人们会感到沉浸和喜悦。艺术唤醒了人类对有机生命之美的感知和向往，其中蕴藏着一种近乎让人匍匐地对宇宙生命的迷醉，是至美之艺术为人类带来的至高之愉悦。

4.4.2 审美移情

艺术中的审美移情是指审美主体不自觉地把自己的主观思想情感、意志品质等赋予到艺术、艺术作品上。审美移情发生在审美对象到达了审美主体的感觉阈限并在艺术形式上引起审美主体的联想或想象。观看艺术品时的审美移情的发生，使主体的情感情绪及潜意识得到了抒发，令审美主体在下意识中对艺术作品产生某种共鸣，并且和艺术家产生关联感，这加深了审美主体对艺术的理解，从而进一步诱发了审美领悟愉悦和审美精神愉悦的发生。例如，我们观看毕沙罗的风景画，令我们联想到自己一次美好的度假经历，阳光灿烂、树影婆娑、天空蔚蓝，我们无意识地将这种美好的体验带到了作品中，这令我们和作品之间产生了共鸣，继而引发我们对毕沙罗产生情感上的共鸣。作者在创作时也和我们一样，体验到了大自然的美好和魅力，所以创作出了这样的作品。审美领悟愉悦和审美精神愉悦发生了。再如，我们观看《泰坦尼克号》这部电影，杰克为了救罗丝，在海难中沉入海底和罗丝永远分离时，我们在情感上对电影人物产生了移情，好像和恋人分离的就是我们自己，电影中的人物所经历的痛苦似乎是我们自己的痛苦，她流泪我们也跟着流泪。悲伤的电影让我们在悲伤的同时感受到了感动和坚强，这时我们似乎对这部电影有了更深刻的理解和领悟，审美领悟愉悦和审美精神愉悦也随之产生。

艺术中的审美移情现象在某种程度上抒发了我们的情感，释放了我们的潜意识，提高了我们的审美领悟，使我们产生了审美愉悦，这就是艺术疗愈性的又一因素。

综上所述，当艺术作品无论是从物质层面上，还是从心理层面上，符合或者满足观者内在的需求时，这种需求可以是内在的或外在的，即生理的或心理的，我们就可以体验到美。随之而来的就是审美为我们带来的愉悦之感。总的来说，艺术作品之疗愈，就是艺术之大美为我们带来的疗愈，是艺术生命能量给予我们的疗愈。这种辽阔而深远的疗愈性，必定对我们的身心带来的影响也是辽阔而深远的，是无可比拟的。

4.4.3 审美吸引

在恢复性理论中，自然环境之所以具有最佳的审美特性，是因为自然形态是以分形为基本的生成规律，当放大或缩小观察由分形几何构成的场景时，相同的形状模式会一次又一次地出现，这种自相似性减少了个体因辨识图形而消耗的定向注意力，同时因分形具有一定的逻辑和规律以及足够的数量，而充分占据个体的注意力不会使其感到单调，所以依据分形几何规律构成的空间具有与自然场景相似的审美吸引力。同时，颜色或形体的渐变、纹理的叠加和混合，以及光影或季节性的变化等特征同样具有开启非定向注意力的审美特性[1]。

从艺术家和艺术教师希尔和克莱曼的"美术作为治疗"疗法，认为美术本身就具有疗愈的效果。艺术作为疗法的重点不在于通过艺术过程或治疗关系把无意识冲突带入意识层面，重点在于艺术创作的过程能整合情感冲突，以及艺术创作过程和作品所带来的审美愉悦与升华作用，也就是艺术本身的美学价值。

艺术疗愈的本质在于，运用艺术媒介进行创作的过程中，不同艺术疗法所体现出来的"无意识、人本意识与审美升华"的共同作用。创造力最具代表性的研究"阿瑞提创造力过程论"从无意识、意识、审美升华三个过程阐释创造力，而"疗愈"的本质在于无意识内容的揭示、人本意识的创造性，以及审美、整合与升华。当艺术环绕着我们，自发性创作不受任何拘束，内在可以自由表达和呈现时，个案感受到被允许做自己，允许创造全新的自我时，个体并可以实现有意识的自我创造，遇见全新的自我。

---

[1] RITA Berto. The Attentional Vantage Offered by Perceiving Fascinating Patterns in the Environment [J]. Advances in Environmental Research, 2016, 6 (8): 1-14.

4.4.4 审美升华

创造力疗愈机制的最高级形式并是"审美"的整合，通俗地讲就是无意识与意识过程的整合。"整合"就是一种升华。"审美"是从艺术层面来进行形容的一个词，是"对美的情感认识"，是对美的主观畅想，对美的无意识需求，放到创造力疗愈的层面，就是对创造力的需求，对创造力的畅想，对内在情感、内在状态的最佳需求。"整合"这一过程，从艺术治疗理论来看，整合即是升华，是转化❶。创造力"审美升华"过程，也叫第三级过程，即整合无意识和意识的创造过程，在疗愈过程中是两个不可或缺的过程。心理上的"升华"还要借助有意识的心理活动，有意识地将焦虑、受挫的心理压抑转化为具有建设性意义、符合社会规范，被常人理解，被社会肯定的内容。从无意识中发掘创作的动力，再有意识地将具有疗愈作用的艺术创作影响更多人，疗愈更多人。

❶ Edward A. Art as healig［M］. San Francisco：Red Wheel weister，1984：49-54.

第 5 章
艺术疗愈的适用场域与人群

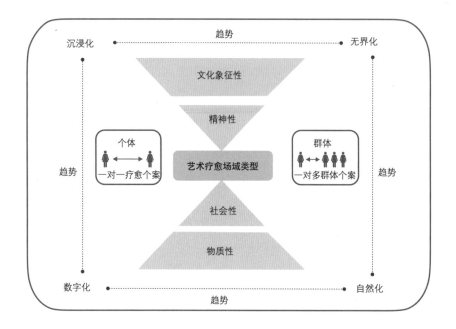

5.1

艺术场域疗愈构建现状

从广泛的意义上来讲，场域——既不同于一定边界物包围的领地，也不完全等同于一般领域——被定义为一种由社会成员按照特定的逻辑共同建设的社会空间，包括了物理空间以及空间内不同行动者的社交互动网络。以不同的目的和市场为纽带，人们可以切割出许多不同的场域，如美学场域、法律场域、宗教场域、政治场域、文化场域等，而多数时候这些场域并不呈现一个绝对平行的状态。

场域理论（图5-1-1）的开创者之一皮埃尔·布迪厄（Pierre Bourdieu）认为由于人的潜意识倾向会引导出特定行为表达，这种习性的体现包含着人们对自我的认知和对于世界的理解，如同人们的艺术品位那样难以捉摸却又产生真实影响。在这一层习性之上，场域理论还进一步构建了一层利益关系的结构，这将"资本"纳入了场域构建的考量。此处定义的资本并非仅限于显性的经济资本，在这之上还可以引申出文化资本与社会资本——人的任何能量和动力都是可以被资本化，这也是布迪厄场域理论的核心概念之一。人的习性是天生的，跟随个人在社会中的经历和学习逐步培养，从而外化成为不同类型的资本。而资本也不是完全固定的，一种类型的资本可以通过积累和转换成为另一种资本。保有相近习性的人以资本为手段共同游戏或者相互博弈，在这种充满活力的互动里，场域就产生了。场域基于人的互动产生，可以说，每个场域都有各自的"性格秉性"系统，有各自的特点和倾向，这个系统被称为"惯习"（habitus）。因此，惯习是场域构建的逻辑，资本是场域中社会成员博弈的工具。

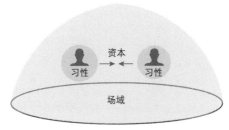

图 5-1-1　场域理论图解

在形形色色的小世界（场域）中，艺术场域（图 5-1-2）有其独具的特性和规律——一方面，创作者和艺术家们对艺术作品有超脱于一般审美的先锋追求，不愿意艺术作品被大众认可的经济价值衡量，他们坚定的践行着艺术场域的"信念"；另一方面，艺术场域也无法脱离"唯利是图"的传统商业空间而存在。因此，整个艺术场域存在一种"颠倒的经济"，这是一种短期生产循环与长期生产循环的博弈。其逻辑在于，场域中的创造者（艺术家）追求的并不是短期的经济资本，反而是某种文化资本的积累，他们也一定程度上谴责纯粹的商业行为。而另一部分掌握大量经济资本的人也来到这个场域，例如发行商，他们则期盼一种符合大众审美的艺术，以追求更大的生产规模与利润空间。很明显，就艺术场域而言，艺术家的信念更接近于场域构建的目的。而那些追求大众市场的生产者们就只能机械的产出一些"没有深度的畅销书籍"。这二者在场域中构建了一种二元对立又互相支持的状态，他们的搏斗与交融让艺术场域更具张力。

相比起传统定义上的艺术场域，艺术疗愈场域的构建因为"疗愈"这个词的多元定义而变得更加灵活和难以捉摸。一般来说，狭义的疗愈

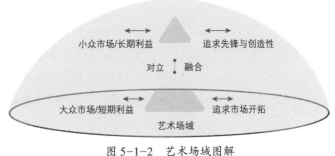

图 5-1-2　艺术场域图解

只发生在传统医疗空间之中,其意义也仅在生物医学的理论基础上衍生而出。美国地理学者威尔伯特·盖斯勒(Wilbert Gesler)将这个概念拓展为"疗愈景观"(therapeutic landscapes),用以描述在生活空间中发生的疗愈。即在这个空间中发生的疗愈包括生物医学上的治疗、心理上幸福的感受以及精神上的修复。围绕疗愈景观这个概念,后续的研究开始陆续调研对心里福祉与幸福提升有积极作用的景点,进而超越"疗愈景观"的框架,转而在各种地点(商业中心、夏令营、家、国家森林等)、各种主题(宗教、社会、商业领域等)中寻找疗愈发生的可能性与意义。

这些发生疗愈的地点和景观也可以被归类为疗愈场域(图5-1-3)。透过后续文献和案例的积累,疗愈场域可以被分为以下几个向度进行

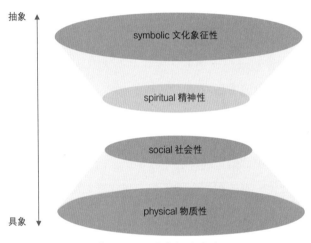

图 5-1-3　疗愈场域向度

讨论:第一个维度是物质维度(physical)——从最简单的物质特性进行分类,如自然森林、户外公园和旅游景观,最纯粹地从五感的感受上给我们疗愈的感受;第二个分类向度是社会性(social),可以被理解为是用于连接人与人的功能性场所——诊所、酒吧、咖啡厅、博物馆、居酒屋等——他们也许并没有被有意识地设定为具有一种疗愈的特性。但是通过其功能性,提供给来访者一种与他人连接与互动的可能性,进而升发出一种积极的疗愈感受,类似于社会学中的"第三空间"概念;第三个向度则是精神上的(spiritual),常见的类似于庙宇和宗教性的场域,给予有信仰的人群持续性的精神支持;第四个分类维度是文化性的(symbolic),比起空间,要囊括文化性的疗愈似乎还是用场域更合适。因为它更抽象、更具有象征性,不再是某种有边界的物质空间。反而是从文化根基上衍生出来的承载了独特文化价值的符号,有可能是某件艺术作品、物件,甚至是食物或者影片。这样看

来，在疗愈场域的定义下包含了大量的有形与无形的空间、依附于空间的关系互动以及空间衍生出来的象征符号。要讨论疗愈场域的对应人群，也许从疗愈场域的类型出发更为合适。

如果把疗愈的概念扩大化，那么疗愈则可以发生于多重地点，且随时随地都可能发生。因此，艺术场域的目的必然是更大程度的惠及所有来访者，以一种弹性的设计欢迎所有的可能性。但是局限于构建资源始终有限，针对的人群也会有所分化。

首先，我们延续上文所提到的场域分类，物质性、社会性、精神性和文化象征性领域因其特点差异化在针对的人群上也有所不同。首先是人群的范围，呈现一个由大众化—细分化—大众化的微笑曲线分布（图 5-1-4）。

文化象征性领域与物质性领域分别代表了有形与无形的广泛场景。物质性场域如森林、自然景观，甚至于人为但无意识改造的旧街区，

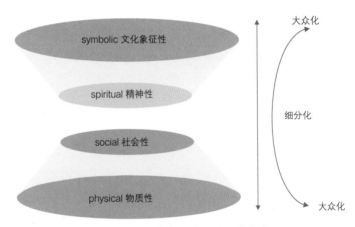

图 5-1-4　疗愈场域微笑曲线分布

因其自带的独特气质而引发了人们对于美好记忆与认知的遐想，以至于获得了疗愈。而文化性象征场域则更难以琢磨，它可以以一种无形的方式呈现——一首乡乐、一份本土的地道食物，或者承载了特殊文化印记的任何存在，都有可能对个人产生疗愈的作用。这两种类型场域的特点都以一种无意识的、并非人造的方式来构建，更多的来源于大众潜意识中对于美好事物的体验。

精神性与社会性场域的构建则更为精细，更多的偏向于人为的进行设计。尤其是社会性场域，由于被赋予了更重的社交属性和商业性，比起之前的完全依靠自然形成的疗愈场域，这种领域的设计则更为目的导向。从疗愈场域针对的人数来看，可以把社会性的疗愈场域分为一对一和一对多两类。

5.2

艺术疗愈场域对应人群

艺术疗愈场域以"辐射范围"而言可大致分为两大类：一对一的个案疗愈和一对多的团体疗愈。个案疗愈侧重于针对性、阶段性、长期性地跟踪陪伴，而团体疗愈更多是偏向于倚靠场域来实现共振（图5-2-1）。

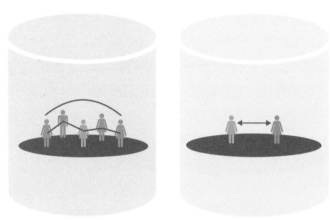

团体疗愈　　　　　　　　　　个案疗愈

图 5-2-1　团体疗愈与个案疗愈辐射范围

"一对一个案疗愈"是指一名专业咨询师与一名来访者在私人空间内进行一种针对性、私密性的面对面对话。在这种形式下，咨询师通过与来访者的交流，协助来访者理解自己的情感需求，看见内在的问题，并制定相关的调整方案。"一对一个案疗愈"形式通常比较灵活，可以根据来访者的具体情况和需要进行变动。"一对多团体疗愈"是一种团体性的心理疏导方法，通常由一名或多名专业咨询师组织和带领。在这种形式下，过去常通过主题讲座、小组练习、互动体验等形式来分享个人困惑和待解决问题，而近两三年则融入较多艺术元素，比如将"五感"（舞动疗愈、芳香疗愈、音乐疗愈等）融入体验式团体性的工作坊中，注重来访者身心灵的全方位打开，通过刻意练习感官记忆来强关联潜意识，从而刺激肾上腺皮质释放皮质醇激素。

两种类型的疗愈依据相同的理念，也各有不同的导向。其相通性在于无论是一对一个案疗愈还是团体疗愈，其理念是殊途同归的，都在于给予来访者疗愈性的心理疏导或是人生指引。从现实层面来看，目前国内不论是哪种类型的疗愈人才与行业发展都稍显不足。即使艺术疗愈已经被许多实验及研究证明可以对人类身心健康产生积极影响，例如一项发表在《美国心理学家》的研究发现，参加音乐治疗的帕金森患者可以改善其生活质量；但对经济运行速度较缓慢的地区来说（以中国西北部为例），这种疗法的可用性将滞后且落后于中南方沿海城市。

而如果涉及两种疗愈形式所涉及场域的不同点，则需要从更细致的角度来进行区分，包括性质、用户画像、空间需求以及主要动力来源。

从性质上来区别——个案疗愈更偏向于长期主义，而团体疗愈则倾向于短期的主义（轻量级）（图5-2-2）。个案疗愈的"长期主义"是一种在社会工作和心理治疗等领域中常用的方法。由于来访者的问题是由成长环境、家庭背景、文化因素等因素重叠而成，它不仅仅需要针对性干预，还需要针对个人发展情况来进行全面性、综合性、长期性的支持和疗愈，以解决潜在和深层次的问题，来协助发展自身潜能。这也是当下个案疗愈收费普遍较高的主要原因。团体疗愈则期待来访者在短时间内通过集中的学习、讨论、实践等活动，可以获得必要的、实用性强的知识技能，以解决生活中特定主题的问题。

在不同性质的基础上，这两种疗愈形式的不同人群就可以衍生出不同画像。"一对一个案疗愈"通常是有更严重郁结倾向的，甚至是患

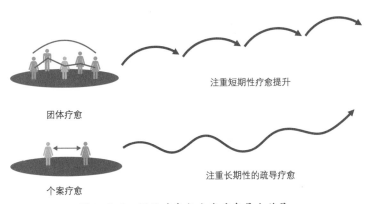

图 5-2-2 团体疗愈与个案疗愈导向差异

有特定心理疾病的个体。他们在个人生活、家庭、职场等方面遇到重大困难和挑战，需要专业的心理咨询疏导师来介入解决。而建立信任关系是最基础且最为重要的一步，才能让来访者卸下盔甲，进而分享真实的内心世界，探索潜藏情感与想法，以找到化解矛盾的方法。而一对多团体疗愈的氛围则更轻松。相比之下，"一对多团体疗愈"是一种团体性的心理疏导方法。它适合于偏好交流和共享经验的来访者，这部分人面临的问题挑战程度较小，且能通过分享、交流、体验来得到情感互动与社交支持，以达到疗愈和成长的目的。

为了针对不同的人群的场域构建，在空间的陈设上也有不同的需求。一般来说，个体的疗愈咨询需要一个较为私密的场所，以确保来访者的隐私与机密性，以便来访者在如实分享时感到理解和尊重。

美国心理学会（APA）提供的个案疗愈咨询室设计建议：房间整体色调以柔和为主，促进镇定和放松的感受体验；自然取向的氛围，降低紧张感，提升平静和放松的感受；文化开放性，避免与来访者的独特经历、背景、喜好等产生对抗；避免消极注意力分散的布置。"咨询室应该考虑到给来访者营造一个'受保护'的环境。这和人类想要自我保护的本性相关。这点对感情非常脆弱的来访者尤其重要。"我们在进化过程中发展出双臂环绕的动作作为保护我们免受伤害的屏障。这种双臂环绕的心理获得体验，正是美国心理学家温尼科特（Donald.W.Winnicott）提出的"抱持"。寻求个体疗愈咨询大多是在情感上正在成长的时候，他们有感到被抱持的需求。当来访者面对记忆和情感生活中那些无法独立面对的令人非常恐惧的方面时，提供的"抱持"环境却能帮助来访者对自我保持掌控。

而一对多的疗愈场域更倾向于追求空间的舒适度、大小，以便于促进人与人之间的沟通交流。根据一对多疗愈场域实现疗愈效果的手段，可以大致将国内现有的、符合疗愈建筑内涵的建成环境划分为如下四类：自然接触类疗愈建筑、需求给予类疗愈建筑、医养服务类疗愈建筑，以及灵修陶冶类疗愈建筑。所以，对疗愈场域的研究和设计实践能够在提供生理需求满足的基础之上，过渡向心理和社会需求满足，更符合未来人们对全面提升身心健康的诉求。

从一个更高的层面来剖析，这两者的动力来源也有所不同。"一对一个案疗愈"的动力来源于多方面，其中艺术疗愈师的角色至关重要。可以想象，艺术疗愈师的专业知识技能和心理学理论方法是一个个圆点，圆点们不断地向外延伸，向外渗透，将数十年的体悟和阅历编织成"线"，而一根根线最后以不同形式交叉缠绕，也就成为送给属于来访者们的各异的潘多拉宝盒。

相比之下，"一对多团体疗愈"的主要动力来源于团体共振。我们常说"众人拾柴火焰高"。在团体疗愈工作坊中，用一天或者一周的时间，感受形形色色的经历，参与他人的生命故事，建立彼此之间的深度联结，从而促进情感互动，达到团体共振。

5.3

艺术疗愈场域汇总分析

在艺术疗愈的实际运用中，隐蔽或开阔的场域都可以给人带来不同的情感体验，不仅是城市与乡村的公共空间，或是生活中偶尔可见的创意艺术展览、艺术疗愈工作坊，都为艺术疗愈提供了潜在的渗透方式，如学校、公园、商场、民间社区组织、户外装置、美术馆等一切具备疗愈条件的场景。从本质上来说，艺术疗愈场域应该成为一个有支持性的公共场所，拥护社会融入，向各行各业的人们开放以便增进凝聚力，为反对艺术歧视和提升幸福感提供思考空间。所以，社会需要具有疗愈性质的公共建筑建立疗愈职能，营造出更开放、更包容且具有安全感和同理心的社会氛围，也为艺术疗愈师的介入提供更多的支持条件。

一个人的自我会受不同的行为环境甚至是地理环境所影响至深，因地制宜地分析合适的疗愈场域显得尤为重要。通过研究整理，我们可以把场域类型大概分为四类：物质或物理性疗愈场域、社会性疗愈场域、宗教场域、象征性/艺术文化场域。

5.3.1 物质或物理性疗愈场域

5.3.1.1 城市建筑空间

万物生于自然，归于自然，人们生活在混凝土里的日子越多，接触自然的机会越少。物理性疗愈场域类似于"自然场域"，自然形成的生态、自然生成的环境……当城市中出现了更好的绿植建筑设计必然能得到大众的青睐。

巴厘岛北岸有一间名叫"混凝土丛林式"Tiing精品度假酒店，设计师为了打造出一种与众不同的度假体验，运用了传统的建筑材料与技术，构建粗犷厚重的混凝土框架与竹子（当地盛产）结合，将竹子的质地和形态作为混凝土的负向表达，可形成内外自然环境的过渡，让人们有着身处大自然的轻松氛围的同时不受恶劣自然环境的侵袭之感（图5-3-1）。

Tiing精品度假酒店在周围环境的保护和掩映下成为一处可放松人们身心的庇护场所，为人们创造了接触和享受自然的机会。

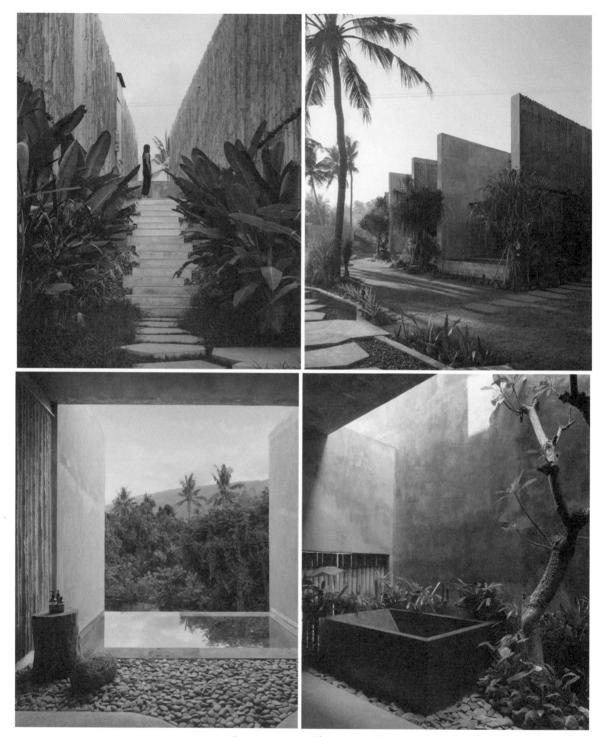

图 5-3-1　Tiing 精品度假酒店

5.3.1.2 乡村建筑空间

乡村作为自然气息尤为强烈的地域，本身便具有浓厚的治愈性，但多数人仍然不愿意久居乡村的原因，其实不乏为乡村设施极其落后，糟糕的环境无法让人心向神往。

　　在桐庐，就有一个看起来既不糟糕还适合人们居住的疗愈之地，流云乡墅的一座古村落——青龙坞（图 5-3-2）。2017 年时 MDO 木君建筑设计被委托将原址中现有的 6 栋村屋改为民宿，为了引入部分城市元素，MDO 将其打造为"一处城市外的退隐之所"，竹海包围、山清水秀，每一栋民宿窗口看出去都能看到外面的景观。

　　其中原址中有 2 栋破损严重，无法修复为住宅使用，MDO 便把这两栋楼改为适合承接接待和用作酒吧等具有休闲功能的区域。

　　为了让人们时时刻刻体验与自然的连接，设计师在房子的不同地方都开了一扇随时随地观山赏竹的"天窗"。在问到如何在现代和乡土之间找到平衡点时，MDO 是这样说的："在乡村做设计，这里的风景、空气和静谧感都让人无比放松，而营造这种放松感和自然感就是乡村建筑设计最好的切入点。"

5.3.1.3　乡村空间改造

　　雨补鲁村位于贵州省黔西南州兴义市清水河镇，藏匿于深山中，桃花源是也。2018 年 12 月，雨补鲁村被列入第五批中国传统村落名录，与别的村寨不同的是，雨补鲁村建在一个"天坑"里，且进出村只有一条路，形成天然的易守难攻之势，大量的百年建筑都在这里留存了下来。村落为了进一步优化建筑风貌，委托了中央美术学院建筑设计工作室对村落进行更新设计与修缮，将"艺术介入了乡村"（图 5-3-3）。

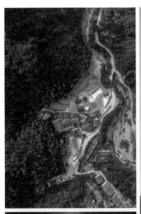
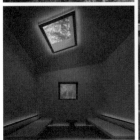
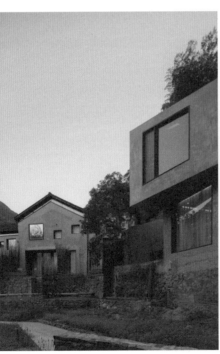
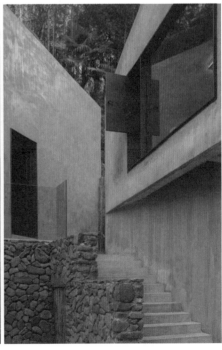

图 5-3-2　青龙坞

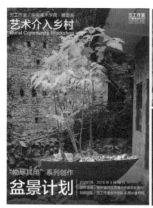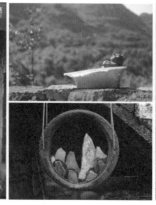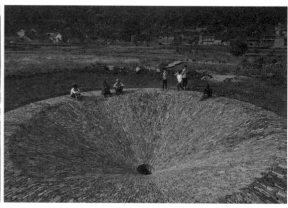

图 5-3-3　雨补鲁村

　　这里所说的艺术介入乡村，焦点并不在艺术本身，是通过恢复与维持乡村的秩序和伦理精神，激发人与人之间的场域连接，提升人们对生活的主体参与感。

　　越来越多的人抛离大都市，向往隐居山林的生活和安逸优雅的氛围，但毕竟大多数人无法抛弃当下，承受与之带来的一切后果，所以现如今的建筑设计、空间规划才更多地想要打造低成本接近向往生活的场景。若想达到城乡耦合的火热趋势，必然要满足城市与乡村都拥有自然、方便、宜居这三大特点。城市人民在高压生活状态下无疑不期盼着更多"生活中的烟火气""环境的治愈性""更透气的生活方式"。

5.3.2 社会性疗愈场域

5.3.2.1 社区

　　2021年浦东新区"妇女之家"配送服务项目——"粟上海·艺芳华：让艺术介入女性生活"成果展于11月16日在张江镇社区党群服务中心开幕（图5-3-4）。

　　该项目通过增强艺术家和心理学家的"社工"属性，改变了以往纯粹的公共教育形式，将"社工策展人""社工艺术家""社区设计师""社区营造师"等概念融入了社区，也打破了美术馆与社区之间、艺术家与公众之间、专业艺术活动与社区公共美育之间的壁垒，构建形成了一种新的公共艺术教育范式，对社区营建具有积极意义。

　　未来，区妇联还将同刘海粟美术馆进行更多的探索和实践，让艺术走入社区的活动能够常态化、普遍化，让各年龄段、各类型的群体都能够从中受益。

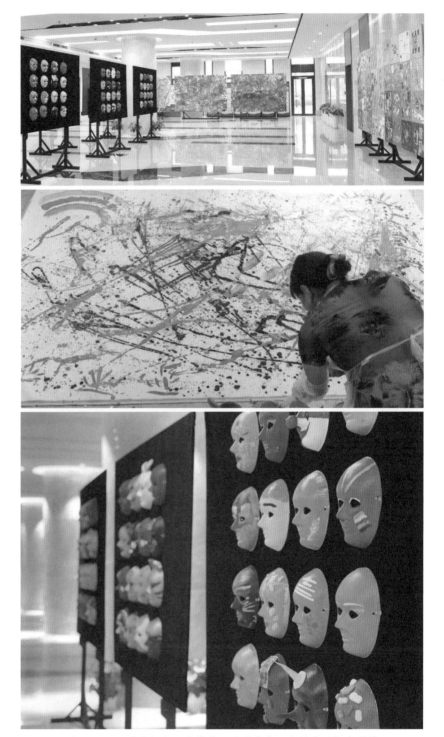

图 5-3-4　"粟上海·艺芳华：让艺术介入女性生活"成果展

5.3.2.2 公共空间

在张春美的《作为治疗环境的博物馆及其对艺术治疗的贡献》[1]中，

---

[1] 伊丽莎白·伊永奈兹，张春美.作为治疗环境的博物馆及其对艺术治疗的贡献［J］.国际博物馆（中文版），2018（Z1）：76-85.

艺术家伊可汲取自身经历，提出"将整个城市变为疗愈场"的构想并实践，将整个实验扩展为十年的研究计划，设计出"媒介—共生—互动艺术与疗愈"实践与理论体系，其代表项目有《流浪兔》和《x实验室》。其中，《流浪兔》项目以开放性场域为主，通过非语言的媒介进行一对一的互动，辅助参与者进行自我探索。

因文献、影像资料丰厚，此次展览在四号厅结尾处隔出一个独立空间用照片墙、影像相结合的方式高度概括其实践内容，主要从《流浪兔》入手，展现艺术家融合当代语境、艺术疗愈、表演，并探索不同媒介、个体、场域、文化之间关系的思考和实践（图5-3-5）。

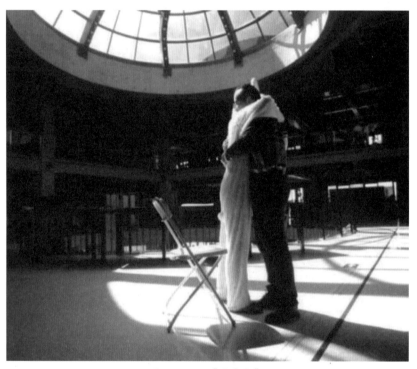

图 5-3-5　《流浪兔》

5.3.3 宗教场域

5.3.3.1 自然风光

经过一些时代的累积与沉淀，部分地区产生了基于宗教的场域，比如自然形成的靓丽风光、国内外古代建筑……因为当地宗教的存在，赋予了这些场景以特殊的意义，总有那么一些地方能吸引旅行者与朝圣者的视线。

例如西藏——一个以圣洁著称的地方。几乎每一个喜欢旅行的人都有一个去往西藏的梦想，网络上有一种说法是"感到压力大时，就去西藏走走，能让你舒缓身心，暂时忘记烦恼"。有的人来西藏思考人生，有的人来逃避现实，也有很多积极努力生活的人来西藏奉献自己的爱，并在这里得到疗愈（图5-3-6～图5-3-8）。

5.3.3.2　传统建筑

中国传统建筑的类型有很多，如宫殿、祭坛、寺庙、佛塔、民居与园林建筑，而国外最经典的宗教相关建筑则非教堂莫属。

寺庙与教堂都讲求天人合一，寺庙在建造的时候刻意模糊了某种内外空间的界限，将建筑本身与内外环境融为了一体，而教堂相对更加庄重严

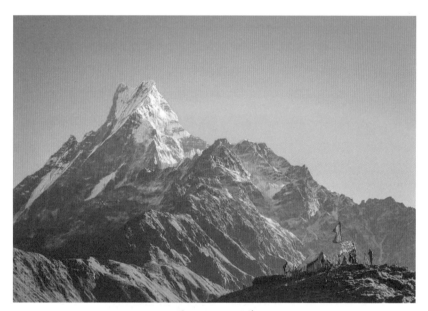

图 5-3-6　西藏

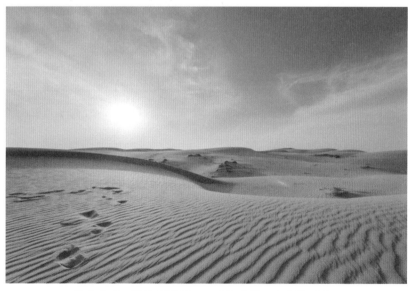

图 5-3-7　腾格里沙漠——不远千里，只为那一眼

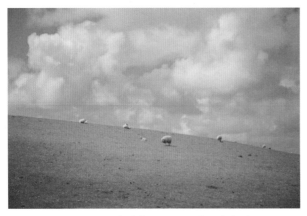

图 5-3-8　桑科草原——风景画卷长廊

肃，并掺杂了一丝哲学的气息。打造建筑的工匠们像造梦师一般凭着自己
对净土的理解为人们打造了一个通往梦境的世界（图5-3-9、图5-3-10）。

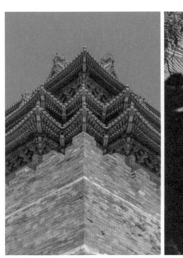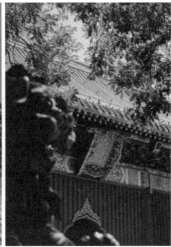

图 5-3-9　寺庙与宫殿

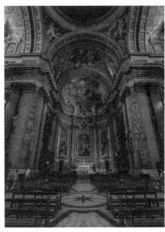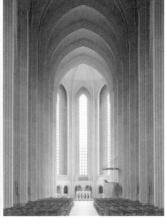

图 5-3-10　教堂

5.3.4 象征性 / 艺术文化场域

5.3.4.1 工作坊

由北京尤伦斯当代艺术中心与中央美术学院艺术治疗研究中心共同举办的"舞出我人生"线上工作坊尝试了多种媒介共同作用的形式，通过"绘画＋舞蹈"双维度的疗愈方式，借助身体律动参与，整合身体、情绪、认知和社会性帮助心灵获得成长（图5-3-11）。

工作坊一共分为四个部分。第一部分为引入，帮助来访者明确工作坊目的和设置，消除神秘感。该部分为观众讲解了舞动治疗的概念与原理，并结合拉班动作分析和凯斯滕伯格动作侧写理论介绍舞动治疗的诊断和干预技术。第二部分为热身，引导者帮助来访者体验呼吸，

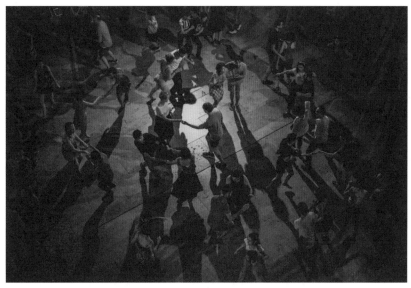

图 5-3-11　"舞出我人生"线上工作坊

唤醒身体，建立初步的自我、人际联结。第三部分为寻找自我的力量，通过冥想与绘画找寻内在资源，提升自我的内在状态。第四部分为舞蹈，带着寻找到的内在资源，在绘画和舞蹈中探索想要达到的人生目标。最后的互动环节中来访者们跟随欢快的音乐和老师轻柔的话语翩翩起舞，并结合舞动时的心理感受进行绘画，描述在舞蹈和绘画的综合体验中心境的变化与感悟。

5.3.4.2 美术馆

一些美术馆的艺术疗愈展览，是我们了解精神状况和内心深处的可行而有趣的途径，很多的信息或许只有通过艺术这一安全的形式才能为我们所知，打破之前单向且闭塞的沟通路径。

　　武汉美术馆将分享苏格兰能力计划工作室的线上展览"As Time Stood Still—Part Two",展出了一年来工作室参与者在家的创作,希望观众能通过线上分享环节看到,无论来自哪里、无论性别种族,在面对消极情绪时,通过艺术行为宽慰自己的共性(图5-3-12)。

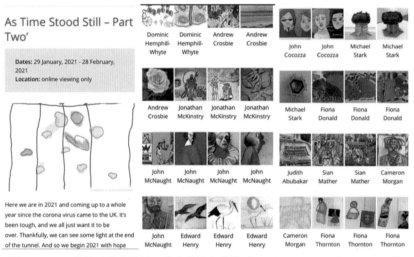

图 5-3-12　苏格兰能力计划工作室的线上展览"As Time Stood Still—Part Two"

5.4

目前场域构建的四大趋势

沉浸化：心流理论等，五感研究，案例分析。

数字化：虚拟空间、交互设计、电影、动画（媒体）元宇宙等。

自然化：亲近自然的理论基础，城市绿地网络，乡野改造。

无界化：城市空间各个角落等，艺术治疗行为＋空间的交互，大众化（人群）。

20 世纪中期以来，抑郁、焦虑和孤独等慢性心理疾病逐渐成为危害人类社会健康的主要原因。如今，人们的生理与心理健康问题更是受到严峻的挑战，这些疾病与我们的生活场景息息相关，疾病不断引发人们生活、工作的动荡不安，导致人们陷入消极状态并难以抽离。随着科学技术的发展与健康观念的提升，人们正探索通过构建舒适、愉悦、放松的疗愈性场域以刺激人的身、心、灵产生积极变化。在众多的艺术疗愈场域构建中，可以发现场域正朝着沉浸化、数字化、自然化与无界化趋势发展，这些特有的场域将在未来深入人们生活场景的方方面面，引领人建立与物质、文化和精神的正向疗愈联系与互动。

5.4.1 艺术疗愈场域的沉浸化趋势

人们对构建疗愈场域的探索行为与精神情感需求使得对场域的认知水平与实践在不断地提升。如今的疗愈场域超越了以往单调、单一和低互动的属性，朝向更具交互性、具身性和自由性的沉浸式体验疗愈场域发展。

沉浸式设计的疗愈场域更加贴合人的情感与体验需求，重新建立了人与物、人与环境、物与环境的关系，多维度、多关系的交织可以激发人们内心身处的情感共鸣，在场域内形成意识的统一。从环境行为学角度来看，人与"空间"不再是简单的二元论关系，而人与环境的同时存在被看作是不可分割的整体，人在感知、解释和使用环境的同时，环境也在被人为地改造。当二者间的隔阂被打破，人与环境产生了美好共鸣，沉浸式场域便具有这样自由、多元和变化的特性。如此，人们得以更容易地打破心理空间与物理空间的界限，形成与自我、他人和世界更紧密的感知与感受连接，通往万物互联的境界。

沉浸式体验的理论基础来源于美国心理学家米哈里·契克森米哈赖

（Mihaly Csikszentmihalyi）提出的心流（flow）理论，融合了视觉、听觉、嗅觉、触觉、味觉五种感官知觉的沉浸式体验与"心流"体验极为相似，恰恰是对五感的充分调动激发了体验者快速进入心流中，将全部的精神完全投入当下。近年来，沉浸式场域在艺术疗愈、商业、文旅和教育等行业得到了广泛的运用，例如中国新媒体艺术家曹雨西的艺术装置《多维采样》重新审视了当代数字语言体系，为人们带来全新的沉浸式视听互动体验，简单的扫描二维码互动打破了人与场域的心理界限，迅速建立与场域的互动关系，独特的空间视觉效果与音乐引导激发了人们的内在情绪体验，与艺术装置隐含的哲学思考与情感产生了内在的交流（图5-4-1）。

沉浸式艺术疗愈场域展现了新的表达方式，为艺术疗愈提供了更开阔的可能性。随着相关理论与实践的不断提升，艺术疗愈场域的构建将发生颠覆性革命，艺术的介入对人们思想情感的影响将不同于往日的传统二维作品，建立五种感官的沉浸体验会是未来艺术疗愈场域。

5.4.2 艺术疗愈场域的数字化趋势

随着虚拟技术、模拟技术和数字技术的不断发展，虚拟空间的出现为未来的艺术治疗提供了无限的可能性。在将来，人类将会走向一个更多的相互联系的世界。虚拟技术最大的特点就是让治疗变得可视化，易于感知，让来访者感觉到自己置身其中，让艺术疗愈师的疗愈更加生动、更加有趣。基于艺术治疗的数字化特性，未来的学习虚拟空间可以划分为两种类型，一种是智能技术的互动，另一种是公共空间的延伸。

5.4.2.1 智能化技术的交互

由于成本低、维护方便，传统的无电源或未充电的互动模式仍将受到广泛的应用。但在此基础上，由于人工智能、物联网、建筑BIM、数字化形态生成、建筑技术与公共艺术等技术的持续融合，使得高科技的互动空间互动性公共艺术在设计、建造、应用等方面表现出日益智能化的趋势，同时也为空间叙述提供了更加灵活得多感官手段（图5-4-2）。

5.4.2.2 公共空间的延展变化

从中国全面建成的信息化社会到互联网的普及，种种新的因素推动着中国的现代公共艺术出现了新的变革，强调开放性、自由性、交互性，公共空间不再以实物作品的存在为标准，而将网络虚拟与艺术行为结合起来，形成以"实体空间"的形态与网络"虚拟空间"并存

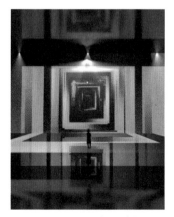

图5-4-1 艺术装置《多维采样》

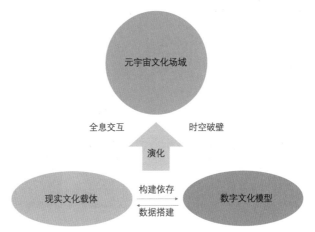

图 5-4-2　时空破壁与场域重构：面向文化数字化领域的元宇宙

并互动的公共空间。公共空间的延伸和改变使得大众可以在艺术生活的领域内，按照自身的人生经历和审美情趣来进行艺术体验，从而把公共空间变成大众参与的活动场所，把大众的日常生活经验变成公共空间的一部分，并形成一个整体（图5-4-3）。

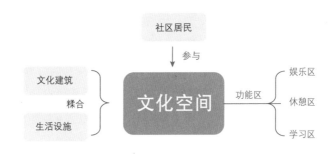

图 5-4-3　城市社区公共文化空间的建设现实与未来设计

5.4.3 艺术疗愈场域的自然化趋势

在人类社会进化与发展的进程中，聚集和生活在城市中的人们不得不面对"城市病"等一系列社会问题，而自然元素（光、大海、森林、旷野、水面、植物等）正不断地被运用在城市内部不同类型的场域设计中，为社会群体带来广泛的疗愈体验，以满足人的生理、心理与社会需求。从绿色城市主义等运动在全世界的流行可见，亲自然化设计的疗愈场域已经成为解决众多社会问题的新路径与趋势，如日本东京城市中心的"大手町之森"表达了对人与自然关系的讨论与探索（图5-4-4）；新加坡将自然生态永续的理念纳入城市规划、社会生活的各个层面（图5-4-5）。

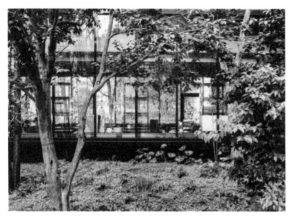

图 5-4-4　日本东京城市中心"大手町之森"

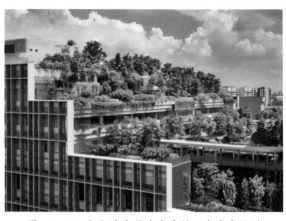

图 5-4-5　新加坡自然生态永续理念城市规划

　　自然环境的存在本身就是一种疗愈场域。在与自然的和谐共生中，人们能够缓解疼痛、高血压、肌肉紧张等生理问题，并且产生放松、愉悦的情绪以缓解焦虑，减轻生活的压力。从生物进化学角度出发，"亲自然性"（biophilia）在人类长久的进化演变中已经深深烙印在人类基因里，人类天生地热爱自然，并能从中得到审美、认知、思维和精神意义的满足。泽伦斯基（Zelenski）则发现人们在自然场域中变得富有仁爱之心、同情心等美德，更容易产生创造力与相互协作的意愿。基于对自然疗愈的认知心理学研究，卡普兰夫妇提出了"注意力恢复理论"这一经典理论，指出自然环境可以帮助人们有效修复因日常繁忙生活造成的注意力认知资源的过度消耗。由此可见，"亲自然设计"（biophilic design）作为关注人类与自然密切联系的疗愈环境设计学，从生物学、心理学、建筑学、城市设计学等跨学科角度出发，为搭建颇具自然疗愈效益的场域提供了系统的理论基础，亲自然设计哲学视野给场域构建带来了全新的内涵与价值。

　　"亲自然设计"的疗愈场域超越了以往传统的健康环境论，以长远的角度来看，亲自然化场域有益于人类身、心、灵的健康发展和生态环境的自然修复，正是人们自古以来对自然的渴望与崇拜激发了深刻的疗愈力量，帮助人类世界与自然更好地和谐共生。未来的艺术疗愈场域将更好地平衡艺术与自然的关系，在不断地尝试与探索中发挥自然的最大能量，让自然元素艺术化成为一种新的自然。

5.4.4 艺术疗愈场域的无界化趋势

　　在艺术空间和治愈领域中，无国界的共同特性起到了作用，形成了一个艺术治愈的空间场域。艺术和无国界的结合创造了一个艺术治愈的空间场域，有别于传统的单一的艺术空间和受限制的治疗领域，它主要表现为虚实界限的弱化与内外要素的融合。

自虚拟技术诞生以来，"无界化"已经成为今后产品开发过程中必然要遵循的思维方式。在未来，由于虚拟技术的高度渗透，人类处在一个完全网络的空间中，因此，艺术疗养场域在不断地"无界化"。因为有形的艺术治疗场域可以清晰地分割出一定的区域，但是却很难将其界定为无形的，这使疗愈的过程不再被限制在场域之内，而是在场域之外。同时，在场域内外的双向互动，也有助于各种因素的沟通。而艺术疗愈场域的"去物化"则打破了传统封闭主体的联系，有效地将各种艺术疗愈场域资源、艺术疗愈场域需求导向下的有效耦合。约瑟夫·奥恩（Joseph E.Aoun）指出，未来在学术界，独自研究的日子结束了。由于多个领域的交叉，使得科研工作的多样性和团队的构成越来越复杂。

实现疗愈场内外的双向互动，推动内外因素的整合，主要有两个要点。一是建立智慧交互平台，以丰富康复生态。传统疗法多发生在物理领域，如学校、图书馆、博物馆等，呈现出单向的特征。即使来访者通过网络等方式进行疗愈，但总体呈现分散化，缺乏完整的设计系统和完善的规范系统。但未来可以以技术融合的疗愈环境为支持，以高新技术为支撑，围绕疗愈活动搭建疗愈生态的不同圈层。各圈层之间没有明显的界线，它们相互影响，环环相扣，层层相生，共同构成了复杂而又开放的疗愈生态圈。智慧疗愈生态圈以来访者及其疗愈社群为核心，从系统性、人文性、动态性、开放性和自组织等方面不断提升来访者的疗愈体验，促进疗愈的有效性。二是最大限度地调动来访者的主动性和参与度。在传统的疗愈场域中，艺术疗愈师是文化资本的主要持有者，在整个疗愈的过程中，处于偏主动的位置，而来访者则更多的是被动获得疗愈。而在未来疗愈空间中，来访者是疗愈的核心主体，主动从疗愈空间中获取数字化的疗愈资源。智能治疗平台也为患者提供个性化的治疗经验，从而能有效地激发患者的康复自主性（图5-4-6）。

在艺术疗愈中场景的建构非常重要，因为它可以提供一个舒适和安全的环境，使来访者感到放松和自在，从而更好地参与到治疗过程中。例如艺术疗愈场域中的氛围应该是温和包容的，这有助于疗愈师与来访者建立信任并支持他们更深入地参与到治疗过程中。自然景观很好地承接了这个功能，这也是艺术疗愈场景自然化趋势的重要因素。艺术治疗的场景建构也注重灵活性，以满足不同艺术疗愈师的需求，

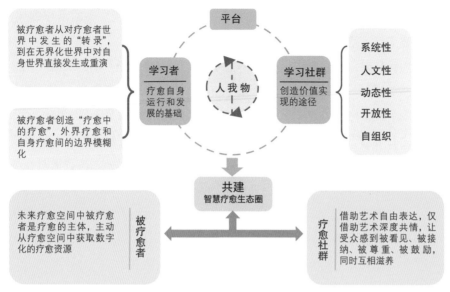

图 5-4-6　构建智慧疗愈生态圈

无界化的场景建构比提供不同的材料和艺术形式，或者根据个人需求提供个性化的治疗计划。

目前，艺术疗愈的场域建构是一个混杂多元的空间，不同形式的场域之间并不完全平行，而是在不同层次上相互共存，例如美学场域、法律场域、宗教场域、政治场域、文化场域等。在分类上，我们又可以把以上的艺术疗愈场域从抽象到具象分为四个主要的类别：物质性、社会性、精神性、文化象征性场域。总的来说，艺术疗愈场景建构可以为艺术疗愈师提供一个安全、舒适、支持性和灵活的环境，使他们能够更好地参与到治疗过程中。其发展也伴随着时代数字技术的更新与城市文明的演进而不断地发展。

第 6 章

多场景艺术疗愈的教学示范案例

6.1

音乐疗愈

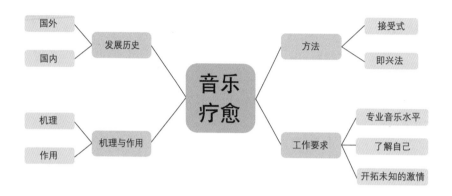

音乐可能是最为古老、强大的疗愈形式之一。几千年以来，人们在使用声音、吟诵、歌唱和敲击等不同的方式，让自己进入不同的意识空间，进行丰富多样的意愿表达，也因此达到了不同的疗愈目的。自然界中的声音之于人类的疗愈作用对于每个人来说都不陌生，比如坐在大海边听海浪的声音让人感受到安宁。从古至今，音乐一直是人们生活中不可或缺的一部分。

音乐可以在记忆和感情层面唤醒人们充满节奏和活力的参与感。过去多年的研究显示，音乐可以与神经系统互动，甚至塑造神经系统。例如著名的"莫扎特效应"表明，某些古典音乐有助于儿童形成特定的神经通路，进而提高儿童的认知能力。再如，因为神经受损而无法说话的人可以在一定的音乐干预之后流利地唱歌。音乐可以加速构建语言开发和恢复的神经结构。

6.1.1 音乐疗愈的历史

6.1.1.1 外国音乐疗愈的发展

虽然音乐作为疾病的疗愈手段之一已经有很久的历史，但是在1789~1914年这个时间段之中，关于音乐疗愈的文献记载非常少。在18世纪，音乐疗愈的记载通常是传闻性的，而不是科学性的。在18世纪晚期，有少量的讨论音乐疗愈价值的文章出现。虽然发展进程较为缓慢，但是关于音乐疗愈价值的讨论越来越多。1789年，首次在美国出现了公开发表的关于音乐疗愈的文章。随着19世纪医疗工作者开始更加关注心理疾病的病理学因素，音乐作为人类精神意志表达的重要媒介，其疗愈性作用受到更多关注，部分医生认为音乐可以作为医学治疗的辅助工具。然而，此时关于音乐疗愈性作用的研究多为分散的非正式学术研究，研究结果对于普通公众来说自然没有公信力。1899年，神经学家詹姆斯·伦纳德·康宁（James Leonard Corning）首次进行了对于音乐在精神疾病治疗中的科学研究。随着留声机的发明和1896年第一张商业唱片的上市，医师们开始探索录制音乐对于病人的影响。1914年，埃文·奥尼尔·凯恩（Dr.Evan O'Neill Kane）在外科手术室里使用了音乐，以便于安抚接受手术的病人，吸引他们的注意，帮助病人克服对于手术的恐惧。1919年，哥伦比亚大学里程碑式地开设了音乐治疗单学期制的本科生课程，用于培训想要成为在院疗愈师的音乐专业学生。1920年，由疗愈师指导音乐家进行现场音乐演奏并辅以冥想的疗愈法出现，被称为音乐冥想。20世纪上半叶，音乐多以镇静和镇痛的作用被使用。第一次世界大战后，大量退伍军人涌入医院，他们从战场回到生活中之后需要心理疗愈，医院便引入了环境疗愈法，为他们营造一个适宜的环境，再辅以艺术创作、阅读、音乐等进行疗愈。就在此时，职业的驻院音乐家和合唱团被引入医院教授音乐类的课程。

第二次世界大战后，音乐的疗愈价值和普通意义上的文化功能再次被意识到。战争对人们的生活产生了非常深远的伤害，生产生活恢复的同时，心灵也需要抚慰。不仅是从战争一线退伍的士兵，普通民众也是如此。

音乐的疗愈作用在古代就已经被应用，但是音乐疗愈的专业发展直到近代才逐渐出现。在脑科学开始发展以前，音乐疗愈是神秘性质的，而不是科学的。随着脑科学的发展，对于大脑结构、脑区的功能应用有了长足的进步，科学的手段使得音乐的疗愈作用得到了进一步的证实。在美国和英国，自从20世纪50年代音乐疗愈被正式接受以来，音乐疗愈得到了井喷式的发展。纵观美国音乐疗愈的现代发展，美国高校在音乐疗愈课程设置、专业建设及人才培训方面起到了至关重要的作用，目前美国已有近80所学校有音乐疗愈系，致力于音乐疗愈人才培养。

20世纪50年代，以朱丽叶·阿尔文（Juliett Alvin）为首的一些音乐家、教师、医师和在医院工作的疗愈师开始聚集在一起，组成了音乐疗愈和疗愈性音乐协会（Society for Music Therapy and Remedial Music），1967年音乐疗愈和疗愈性音乐协会更名为英国音乐疗愈协会（British Society for Music Therapy，BSMT）。该协会发展以来，已有600余名注册音乐疗愈师。在英国音乐疗愈发展中朱丽叶·阿尔文做了大量的普及、组织工作，被认为是英国音乐疗愈的先驱，1961年后她开始为对音乐疗愈感兴趣的专业人士提供短期培训课程。1965年《残疾儿童音乐治疗》（*Music Therapy for the Handicapped*）出版，1975年《音乐治疗》（*Music Therapy*）出版。1968年，朱丽叶·阿尔文主持在吉尔德侯音乐与戏剧学校（Guildhall School of Music and Drama）开设了第一期全日制音乐治疗研究生专业培训课程。朱丽叶·阿尔文于1982年逝世，但她开创的音乐疗愈理论以及在实践中总结出的音乐疗愈经验成为英国音乐疗愈的宝贵财富，至今仍影响着英国音乐疗愈的发展。

从1959年开始，对英国音乐疗愈发展产生了重要影响的另两位人士，克来夫·罗宾斯（Clive Robbins）和保罗·诺道夫（Paul Nordoff）在桑菲尔德学校开展了音乐疗愈工作。在早期英国音乐疗愈发展中，罗宾斯和诺道夫在儿童音乐疗愈领域做了大量有益的工作，推动了英国早期音乐疗愈发展。1971年他们撰写的《残疾儿童与特殊教育中的音乐疗愈》（*Therapy in Music for Handicapped children and Music Therapy in Special Education*）出版。1974年，他们在南伦敦的戈尔迪·雷医院（Goldie Leigh Hospital）讲授了他们的首期培训课程，该培训课程现设在北伦敦肯蒂什镇的诺道夫—罗宾斯音乐疗愈中心。1977年保罗·诺道夫逝世，他们撰写的《创造性音乐疗愈》（*Creative Music Therapy*）出版。1995年在苏格兰建立了诺道夫—罗宾斯音乐疗愈中心。

在20世纪的美国与英国，音乐疗愈得到了迅猛的发展，全国性的治疗协会建立，从业标准逐步完善。1950年美国国家音乐治疗协会（NAMT）成立，1971年音乐治疗美国协会（AAMT）成立，这两个组织注重临床培训和临床实践上的高标准。同时为了专业的发展，两个组织相继增加了出版物，包括由AAMT于1980年开始出版的年刊《音乐治疗》，以及由NAMT于1984年出版的《音乐治疗回顾》。这些出版物为特殊人群提供音乐治疗信息。自1998年以来，这两个组织统一成为一个组织，美国音乐治疗协会（AMTA），而这两个刊物也随之成为AMTA的官方刊物。学术研究的多维度展开、行业标准的逐渐完善、研究成果的积累，使在20世纪音乐疗愈取得了长足发展（图6-1-1）。

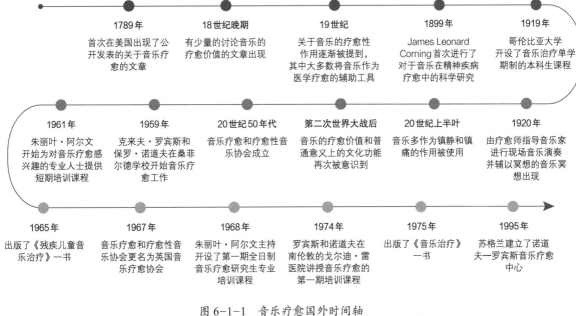

图 6-1-1　音乐疗愈国外时间轴

6.1.1.2 中国音乐疗愈的发展

我国现代音乐疗愈是在继承中华传统音乐疗愈理论的基础上结合西方现代音乐疗愈理论而产生的。尽管我国现代音乐疗愈比西方现代音乐疗愈形成要晚近40多年的时间，但由于我国人口众多，随着社会、经济和文化的不断发展，人们对于医疗技术的期待也越来越高，特别是音乐疗愈在维护人们身心健康上表现出来的明显优势，越来越受到国人的青睐。在我国音乐疗愈先驱们的共同努力下，我国在该领域的疗愈音乐创作、音乐电疗、音乐无痛分娩等领域的实践研究已经取得了令世人瞩目的成绩。

1989年9月，由来自北京回龙观医院、北京安定医院和徐州精神病院的5名考生走入中国音乐学院音乐疗愈大专班，从此拉开了我国高等音乐疗愈教育的序幕。自此，200多家医院陆续建立了音乐治疗室，1989年中国音乐治疗学会成立。1994年，中国音乐学院招收首届音乐疗愈硕士生。中央音乐学院2003年开始本科招生。2003年，首都师范大学音乐学院成立了音乐科技系，并开设了音乐心理与疗愈专业。2004年，四川音乐学院开始招收音乐疗愈本科生。之后其他高校陆续增设了音乐疗愈专业，开设了音乐疗愈课程（图6-1-2）。

图 6-1-2　音乐疗愈国内时间轴

1989 年
5名考生从北京回龙观医院、北京安定医院和徐州精神病院进入中国音乐学院音乐疗愈大专班，拉开了我国高等音乐疗愈教育序幕

1994 年
中国音乐学院招收首届音乐疗愈硕士生

2004 年
四川音乐学院开始招收音乐疗愈本科生

2003 年
中央音乐学院开始本科招生。首都师范大学音乐学院成立了音乐科技系并开设了音乐心理与疗愈专业

现代
其他高校陆续增设了音乐疗愈专业，开设了音乐疗愈课程

6.1.2 音乐疗愈的机理和作用

音乐疗愈是合格的音乐疗愈师与来访者合作，运用音乐或者音乐要素（声音、节奏、旋律与和弦），通过设计的疗愈程序，已达到建立和促进交流、交往、学习、调动积极性、自我表达、促进团体和谐和其他相关疗愈目的，从而满足身体上、情绪上、心灵上、社会和认知上的需求。音乐疗愈的目的是激发潜能，恢复个体机能，以便来访者能够达到身心更好地统一，通过预防、复原或者疗愈使得生活状态最终得到改善。

音乐疗愈的基本规则：即兴创作了声音、节奏和交流；和周围的人交流；并且表达了自我的一些特点。

音乐疗愈为来访者和疗愈师的关系提供了一个框架。随着疗愈师和来访者关系的发展来改变来访者的精神状态和疗愈的方式。音乐疗愈师与不同年龄阶段的不同的来访者交流。来访者的问题或者缺陷也许是情绪上的、身体上的、精神上的或者心理上天生的。音乐疗愈师在疗愈过程中努力通过音乐创造一个临床环境，建立交流，不断深入了解来访者，创造一种可以分享的音乐经历，以达到预期的疗愈目的。

6.1.2.1 音乐疗愈的基本假设

音乐疗愈的基本假设如图6-1-3所示。

（1）音乐是一种通用媒介

世界各地都可以发现其中的节奏、音高，音色和旋律等元素。

这一假设认定了我们和音乐的联系是固有的，与使用语言一样，音乐是人类表达方式的一部分。

在世界各地的不同文化中，都可以发现节奏、音高、音色和旋律

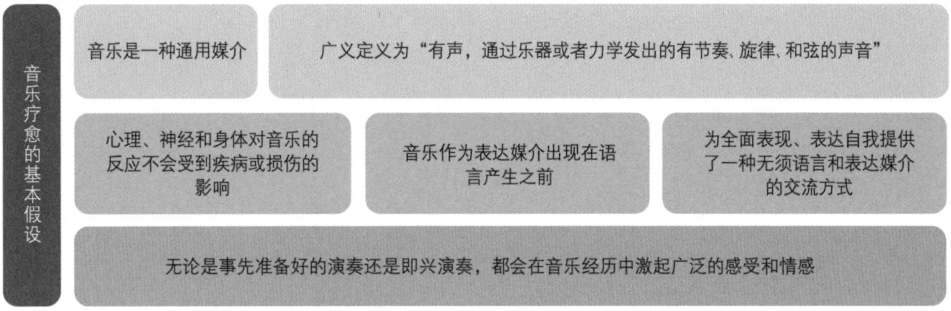

图 6-1-3 音乐疗愈的基本假设

等元素。在不同的环境中演化出了不同的语言、文化，也孕育出了不同的音乐元素与音乐风格。但无一例外，每一种文化中都有音乐，并且人们通过音乐表达感情、传递信息，在最重要的仪式中，音乐总是不可或缺。

我们能创作和欣赏音乐，主要在于我们具有与之相适应的身体结构。身体中脉搏的律动和语调的变化、身体的张弛节律、身体动作的节奏变化、心情的突然紧张和放松以及身体行为的重复和发展，无不与音乐的节奏相类似。总之，音乐为我们获得某些关于这个世界的经验提供了条件，包括身体上的、情感上的、智力上的和社会上的条件。

（2）音乐可以被广义定义为"有声，通过乐器或者力学发出的有节奏、旋律、和弦的声音"

在音乐疗愈中，音乐定义是更为广义的，不同于日常生活中对于音乐的定义。在疗愈过程中音乐可以包括各类有表达意向的声音，例如：

人类原始的声音，包括婴儿的哭声；

音乐家精心创作、编制的乐曲；

自由的、即兴发出的声音，既可以是乐器，也可以是各类其他声音，不在意结构和形式，即兴"演奏"而成；

由物体而不是乐器发出的功能性声音，例如推拉门的声音、电源开关的声音或者是吹风机的声音等；

或者是体感振动床发出的电子类声音（体感音乐疗愈，"音乐浴"）。疗愈过程中的音乐，除了具有艺术特征外，表达特征更为重要。任何具有表达性的声音均可以成为音乐，抛去传统艺术特征外，音乐本来具有的表达性是疗愈中的音乐作为媒介的核心特质。

在音乐疗愈中，疗愈师通过某些特定的音乐来达到积极的疗愈效果，这些音乐的范围超出了传统意义上的音乐概念。所以，拓宽、明确音乐疗愈中使用的音乐的定义是必要的，疗愈师需要以音乐的表达性为前提，而不同于以传统的音乐美学为前提去认识所使用的音乐。

帕夫利切维奇写道："如我们所知，音乐疗愈中，重要的并不是创作（或演奏）'好听的'音乐，——这一点很难得到音乐家的理解。作为音乐家，想要诠释韵律节奏，达到和谐的结构，那是根植于我们文化习俗里的——我们想要达到平衡、系统，达到某种释放——即便是在'自由即兴演奏'中，也是如此。但是在临床即兴创作中，我们却不能顾及这些——虽然那也是音乐，但在我们看来，它背弃了我们。"在音乐疗愈中，我们需要在节奏点上制造声音，去迎合孩子们、成人或老人制造的声音；去配合对方"正在"演奏的任何东西。这种做法不一定适合"所有"的音乐惯例，不论在任何文化中都是如此。

（3）心理、神经和身体对音乐的反应不会受到疾病或损伤的影响

有时在语言已经失效的某些情况下，音乐会产生意义。对于阿尔兹海默症来访者来说，他们遭受着严重的痴呆的折磨，但是音乐对他们依然存在意义。

实践中，阿尔德里奇和布兰德认为，患有阿尔兹海默症的来访者对音乐有所回应是一个重要现象。认知能力退化表现为语言退化，音乐能力却似乎得到了保留。这也许是由于在语言发展过程中，其基石是音乐性的，先于语言和词汇功能而存在的。

对于难以控制情绪的情形，疗愈师无法用语言进行交流，音乐能够作为一种直接交流的方式。

音乐也同样适用于由于器官或者心理原因而无法发声的情形。音乐疗愈中假定了音乐可以被任何人使用，无论使用者的认知能力、身体和情绪受损有多严重。这种假定基于以下生理功能：

音乐与我们身体中的节奏、音调和情绪的波动联系非常紧密，以至于它能够和情感的波动或其他的神经发硬建立一种独特的交流方式。音乐的功能可以跳过受损的大脑区域或者同还未发展的区域建立联系；将毫不相干的事件重新联系起来。

（4）音乐作为表达媒介出现在语言产生之前

音乐性是与生俱来的，我们能通过声音来表达我们的想法和周围的人交流。

研究表明，父母和婴儿的最早期交流无法通过语言进行，而是通过具有表达性的声音，或者说通过"婴儿直接性话语的韵律"以及面部表情和肢体动作的配合来完成。音乐疗愈师已经可以将凭借直觉进行即兴演奏、不借助语言的交流方式应用到更为复杂的音乐交流中以达到表达和疗愈的目的。

临床即兴演奏和人类早期交流模式相像。帕夫利切维奇的"动态模式"理论，即兴音乐演奏在临床中可以是由本能的反应演奏出的音乐，这种本能的演奏与婴儿早期的直接性声音交流或许是相似的，解读这样的即兴演奏，并与之进行回应，是在另一个层面上与来访者进行的交流，得到来访者使用语言无法表达的信息。

（5）自由的音乐表达为全面表现、表达自我提供了一种无须语言和表达媒介的交流方式

这一条假设或许可以理解为上一个假设的延伸。在疗愈时，音乐疗愈师假设即兴音乐演奏是来访者在任何时候的表现和自我展示。音乐可以表现演奏者的性格特征，并且音乐可以影响聆听者之间或者聆听者与演奏者之间的关系。通过即兴演奏和对于音乐的回应描绘出自己的音乐自画像。

（6）无论是事先准备好的演奏还是即兴演奏，都会在音乐经历中激起广泛的感受和情感

音乐疗愈中，我们让音乐和情感、情绪融合，成为疗愈关系的基础结构。情感活动和音乐活动相互融合，音乐可以表现情感，情感决定了音乐。

创作音乐是一种主体间性（主体间性即人对他人意图的推测与判定。主体间性有不同的级别，一级主体间性即人对另一个人意图的判断与推测。二级主体间性即人对另一人关于其他人意图的判断与推测的认知的认识）的行为，是一种能够直接提供个人动机信息和行为的方式。通过这一行为，动作之外或者体验之外的隐含意义能够被人理解。

6.1.2.2　音乐疗愈的作用

音乐的健康效益已经被科学证实，音乐疗愈可以起到如下作用（图6-1-4）。

①减轻疼痛。

②减少焦虑。

③降低心率。

④降低呼吸频率。

⑤创造积极的情绪改变。

⑥降低血压。

⑦使人放松。

⑧激发力量。

⑨有助于中风病人的认知能力恢复与情绪改善。

⑩缓解慢性非恶性疼痛病人的抑郁状态。

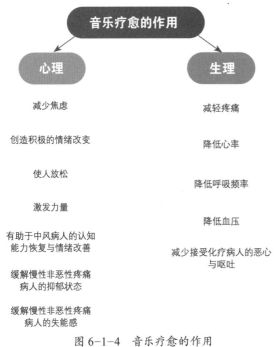

图 6-1-4　音乐疗愈的作用

⑪缓解慢性非恶性疼痛病人的失能感。

⑫减少接受化疗病人的恶心与呕吐。

6.1.3 音乐疗愈的方法

音乐疗愈有两大分支，其主要区别在于音乐在疗愈过程中的不同角色。音乐的内在恢复或治疗特性——弱化体验者与疗愈师之间的关系，强调治疗过程中音乐的应用的重要性；将音乐作为治疗中相互作用和自我表达的工具的方式。

6.1.3.1 接受式疗愈

接受式音乐疗愈又被称为聆听法，是在音乐疗愈师的指导下，通过特定的音乐聆听活动，使来访者引起各种生理、情绪、心理和认知体验，以此帮助来访者达到促进身心健康目的一种音乐疗愈方法。聆听法的音乐疗愈多采用播放事先录制好的音乐和现场演奏式聆听为主，来访者以全程被动接受式聆听、聆听后讨论，或者是谈话与聆听交替进行。此方法一般不做操作性的音乐活动，比较适合愿意或者可以顺畅表达自己意愿和想法的人群，在实际应用中侧重于身心障碍且有口语表述能力的成人来访者。聆听法是音乐疗愈中应用最为广泛，也是最基础的音乐疗愈方法之一。

这种方法便是两大分支中的第一支。用聆听法做音乐疗愈要特别强调的是，音乐疗愈师应注意判断音乐的哪一种特性可以引导来访者的意念，引发出问题的症结，触发其自觉力，以便使来访者由内而外地自主寻求助力，促成其内在改善问题的源泉力量的形成。另外，也可以由疗愈师来判断哪种音乐可以呈现、支持、护卫或象征该阶段来访者的情绪状态。

利用音乐聆听式体验来达到治疗目的的方法很多，其中主要包括：躯体聆听（somatic listening），通过振动、声音和音乐直接影响来访者的身体；音乐麻醉（music anesthesia），用音乐帮助减轻疼痛；冥想聆听（meditative listening），用音乐帮助放松、思考或刺激感受；阈下聆听（subliminal listening），使用声音或音乐掩盖阈下信息传递到意识或潜意识；韵律聆听（eurhythmic listening），使用音乐的节奏来组织和观察来访者的运动行为；感知聆听（perceptual listening），通过音乐聆听改变来访者的各种听觉技能；动作聆听（action listening），通过音乐聆听激发特定的行为；奖励聆听（contingent listening），使用音乐作为对来访者的某种行为反应的奖励；媒介聆听（mediational listening），将音乐与某些信息或体验相配合，以帮助学习过程或使一些事情更容易记忆；音乐欣赏活动（music appreciation activities），帮助来访者懂得音乐的各种因素和功能；歌曲（音乐）回忆（song/music reminiscence），通过倾听歌曲或音乐激起以往经历的回忆；歌曲（音乐）退行（song/music regressing），应用歌曲或音乐帮助来访者重新体验过去；诱导性歌曲（音乐）回忆（induced song/music recall），疗愈师使用一首自动进入来访者感知中的歌曲来帮助来访者在意识或潜意识中回忆；歌曲（音乐）交流：（song/music communication），疗愈师要求来访者提供一首与某些事情进行交流的音乐或歌曲（歌词）讨论（song/lyric discussion），疗愈师使用一首歌曲来激发来访者语言讨论；投射性聆听（projective listening），疗愈师提供音乐，要求来访者辨认、描述、解释或自由联想。

下面介绍两种代表性的音乐疗愈方法。

（1）音乐放松

音乐放松法包括在音乐背景下实施的被动式放松法和主动式放松法。被动式放松方法是借助暗示导语，在他人引导（或自我引导）下进行身体肌肉放松的方法。主动式放松法是依靠身体肌肉主动参与运动，借由身体肌肉运动产生的紧张和松弛交替，来实施放松身体肌肉的放松方法。

实施方案示例：

在音乐背景下，首先让来访者选择一个舒适的躺姿或坐姿，然后闭上眼睛，开始深呼吸，吸气的时候，想象是在把自己身上的疲劳、紧张以及令自己烦恼、痛苦的事情汇集在脑海里；而当呼气时，想象把自己身上的这些疲劳、紧张以及令自己烦恼、痛苦的事情统统地呼出去，就这样做3次深呼吸，这时让来访者仔细地体会一下自己的身体放松的感觉，在继续保持深呼吸的同时，将全部注意力都集中到自己的头部，默默对自己说："自己的头部开始放松了……越来越放松了……"语速要慢且低沉，停顿10秒，仔细地体会头部放松的感觉，之后，默默地对自己说："我的头部变得没劲了……越来越没劲了……"停顿10秒，仔细地体会头部这种没劲的感觉，然后对自己默默地说："头部真的变得放松了……真的放松了……彻底地放松了。"停顿10秒，让自己仔细体会头部彻底放松后的感觉。按照同样的方法再依次放松脸部—颈部—肩部—大臂—小臂—双手—胸部—背部—腰部—腹部—臀部—大腿—小腿—双脚—全身，最后，仔细体会全身放松的感觉（也可以从双脚到头部反向进行，具体要根据自己的喜好来选择放松的顺序）。

（2）音乐分娩镇痛

音乐分娩镇痛是在音乐疗愈师的指导下，通过音乐对大脑的刺激，使其促进内啡肽物质的分泌，让音乐将听觉中枢调节至兴奋状态，从而达到抑制痛觉中枢，降低产妇分娩痛感的目的。西方发达国家把音乐用于分娩早见于20世纪60年代，目前，国外音乐分娩研究大多是单纯地在分娩的产房，用音乐缓解产妇焦虑、减轻产时疼痛。我国最近几年在借鉴西方音乐分娩理论基础之上，大胆创新出在分娩前音乐介入、分娩间音乐介入和分娩后音乐介入的新的音乐分娩镇痛方法，并在临床实践应用上取得了一定的成绩。

综合国内对音乐分娩的实践和研究经验，我国目前在音乐分娩中主要采用的方法首先从预产期的前7周开始，对孕妇进行音乐拉马兹放松训练，在这一阶段中，音乐疗愈师使用音乐的节奏（60~72拍/每分钟的古典音乐）来帮助孕妇进行呼吸训练，并结合一定的肢体运动做放松训练，为孕妇进入产程后能够运用正确的腹式呼吸方法来调整放松自己的身体做准备。接下来的第二阶段的训练是借助音乐想象的训练。通过音乐引导想象，帮助孕妇在内心建立起对分娩过程的积极、相对平静的心理期待，缓解因分娩紧张而导致的焦虑、恐惧情绪。音乐分娩训练的最后一个阶段就是产时呼气的训练，即通过训练保持音乐与呼吸的节律一致，在音乐的陪伴下，协助产妇更好地在生产用力和呼吸上配合医生，以便缩短分娩所用的时间，减缓分娩期间产生的疼痛。分娩后用音乐来稳定孕妇和婴儿的情绪，缓解他们的紧张和焦虑情绪。

6.1.3.2 即兴法疗愈

即兴法是通过来访者参与一些即兴的音乐表演或其他艺术形式的即兴创作来进行的一种音乐疗愈方法。即兴法应用最为广泛的就是即兴演奏音乐疗愈，即通过器乐即兴演奏方式，来达到对患有身心疾病的来访者进行治疗的目的。关于运用即兴法进行音乐疗愈的学派，目前有诺道夫—罗宾斯即兴音乐疗愈、奥尔夫即兴音乐疗愈、达克罗士即兴音乐疗愈，以及起源于英国的精神分析即兴演奏音乐疗愈等。即兴演奏法大多是使用简单的打击乐，由来访者或整个小组来进行乐器演奏来完成。即兴演奏中一般使用多种音乐风格和调式，其中包括结构性和无调性音乐。也有通过即兴演唱、即兴舞蹈表演或即兴音乐心理剧等形式进行的即兴音乐疗愈。

作为音乐家，音乐疗愈师要把他们在音乐方面的经验、喜好和技巧带入工作之中。并充分利用内心深处的音乐自传，这本内心的自传，包括一些重要的音乐篇章。音乐方面的经验以及表演经历都是带有个人感情的。音乐疗愈师不但要有建立疗愈关系的心理能力，而且要有跟着来访者学习陌生音乐的能力。这些音乐方面的技巧和经验就是他们强大的工具箱。随着音乐疗愈经验的增加，他们会根据来访者的需要更加容易发现新的音乐表达。因此，当他们的疗愈经历越来越多，许多音乐疗愈师都会改变对音乐风格的看法，他们开始去不同的地方欣赏并表演音乐，以一种更加自由和开放的心态去欣赏大量不同风格的音乐。许多音乐疗愈师说自己的演奏风格在这个过程中更加靠近其他的演奏者，在音乐表达方面也更加的自由。音乐疗愈师或许在音乐方面有丰富的知识，经常表演或者创作。但是随着现代社会的发展，在过去的几百年中，所有的创作风格、民俗音乐、习语、各类音乐元素本身，甚至是最小的表达和结构成分都在以无数意想不到的方式变化。现代音乐在生活及疗愈领域展现了巨大的潜力，音乐疗愈是在新型音乐疗愈经历中得到了重生，并且意识到音乐的艺术将一直给他们带来挑战。需要他们运用所有的音乐资源全力以赴。

在即兴法中，首先要区别的是音乐表演中的即兴和音乐疗愈中的即兴。

即兴演奏通常是职业音乐家在音乐表演中进行的（需要扩展）。将即兴演奏加入音乐表演的音乐家都认为，他们在和其他音乐家共同即兴演奏的时候感受到了同伴的情感经历。对音乐家来说，即兴演奏不仅仅是一种对乐曲、节奏、和弦的艺术手法——他们使用即兴演奏的方式对于自己的听觉感受进行回应。

音乐疗愈中的即兴演奏被定义为带有特殊疗愈意义和目的的音乐即兴演奏，促进产生回应和交流。音乐疗愈师精心挑选各式乐器，这样即便来访者没有任何音乐知识或技能也能演奏，音乐疗愈师和来访者都能自由地加入音乐演奏中。乐器包括调好音准和没有调好音准的敲打乐器，如木琴、钟琴、各式各样的鼓、鸣钟、铃钟和不同民族的打击乐器，也可能包含管乐器和口哨、弹拨乐器和弓弦乐器，以及包括钢琴在内的所有键盘乐器。音乐疗愈师可以使用自己的乐器，如钢琴、风琴、吉他等任何能够和来访者合奏的乐器。当然，来访者也可以携带自己的乐器。即兴演奏的目标是让自发性的声音或音乐元素成为治疗师和来访者交流、表达、相互回应的重要方式。两者需要在一个私密、不受任何打扰、可信赖的环境中建立相互信任的关系。疗愈过程从邀请来访者用在场的任何一件乐器演奏开始，疗愈师则边听边用乐器回应，疗愈师则需要仔细观察他们和来访者在一同演奏或者唱歌时，音乐是如何产生的。

弗洛伊德在诊室里发现，通过鼓励来访者自由联想，也就是随意说出脑海中所想的，而不是通过直接提问得到答案，可以从这种随机的情绪中得到更多的信息。弗洛伊德建立这种方法有一个基本假设：如果来访者可以自由地表达自己，无论表达的内容是多么模糊或者随机，来访者最后总会说出一些重要的信息。在充满信任的环境里，来访者会透露他们真实的想法和幻想，而通常他们不会告诉别人，甚至是有意识地隐藏起来。分析师的任务就是理解来访者的这些想法或幻想，或者推测可能是什么意思。音乐疗愈师使用的即兴法与弗洛伊德的自由联想法非常相似，因为我们认为在音乐环境下，来访者在即兴时呈现的是最真实的自己，另外再通过音乐互动可以渐渐地建立一个良好的疗愈关系。

6.1.4 谁可以是音乐疗愈师

音乐疗愈师的工作复杂且具有难以预测的性质，音乐疗愈师需要满足以下的基本要求。

6.1.4.1 专业的音乐水平

音乐疗愈师必须经过大学音乐学习或者在音乐训练中达到专业水平。这个要求并不是意味着疗愈师需要通过多少专业考试，赢得多少比赛奖项，而是要求疗愈师可以精准地知道他们该如何使用自己的乐器。

音乐疗愈过程中音乐的媒介性质决定了疗愈师需要判断很多问题：音乐是否具有表达力；听众能否感到表演者正在通过演奏传递

的信息；表演者会不会及时给予他人回应；对即兴演奏应该如何回复。这些要求使得音乐疗愈师需要让音乐表达成为自己的一部分，这种自如的表达必须经过专业的音乐学习才可以达到，更困难的是，专业培训的人也可能无法做到。因此，专业的音乐水平是音乐疗愈师的基本条件。

6.1.4.2 了解自己

需要音乐疗愈的人群大多是为了应对生活中存在的压力问题、情绪问题、心理问题，疗愈师需要和来访者的内心世界打交道。而在这之前，疗愈师必须要先和自己的内心世界建立联系。音乐疗愈过程无法预测，这可能会关联到疗愈师自身的个人生活，疗愈师必须竭尽全力了解自己，了解自身的矛盾以及其中的关系。音乐疗愈师需要具备音乐特质，如灵活性、反应性和表达性，同时也需要善于交流，对于音乐才能和个人特质的变化和发展保有开放性的态度。

6.1.4.3 开拓未知的激情

音乐疗愈师面对的疗愈对象多种多样，而且音乐疗愈也是一个正在发展的领域，疗愈师需要从心理学、药物学、哲学、音乐学等其他学科中获取知识，同时还要能够从现有问题或者病理学的角度观察来访者。例如，当来访者面对的是职业倦怠时，对于来访者职业的了解或许会成为疗愈师能够达到疗愈目的的突破口，然而来访者的职业或许对于疗愈师来说极为陌生。因此，保持求知欲，以及对于新领域迅速了解的能力对于疗愈师而言极为重要。

对于音乐疗愈师而言，音乐技能和知识、疗愈技能、心理学知识、细致入微的观察能力等是开展音乐疗愈的基础，始终保持开拓未知的激情才能使得疗愈师一直前行。

6.2

舞动疗法

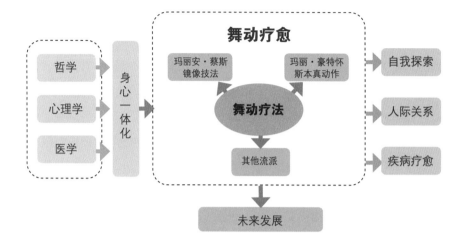

6.2.1 舞动疗法源起及发展

6.2.1.1 舞动疗法到舞动治疗

《毛诗序·大序》曰："诗者，志之所之也，在心为志，发言为诗。情动于中而形于言，言之不足，故嗟叹之，嗟叹之不足故永歌之，永歌之不足，不知手之舞之，足之蹈之也。"在人类文明的发展历程中，舞蹈一直与人们的生产生活紧密相连，人们通过舞动身体，抒发情感，表达自我，疗愈自我。

在远古时代，舞蹈就是自然而然的身体活动，它打破了肉体和精神的界限，使肉体摆脱一切外在带来的恐惧、束缚和伤痛，产生快感与欢乐。舞蹈有重要的交流作用，而身体则是交流的工具，当人们手牵手一起跳舞时，舞蹈便成了一条纽带将彼此连接在一起。在原始生活中，生育、祭祀、播种、收割、战争、婚丧、疾病治疗等重要事件都离不开舞蹈。❶

19世纪末，第二次工业革命带来了科学技术发展的突飞猛进，人类的认知也发生了巨大的变化，人们更加渴望突破束缚，追求真正的自由，在这样的时代背景下，西方现代舞开始萌芽。现代舞反对古典芭蕾的因循守旧、脱离生活和单纯追求技巧的形式主义倾向，主张以合乎自然运动法则的舞蹈动作，自由地抒发人的真实情感。被誉为"现代舞之母"的伊莎多拉·邓肯（Isadora Duncan）强调舞蹈艺术要

---

❶ 赵妍.舞动治疗［M］.北京：知识产权出版社，2018：1.

通过身体的解放，达到心灵和人性精神的解放，这也为此后舞动治疗的产生与发展产生了深远的影响。

　　玛丽安·蔡斯（Marian Chace）是美国舞动治疗的先驱，她原本是一位舞蹈演员和编导，接受过现代舞等在当时较为前沿的舞蹈训练。1930年后，她又将工作重心转向舞蹈教学。她教授的学生中有很多非专业舞者，这些学生舞蹈动作并不出色，甚至没有演出机会，但却一直坚持学习训练。蔡斯逐渐意识到舞动对于非专业舞者的意义并非优美的舞蹈动作抑或是观众的掌声，而是自我的表达和需要。随后，她通过即兴舞动和创造性的动作让学生进一步表达自我、发现自我，促进身体和心灵的交互感知。1942年，蔡斯接受了华盛顿圣伊丽莎白医院的邀请，尝试将舞蹈用于治疗"二战"中受到精神创伤的退伍士兵，由此将舞蹈与精神疾病的治疗联系到一起，成为舞动治疗的开端。

　　1966年，美国舞蹈治疗协会（ADTA）成立，继而，舞动治疗进入有组织的实践与研究的新阶段。与此同时，舞动治疗的概念和方法在欧洲传播开来。1982年，英国舞动治疗协会（ADMT UK）成立；1995年，德国舞动治疗协会（BTD）成立。目前，欧美的舞蹈治疗模式已趋于完善，设立了舞蹈疗法基金，培训舞蹈医疗人员，对精神病院、学校、养老院等地的心理或生理病人进行舞蹈医疗指导。相较于欧美国家，舞动治疗在中国起步较晚。20世纪80年代，美国的舞动治疗师来到中国台湾地区，开始舞蹈治疗的实践和讲学活动。21世纪后，舞动治疗的概念和方法逐步进入中国内地（图6-2-1、图6-2-2）。

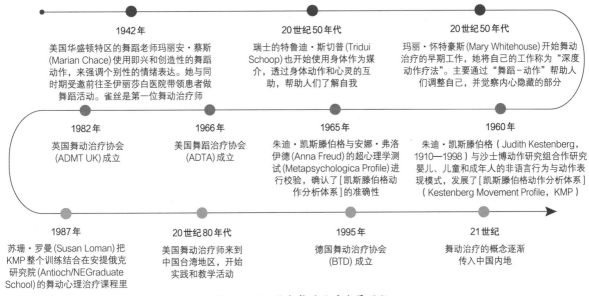

图 6-2-1　近代舞动治疗发展历程

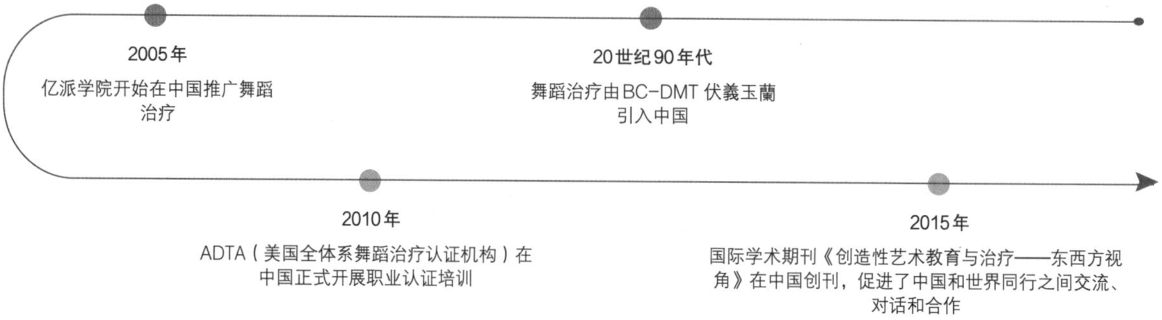

2005年
亿派学院开始在中国推广舞蹈治疗

20世纪90年代
舞蹈治疗由BC-DMT 伏羲玉蘭引入中国

2010年
ADTA（美国全体系舞蹈治疗认证机构）在中国正式开展职业认证培训

2015年
国际学术期刊《创造性艺术教育与治疗——东西方视角》在中国创刊，促进了中国和世界同行之间交流、对话和合作

图 6-2-2　舞动疗愈时间轴

6.2.1.2 舞动治疗的概念界定与基本原理

（1）概念界定

舞动治疗又称舞蹈治疗（dance therapy）或动作治疗（move therapy），简称DMT。舞动治疗是一种表达性艺术治疗，深受心理治疗、运动、舞动艺术等诸多领域的影响。舞动治疗建立在"身体动作能反映内在情感，动作的变化会导致其心理变化"这一基本假设的基础上，依据"身心一体化"原则，利用身体动作探索个体的内在感受和真实情感。美国、德国、英国是较早成立舞动治疗协会的国家，在几十年的发展过程中，各协会对舞动治疗逐渐确立了较为通用的定义。其中美国舞动治疗协会（ADTA）把它定义为："舞蹈治疗是在心理治疗中使用动作，以促进个体情绪、社会、认知和生理整合。舞动治疗聚焦于治疗关系中呈现出的动作行为。"德国舞蹈治疗协会（BTD）把它定义为："舞蹈用于心理治疗，个体可以创造性地投入一个旅程，以促进其情感、认知、生理和社会性的整合。"英国舞动治疗协会（ADMT UK）把它定义为："舞动治疗是通过治疗性地运用动作和舞蹈，使人们创造性地参与治疗过程，以促进他们情绪、认知、身体和社会性的整合。"（图6-2-3）

（2）基本原理

舞蹈治疗的先驱多为舞蹈演员或舞蹈教师，他们在西方哲学家、心理学家的影响下，将舞动治疗的基本原理不断发展和完善。精神分析学家西格蒙德·弗洛伊德曾提出重要的概念，包括自觉意识、潜意识、无意识以及本我、自我、超我。舞动治疗正是基于此，通过舞蹈动作激发人内在的潜意识甚至无意识，继而平衡自我与本我的矛盾，追求本真的自我；心理学家卡尔·荣格提出梦析和象征符号的概念，为舞动治疗开启了更为广阔的空间，帮助来访者在舞动体验的幻想中，使个人情感被进一步激发并充分表达；心理学家爱利克·埃里克森提出了著名的人生发展阶段论，分别是婴儿期、幼儿教育期、游戏年龄期、学校年龄期、青春期、年轻成年期、中年期、成年后期，舞动治疗师往往通过个人在不同阶段的动作模式

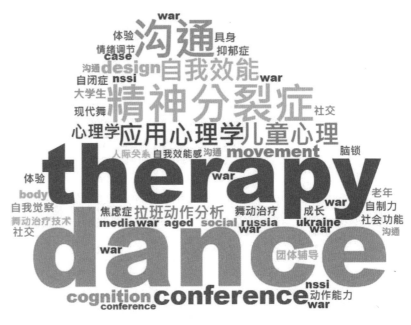

图 6-2-3　舞动治疗词云图

分析及整合，帮助来访者解决个人成长和发展中的问题。

舞动治疗师在上述理论的支持下，不断发展舞动治疗的实操，并在实践过程中进一步归纳舞动治疗的关键原则，英国的玫库姆（Meekums）总结提出：

·身心是交互的，因此动作上的改变将影响整体功能。

·动作反映人格。

·治疗关系至少部分地以非言语的方式进行调节，比如通过治疗师对来访者动作的镜像。

·动作有符号象征的功能，因而可以表达潜意识过程的迹象。

·即兴动作允许来访者探索和试验新的存在方式。

·舞动治疗重现、总结早期客体关系，并用非言语的方式进行调节。❶

6.2.2　舞动治疗的流派与方法

6.2.2.1　玛丽安·蔡斯——镜像技法

作为美国舞动治疗的奠基人，玛丽安·蔡斯的地位不可撼动。她说："舞蹈作为一种非语言的交流形式，满足了人类最基本的需要。作

---

❶ 李微笑.舞动治疗的缘起［M］.北京：中国轻工业出版社，2014：41.

为一种直接的表达和沟通方式，它可以深入到很难触及的内心深处。"这句话为她后来创立镜像技法（mirroring）奠定了基础。

蔡斯的镜像技法在团体中使用较多，通过让参与者进行配对，形成小组。一人发出动作，另一人则做他的镜像动作，然后互换角色，直到与小组中的所有人都进行一遍镜像交流为止。蔡斯借助于动作这一象征符号同患者建立治疗关系，通过镜像模仿患者，以类似动作、延伸动作、互补动作让患者感受到治疗师在关注自己，自己是被看到和理解的，二者产生共情。并且治疗师要通过观察患者的动作特征，寻找到干预的重点，引导患者去尝试改变。镜像动作可以概括为多个方面：眼神交流、脸部神情、呼吸流动、身体节奏、动作和姿势、身体空间运用、身体态度。

6.2.2.2 玛丽·豪特怀斯——本真动作

豪特怀斯是美国西海岸舞动治疗实践和教学的重要开拓者。她深受荣格的影响创立了本真动作这一舞动治疗方法。事实上，她曾经是荣格的患者，因为她在心理分析理论中受益匪浅，所以她开始系统地学习这一理论。由于过去的经历，她非常关注舞蹈动作的象征含义，并促使她将舞蹈作为自我表达、沟通和精神启示的工具。她认为舞蹈的治疗功能是一种更深层次的人格，并不受自我意识控制，即身体行动的起源。与此同时，她发现自发的动作虽无法复制，但时常重复出现并具有深刻的个人意义。因此，她借助自己自身关于舞蹈和动作的经验，结合荣格的理论，将这种深入"潜意识"的动作形式叫作"深层动作治疗法"（depth movement therapy），后来被称为"本真动作"（authentic movement）。本真动作过程可以触发来访者的深层潜意识，并进一步寻求治疗的可能性。通过动作探索潜意识领域，以及那些未知的人格特征，可以引导来访者到达之前从未涉及的意识层面，从而达到和谐统一的状态。

6.2.2.3 其他流派

除了玛丽安·蔡斯的镜像技法、玛丽·豪特怀斯的本真动作，还有楚迪·舒的冲突和幻想的演出、布兰奇·埃文的舞蹈、动作、言语治疗、莉莉安·艾斯本纳克的心理动能舞动治疗、艾尔玛·霍金斯的直觉性动作过程等主要的舞动治疗的流派和方法。舞动治疗先驱者们在20世纪中期将以上方法建立并推广出去，它们在舞动目标、舞动对象、舞动方式、舞动过程等方面有所异同。例如，楚迪·舒通过幻想、梦境的舞蹈动作用于精神病患者的治疗；布兰奇·埃文倡导自由舞动、即兴舞动去帮助都市人群缓解压力；艾尔玛·霍金斯师承人本主义通过直觉性动作帮助住院病人更好地康复治疗。但总体来说，舞动治疗各流派在强调个体的创造性表达和身体自我认知的基础上，都是借鉴现代舞蹈的技巧和形式，通过动作和舞蹈来促进身心的整合和个体的发展。

6.2.3 舞动治疗与舞动疗愈

目前，舞动治疗已在心理咨询室、医院、疗养所、特殊儿童教育机构、监狱等场所用于精神疾病患者的治疗与康复。其治疗范围包括严重抑郁症、强迫症、双相情感障碍症、精神分裂症、阿尔茨海默病、自闭综合障碍症、注意力欠缺及多动症、酗酒成瘾症、创伤后应激障碍症、丧失与哀痛的愈合治疗等。在国内外大量的临床实践中，舞动治疗通过创造性的艺术疗愈手段，将动作作为评估、干预、反馈的工具和方式，对上述病症起到了积极的治疗效果，有着不可或缺的优势和功用。

鉴于舞动治疗的临床效果，舞动治疗也作为一种疗愈手段辐射到普通人群的心理健康辅导、个人发展提升等，具有积极的效果。这种脱胎于舞动治疗又运用于更多人群和场景的方法被称为舞动疗愈，其具体功用如下。

6.2.3.1 促进身心整合

身体动作是心理情绪的外延，舞蹈中时间、空间、力量的元素可以让人们重新认识自己身体的各个部位。通过改变和调整身体动作的方式，可进一步接收心理的信息和情绪反映，进而促进身心一体化。如通过安静、舒缓的身体动作训练调整呼吸节奏，让人们能够更清晰地感受到自身内在的力量，在自身的反思之中找寻自我。这类技术也能够帮助人们获得更强的专注力，从而更好地避免自身的意志受到杂念的支配，让自身内心更加清澈，有更强的意志力与自控力，对自我的掌控更强，从而避免在实际生活之中随波逐流。

同时，人体在舞动中能够天然地产生多巴胺获得愉悦的感觉，从而达到排解自身情绪的效果，人在舞动的过程中得到自我的释放，减轻自身的压力与负担，让人的头脑更加地清醒；舞动本身也可以提高人们的身体素质，增加新陈代谢的水平，在拥有更强免疫力的同时，高水平的新陈代谢有助于帮助人们获得更加良好的身体状态与精神状态，拥有更强的活力以及意志力。

6.2.3.2 舞蹈即沟通

人与人之间有两种层次上的沟通——言语的和非言语的。言语可以被用来扩大非言语表达，也可以用作真实感觉的掩饰，甚至跟真实感觉毫无关系。反之，非言语是一种直接的、无法掩饰的沟通形式。非言语沟通无处不在、无时不有，是要以共情和情感表达与他人发生关联的。❶在与他人的交往过程中，一些人群往往表现得情绪不安或沉默寡言，导致无法通过沟通交流进行更好的共情及相互理解。玛丽安·蔡斯认为，舞动是沟通（Dance is Communication）。面对来访者，她密切观察其微小动作和肢体特征，通过这些外化的动作分解来访者内心的防御，并进行相应的回应，继而达到一种良性的互动状态。

除了与他人的沟通互动，舞动疗愈还帮助人们更好地进行自我内在沟通。比如，处于工作重压之下，人们常常废寝忘食，甚至经常无视自己身体所发出不舒服的警示信号。如若长此以往，自身发出信号及感知信号的能力也会持续减弱。舞动治疗可以帮助人们建立与自身沟通的桥梁，唤起内在欲望与表达，并通过身体动作帮助建立对外输出机制。

6.2.3.3 团体舞动，建立连接

团体舞动是舞动治疗中的一大特色，该模式通过多人参与帮助人们从个体疗愈走向团体适应。团体舞动一般让参与者围成圆圈，站在圆圈里，彼此可以保持或回避目光交流，同时可以保持或回避肢体接触。通过圆圈的结构为团队成员营造互动交流的环境，通过自我的调节帮助个人在团体中形成良好的互动关系。

在团体舞动中，还可以用节奏来增强彼此的连接。带领者通常用简单而又安全的节奏将每一个个体的行为组织起来，通过即兴群舞，帮助团队成员进行更好的沟通交流以及情感表达。即使一个成员不愿意或不能够进行身体动作的表达，他也仍然可以进入团体节奏中，与大家分享共有的体验。当整个团体以一种共有的节奏来表达感觉时，每一个成员都能够从中汲取能量，和获得更充沛的力量感和安全感。团体舞动以非言语表达为起点，在团结、舒适、鼓励的环境氛围中，帮助人们更好地建立连接、适应团体，继而提升人际交往能力，更好地融入社会群体生活之中。

6.2.4 舞动疗愈实操之旅

6.2.4.1 舞动疗愈与自我探索

舞动疗愈的根本目标是帮助人们回归自我，连接自我，疗愈自我，而动作则是舞动疗愈中开启自我探索的钥匙。人一出生即伴随动作，精神分析学家朱迪斯·凯斯腾伯格（Judith Kestenberg）通过观察和总结将人的肢体动作按照成长的周期划分成不同的节奏类型，被称为凯斯腾伯格动作轮廓体系（Kestenberg Movement Profile，KMP）。例如，

---

❶ 李微笑.舞动治疗的缘起［M］.北京：中国轻工业出版社，2014：73.

刚出生的婴儿已经具有吸的节奏，通过口腔来完成吮奶的动作。与吸同时出现的还有咬的节奏，一般当母乳不能够及时回应幼儿吸的动作，就会出现带有侵略性和分离性的咬的动作。吸是较为阴柔的节奏，而咬是较为阳刚的节奏，凯斯腾伯格认为当阴柔节奏的动作与阳刚节奏的动作均衡发展时，个人的性格、能力发展才能更为完善。此外，凯斯腾伯格根据孩童的成长周期，还概括总结出扭、压、流、停、摇、分娩、跳跃、喷涌的动作节奏。这些动作节奏会一直存在于人的潜意识之中，对个人的成长和发展产生重要的影响。

运用凯斯腾伯格动作轮廓体系，进行成年人的自我探索及疗愈，是一条可操性及时效性较强的路径。下面列举不同动作节奏下的舞动疗愈方式（图6-2-4）。

（1）舞动目标

1）通过凯斯腾伯格动作节奏练习，再次连接本质与真实的自我。

2）通过练习孩童时期不常做的动作节奏，激发内在身体以及潜意识中的能量。

（2）舞动群体

个人创伤疗愈、个人效能提升、情感表达与发泄等人群。

（3）舞动方式（引领语）

1）请在一个安静的空间里自由走动，专注于自己，感受自己的呼吸，感受自己的步伐，感受自己的律动。

2）每个人都有自己的梦想，你的梦想是什么，请用强有力的动作勇敢地抓住你的梦想。请用采用咬、压、停、喷涌的阳刚的舞动节奏。重点感受。

3）请把自己想象成一株树苗，树苗随风摆动，自由起舞。请用吸、扭、摇等轻柔的节奏舞动，感受能量的流动与浸润。

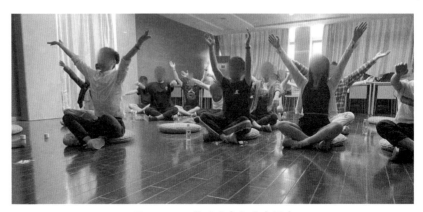

图 6-2-4　舞动疗愈与自我探索

6.2.4.2 舞动疗愈与人际关系

舞动疗愈可通过探索和调整个体在人际关系中的角色、行为和情感表达等方面的问题，帮助个体建立更健康、平等、尊重、理解和有意义的人际关系。具体来说，舞动治疗可通过以下方式促进人际关系的改善。

第一，增强个体的自我意识和自我表达能力。舞动治疗通过引导个体关注身体感受、情感表达和身体语言等方面，帮助个体更加清晰地认识自己的内心世界和需要，并通过身体动作和舞蹈等表达出来，从而增强个体的自我意识和自我表达能力。

第二，提高个体情感共鸣和情感表达能力。舞动治疗可以通过身体动作和舞蹈等形式，帮助个体更加深刻地理解他人的情感和感受，并通过身体语言和情感表达技巧等，表达自己的情感和需求，从而促进情感共鸣和情感表达的能力。

第三，调整个体在人际关系中的角色和行为。舞动治疗可以通过模拟和演绎不同的人际情境和角色，帮助个体重新认识和理解自己在人际关系中的角色和行为，调整和改善不良的人际互动模式，从而提高人际关系的质量和效果。

第四，增强个体的共情和沟通能力。舞动治疗可以通过身体动作和舞蹈等形式，帮助个体更加敏感地感知他人的情感和需要，并通过身体语言和情感表达技巧等，表达自己的情感和需求，从而增强个体的共情和沟通能力，促进人际关系的良好发展。

（1）舞动目标

1）通过舞动探索感受人际关系中信任、支持、冲突等要素。

2）加深人与人的共情连接，进一步改善人际关系。

（2）舞动群体

人际能力提升、人际关系改善等需求人群。

（3）舞动方式（引领语）

1）人际关系之信任（图6-2-5）。

①请大家两人一组，其中一人闭上眼睛，把手搭在另一人手掌上，在教室走动，另一人负责保护。

②先慢走再快走，再自由走。

③交换角色。

④一人继续闭上眼睛，结合拉班内驱力，展开更多的变化，包括身体动作，空间变化，速度变化。另一人手搭在他肩上，负责保护。

⑤交换角色。

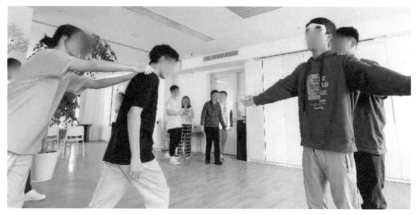

图 6-2-5　人际关系之信任

2）人际关系之支持（图6-2-6）。

①请大家每人取一把椅子，把椅子任意折叠成自己喜欢的角度，把自己的重量交给椅子，不断调试角度、姿势，用身体的不同部位去感受椅子，寻找最舒服的状态，感受到椅子的支持。

②请大家用与刚刚相反的状态去支持椅子，让椅子不同的部分和重量放在自己的身体上，你去支持椅子。

③椅子转换成人，感受支持。

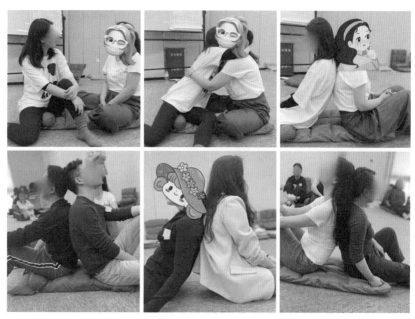

图 6-2-6　人际关系之支持

3）人际关系之合作。

①请每个人把椅子作为重物托起来，带着它在教室里走动、跳动或产生其他律动，在这个过程中可以变化身体姿态，可以把重物放在

身上任何部位，但是重物不可以落在地上。

②两人一组，一起托起重物，一起产生动作关系，过程中重物同样不可掉落。

③两个人轮流拿着重物，产生动作关系。

④两个都不拿重物，产生动作关系。

4）人际关系之冲突（图6-2-7）。

①请每个成员选一个气球，然后两人一组。此时气球代表你在与他人相处中的负面情绪。可以是与老板同事的，也可以与父母爱人的等。现在你要把这种情绪发泄出来，吹到气球里去。一人吹，另一人观察。

②已经吹好气球的人，和气球发生动作关系，你可以发泄，摔打等，另一人继续观察。

③观察者重复被观察者的动作，被观察者转为观众。

④两人角色交换，重复①-③。

⑤两人同时拿着气球，其中一人想象气球是负面情绪，想象对方是导致负面情绪的冲突对象，两人一同与气球产生动作关系。

⑥双方用力＋双方都不用力＋一方用力＋另一方用力（不同力量产生动作关系）。

⑦两人角色交换，重复⑤-⑥。

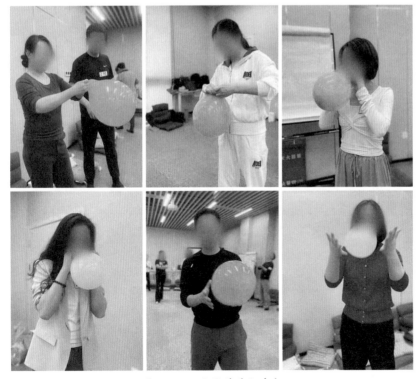

图6-2-7 人际关系之冲突

6.2.4.3 舞动疗愈与疾病疗愈

目前，舞动疗愈除了用于个人效能提升和人际关系改善，其作为更高阶的舞动治疗形式更广泛应用于疾病预防与治疗。例如，针对儿童的舞动治疗临床实践（自闭综合障碍症、注意力欠缺及多动症、分离焦虑症）；针对少年的舞动治疗临床实践（破坏性情绪失调症、饮食障碍症、心理转换肢体障碍症）；针对早期成年人的舞动治疗临床实践（严重抑郁症、强迫症、双相情感障碍症、精神分裂症）；针对中年人的舞动治疗临床实践（焦虑症、酗酒成瘾症、创伤后应激障碍症）；针对老年人的舞动治疗临床实践（阿尔茨海默病、肢体病状心理障碍症、丧失与哀痛的愈合治疗）等。大量临床实践证明，舞动治疗可帮助个体缓解心理障碍。通过舞动表达情感，加深个体对自我和他人的认识，提升情感管理和自我控制能力，减少身体上的紧张感和不适感，达到心理治疗的目的；同时，舞动治疗可帮助个体缓解身体疾病。通过身体运动，可减轻身体上的疼痛感和不适感，提高身体柔韧性和协调性，增强个体对身体的感知能力，从而减少身体紧张感；此外，舞动治疗还可帮助个体在康复期恢复身体功能和心理功能。舞动可促进身体的康复，恢复肌肉、骨骼、关节的运动能力，同时也可缓解康复期的负面情绪，提升个体的自信心和乐观心态（图6-2-8）。

（1）舞动目标

舞动用于治疗各类病症，以治疗阿尔兹海默症患者为例。

（2）舞动群体

阿尔兹海默症患者。

（3）舞动方式（引领语）

1）运用具象启发的肢体部位动作，例如"弹钢琴"手部动作或

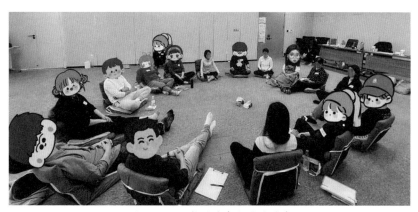

图 6-2-8 舞动疗愈与疾病疗愈

"踩缝纫机"脚部动作，以刺激肢体关节活动，增强身体的灵活性。

2）选择被治疗者熟悉的传统音乐，以触发他们的回忆和记忆，促使他们起舞或歌唱。

3）使用易于掌握的传导工具，如敲打木鱼、拍打铃鼓、传递弹性球等，以增强被治疗者的互动和参与感。

4）让被治疗者围坐，治疗师可轮流与每个人进行单独的运动交流，根据个人身心状态进行调整。

5）运用肢体和肌肤接触的方式，例如握手、抚摸、拥抱等，让被治疗者感受到关怀和安全，增强他们的亲密感和信任感。

6.2.5 舞动疗法的未来发展

从几千年前舞蹈动作用于连接身体、疗愈身体到20世纪中期美国舞动治疗协会正式成立，舞蹈动作广泛用于心理辅导、疾病治疗，舞蹈疗法逐步朝着专业化、成熟化的道路发展。目前，舞动疗法作为心理治疗的科学体系已获得美国包括官方、学术界、医疗界、心理界的全面认可，获其硕士学位方可合法地从事舞动治疗专业工作，其学术权威机构是美国舞蹈治疗协会。该机构颁发的舞动治疗师的认可证分为初级舞动治疗师认可证（Registered Dance Movement Therapist，简称R–DMT）和高级舞动治疗师认可证（Board Certifed Dance Movement Therapist，简称BC–DMT）两个等级，并在全美认可的6所大学设置舞动治疗硕士学位专业，在10所大学设置舞动治疗本科课程。❶

舞动疗法自20世纪80年代传入中国，至今在国内的发展还较初步。作为一个艺术学、医学和心理学交叉综合的专业领域，舞动疗法要求治疗师具备自身的艺术素养和艺术创造能力、与人沟通交流的能力及进行团队工作的社会工作能力、利用艺术手段诊断与治疗的医学能力等，对治疗师的个人成长有着较高要求。但目前在我国，尤其大陆地区，无论市场上还是高校中，优秀的艺术治疗师都较为稀缺。由于缺乏国家统一认证和监管机制，舞动疗法市场存在以下现状：存在大量无资质、无经验，甚至无道德标准的"治疗师"，给患者带来安全隐患；治疗的标准和规范亦缺乏统一性，导致业内存在多种不同的治疗方法和流派，来访

---

❶ 琳达晓乔. 舞动以肢体创意开启心理疗愈之旅［M］. 北京：中国人民大学出版社，2018：13.

者难以选择。针对上述问题，国内学者及相关从业者也在积极探索，逐步推进行业的规范性及专业性。2022年9月，北京师范大学发布硕士研究生招生简章及目录，新增"舞动治疗"方向，标志着舞动疗法作为一门正式学科在内地高校建立与发展。同时，随着互联网和科技的不断发展，舞动治疗也将会面临更多的创新和拓展。例如，通过虚拟现实技术和智能设备的应用，可让更多人接触和体验舞动治疗，提高治疗的效果和便捷性。同时，也可以通过数据分析和科技手段，深入挖掘和应用舞动治疗的潜力和效应，为其未来的发展提供更多的可能性。

随着心理健康意识的增强和生活水平的提升，人们对于心理治疗及个人成长发展的需求也在不断增加。舞动疗法作为一种新兴的心理治疗方法，具有独特的优势和特点，可为心理治疗领域、个人成长发展领域带来更多的可能和选择。因此，在未来，舞动疗法将会有更广阔的应用空间并对个人健康和发展提供更有力的支持，正如德国著名哲学家弗里德里希·威廉·尼采曾所说："每一个不曾起舞的日子，都是对生命的辜负。"

6.3

心理剧疗法

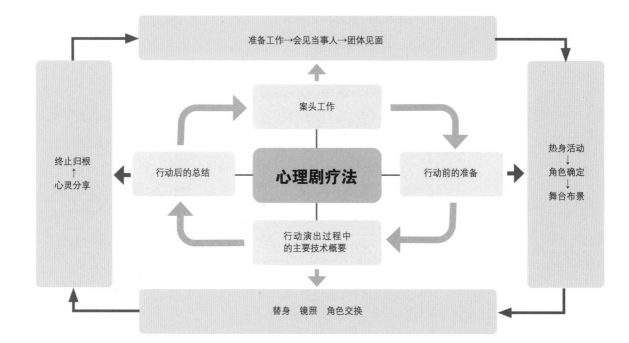

心理剧是以戏剧为源头发展而来的。戏剧的历史源远流长，人们通过参与扮演各种人物、体验故事情节等戏剧活动达到探寻自我、认知社会、教化思想、疗愈心灵的目的。生活本身是具有戏剧性的，基于这一哲学特征，戏剧很快参与到心理治疗领域中发展出心理剧疗法和戏剧疗法等治疗形式。

心理剧疗法和戏剧疗法虽然都来自戏剧，但在哲学层面上它们有着本质的差异："在心理剧中'灵魂'（心灵）是目标，'表演'（戏剧）是方式，相反对戏剧疗法来说，戏剧它本身（作为纯粹的艺术）是目标，心灵是表达的方式。"❶

本文着重介绍心理剧疗法的基本定义和内容。总体来说，心理剧疗法（psychodrama therapy）是一种集体心理治疗技术，以演剧方式进行。美国医学家和心理学家莫雷诺1923年在维也纳首创，旨在帮助患者自由地表达自己，宣泄情绪，澄清问题，从而看到自己的症结，发现自己的潜能。❷

---

❶ 熊莉.心理剧与戏剧疗法之比较［J］.黑龙江教育学院学报，2007（3）：61-63.
❷ 林崇德.心理学大辞典（下卷）［M］.上海：上海教育出版社，2003.

心理剧是一种行动性的心理治疗方法，它既有社会性这一戏剧的普遍特征，又有独特的心理术语和个性化实施结构。心理剧疗法的适用范围非常广泛，既可以是心理失调的普通人，也可以是患有精神疾病的特殊人群；既可以是具有社会能力的成年人，也可以是年龄偏小的儿童、青少年或者年龄较大的老年人；还可以作为企事业单位人际关系建立与协调的方法。

6.3.1 心理剧的诞生

6.3.1.1 心理剧的起源

心理剧疗法最重要的先驱者是雅各布·列维·莫雷诺（Jacab Levy Moreno，1889—1974 年）。

他早年生活在维也纳，从当时社会文化的哲学和心理学土壤中萌发了心理剧设想。他认为，在每个人身上，都存在着"自发性"（spontaneity）和"创造"（creation）的自然倾向，并试图发展某种技术，命名为"戏剧性布教"（theatrica cathedra）来使人的这种能力或趋向得到释放。1911 年至 1914 年，莫雷诺在儿童教育中，使用这种自发性戏剧，鼓励儿童用表演方式再现其内心幻想。1921 年，开始用此方法治疗精神病患者。[1]

哲卡·莫雷诺（Zerka Moreno）是莫雷诺的妻子和工作伙伴，她与莫雷诺一起创造出了无数经典心理剧的主题，为心理剧的理论与实践作出不可忽视的贡献。

还有世界各国的心理剧研究与践行者在后来心理剧一百多年的发展中起着重要的作用。如美国心理剧导演亚当·布莱特纳（Adam Blatner），他出版了多本心理剧教科书，对心理剧传播有重大影响；法国心理治疗师安妮·斯库茨伯格（Anne Schutzeberger），她将莫雷诺的心理剧方法与精神分析观点相结合，对患者进行有针对性的治疗，有效推动心理剧的进一步发展。还有英国的马休·卡璞（Marcia Karp）；阿根廷的达米诺·布斯托斯（Dalmiro Bustos）和莫妮卡·祖瑞提（Monica Zuretti）；以色列的琼·海尔夫妇（June Hare），以及瑞典的戴格·布洛门维斯特（Dag Blomkvist）和芬兰的玛丁·林德奎斯特（Martti Lindqvist）等都对心理剧的发展做出了不小贡献（图 6-3-1）。[2]

---

[1] 李学谦.心理剧治疗［J］.上海精神医学，1988（4）：163-167.
[2] 邓旭阳，桑志芹，费俊峰，等.心理剧与情景剧理论与实践［M］.北京：化学工业出版社，2009：16-21.

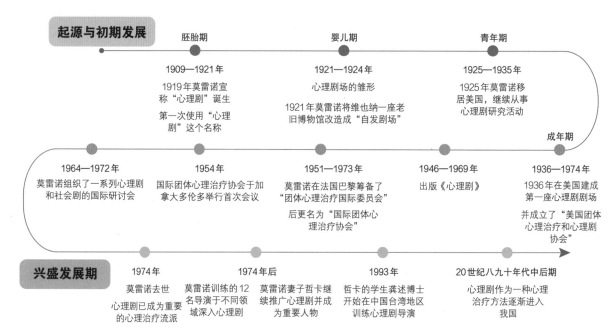

图 6-3-1　心理剧疗法起源与初期发展

6.3.1.2　心理剧的核心概念

戏剧是研究社会生活和人类生存状态的艺术。以戏剧为源头的心理剧，其复杂性可想而知。不同的研究者对心理剧的认知有较大的差异。有些心理剧治疗师认为理论取向和哲学观对心理剧的实施有至关重要的作用；有些心理剧导演则认为各种心理治疗流派都可以运用心理剧技术；有些研究者认为心理剧是一种方法和技能；而有些人则认为心理剧是一个拥有潜在哲学观的整体性治疗派系；有些专家认为心理剧的短处在于其系统性、结构化理论的缺失；而有些实践者则认为系统化和规条化的理论会导致心理剧疗法"失去某些重要的东西"。心理治疗大师布哈特（Bohart）描述心理剧疗法为"体验式学习"。他认为心理剧疗法与概念式思维有所不同："它主要是不用语言的，知觉的，整体的，格式塔式的，在前后关系中的，身体的和社会生态学的。"要真正认识某事物，就要"深刻地体验它"。❶

无论专家研究者们是如何认知心理剧的，心理剧在心理治疗领域都有其独特之处。心理剧包含有三个不可或缺的核心概念：行动的、创造性的、会心的。

（1）行动的

心理剧不同于理论研究，它是通过有创造性的"身体动作"完成

---

❶ Paul Wilkins. 心理剧［M］. 柳岚心，译. 北京：中国轻工业出版社，2009：11-15.

理解和体验当事人的社会生活和心理活动并达到心理疗愈作用的方式。心理剧的体验过程不是靠"听"和"说",而是当事人在专业治疗师的引领下,将心结、回忆视像借用自己或同伴的身体转化成"行动"立体地呈现在"舞台上",让自身及参与的团体成员有深刻的反思和感悟的一种参与式治疗方法。因此,心理剧的首要特征即是"行动的"。

（2）创造性的

莫雷诺认为心理剧的创造性是"对旧情境的新反应或是对新情境的适应反应"。这种适应能力是一种较为隐形的强大力量,可以帮助人们做出改变和自我疗愈。这种能力与人们的焦虑情绪成反比。也就是说越焦虑的人适应能力越弱,因此越难以健康的心态迎接挑战。心理剧是在专业治疗师的指导下,再现已发生过的事或者已经历过的心境,它并不是事物发生的当下,因此,参与心理剧的成员必须具备创造性,这对心理剧治疗功能有着至关重要的意义。

（3）会心的

"会心"在现代汉语词典中的解释是"领会别人没有明白表示的意思"。人们内心的想法往往很难用语言明确地表达出来,深层的情感只可意会不可言传。心理剧治疗的过程是心与心相遇的过程。心领神悟、目交心通是心理剧达到治疗作用的基础。莫雷诺认为"会心"是两个人在"此时此地"面对面相遇的过程。在治疗的过程中,疗愈师与当事人治疗关系确立的标准应是他们的真实自我是否相遇。"心理剧是一种以人际关系为基础的精神疗法,因为它不仅仅依赖于导演的专业技能"❶。因此,"会心"也是心理剧最具标志性的特点,让心理剧拥有神秘的魅力及不可思议的疗效。

6.3.1.3　心理剧样式

（1）稳定团体

稳定团体是指心理剧团体人员相对稳定,会定期举办心理剧活动,如一周一次。这类团体通常会有人员进出的限定以及个人在团体内时长的规定。这样大多数情况下进行心理剧活动的成员是同一批人,对于团体内成员来讲,彼此更熟悉,更容易进入"会心"状态,治疗效果也更佳。

（2）密集型

密集型是指心理剧活动以集中工作坊的形式出现,一个工作坊可

---

❶ 保罗·威尔斯金.心理剧疗法［M］.余渭深,译.重庆:重庆大学出版社,2016:18.

能会设置一整天，有的心理剧活动会安排在周末的两到三天，有的可能会持续一周的时间，有的团体将心理剧工作坊和假期旅行结合起来，在轻松愉快的度假氛围中完成心理剧治疗。这种密集的心理剧活动增加了治疗效果，使自我揭示、情感带入变得容易许多，当事人感受到的治疗效果比较明显。

（3）一对一

一对一是指心理剧治疗师和当事人组成两人心理剧模式的心理剧治疗形式。在一对一疗法中，治疗师通常需要扮演除当事人之外的所有必要角色，如导演、辅角、替身等。这种形式一般针对极度敏感的来访者或因为某种原因不能出现在团体环境中的人。

6.3.2 心理剧的运用

心理剧在大多数情况下用于心理治疗领域，为心理治疗提供了一种独特的方法。但它不局限于此。莫雷诺定义心理剧为"一门采用戏剧方法探索'真理'的科学"。事实上，心理剧有极强的适应性，作为一种研究方法，它可以被应用到更多的领域，比如"个人成长""潜力开发""教育"等。

6.3.2.1 心理治疗

心理剧最为人熟知的是，它是一种通过"行动"实现心理治疗的方法。它为各种有心理疾病、情感障碍以及行为认知问题的人们提供了有效的帮助。有的心理剧治疗师采用心理剧有幻听障碍的病人；有的治疗师用心理剧推动和帮助慢性精神分裂症患者的治疗；有的治疗师将心理剧运用到监狱里，使有心理障碍的罪犯获得疗愈；还有的治疗师对受到伤害而产生障碍心理的妇女和儿童进行心理剧疗法，结果产生了很好的疗愈效果；还有的治疗师对贪食症、酒瘾等患者实施心理剧疗法，获得了意想不到的成果。

在心理疾病治疗领域，莫雷诺认为"心理剧对大多数精神疾患皆能适用。它能促进患者的行为改变并保持改变的结果增加慢性患者的自信、独立性和自尊心，作为康复治疗的一部分。一般来讲，凡适用集体心理治疗的病人皆可适用此疗法。"❶

6.3.2.2 个人成长

心理剧不仅仅可以让有心理疾病的患者获得康复，还能使普通人

❶ 李学谦.心理剧治疗［J］.上海精神医学，1988（4）：163-167.

获得个人成长。法国心理学家赛奥杜尔·里勃特认为情感和肢体动作是共存的，他说"肢体脱离的情感是不存在的"。而以"行动"为核心特征的心理剧对人们情感的开发和引导起到不可忽视的作用。心理剧治疗师和督导师保罗·威尔金斯（Paul Wilkins）叙述了自己与一些拥有"正常"生活但对心理剧好奇的人群，以及希望获得更大自由、更高生活智慧的人们进行工作的过程。他们包括学生、治疗师、学者、演员、老板、管理者等。他们工作的范围较广，从童年追忆到情感化解，从自我否定到人际交融，从激情宣泄到情感控制，他与各种类型的人相遇并采用心理剧的方式交流与表达。心理剧给大家带来的心理成长是沉浸式的、深刻的以及惊喜的。

6.3.2.3 开发潜能

心理剧专家卡璞（Karp）认为"心理剧是一种练习怎样过人生，同时不会因犯错误而受惩罚的方法；也就是说，你在心理剧中练习如何成长，在团体中进行的行动方法可以让参与者生动的观看一个人的生活正在如何进行"。心理剧是一种很好的"安全试错"的方式，人们因为它这一特性变得自信而大胆，很多时候可以将真实生活中想做而不敢做的事或思想通过心理剧表达出来，有部分参与者甚至了解和挖掘了自身未被开发的潜能。另外，心理剧专家在做师资培训的时候，也能通过心理剧的方式挖掘未来心理剧治疗师的潜能。心理剧专家科斯塔（Costa）和瓦尔斯（Walsh）为他们的同事提供了心理剧体验。他们说，"以这种方式工作，团体成员可以看到这种方法对于成长与洞察的潜力""成员们汇报说，在心理剧团体中所处理的主题和内容有助于他们从更深的个人理解角度回顾他们的临床治疗关系"。

6.3.2.4 教育与督导

心理剧在教育方面的应用最直观的是心理剧导演或治疗师的培训。虽然心理剧的理论与学术的学习也很重要，但心理剧的本质在于它的"行动"，学习心理剧最好的方式就是"体验"。因此，要成为一名心理剧导演或者治疗师，必须经过心理剧的"行动"体验。在"扮演"和"行动"的体验中领悟"角色"特征，了解社会关系以及进行定性、定量、实证、解释以及互相协作的方法。心理剧督导在探寻咨询师与来访者之间关系时也会用到心理剧的方式，通过"角色交换"和"附加现实"来体验来访者内心，探索进行干预的策略和效果，并观察治疗师面对来访者症结的对策。❶

---

❶ Paul Wilkins.心理剧［M］.柳岚心，译.北京：中国轻工业出版社，2009：20−21.

6.3.3 心理剧治疗师的工作

6.3.3.1 "行动"之前

心理剧的核心概念之一是"行动"的，这里的"行动"之前是指正式开展现场心理剧行为之前。心理剧治疗师为了更好地通过心理剧这种形式了解、探测、发现及导引当事人的症结，使治疗作用达到最佳，他们必须在"行动"之前做好充足的准备。这些准备工作包括自我心理准备和相关知识结构的整合和储备；一次或多次会见当事人以便熟悉和更了解当事人的基本状况；更进一步分析、评估和设计心理剧取向、过程及预案等。

（1）准备工作

在行动之前，心理剧治疗师首先要做的是自我心理准备和情绪的调动。要意识到自己即将成为某个特定团体在特定地点开展心理剧的推动者，要积极获取特定当事人及团体的基本信息，如当事人的年龄、工作环境、性格及自我认知等。要通过阅读和思考等方法熟知特定当事人或团体的基本特征及普遍规律。有些治疗师会在会见当事人之前列出一些主题或者可能采用的技术及练习；有些治疗师则会在正式会见当事人之前安排一次非正式见面，以增进自己与当事人的彼此了解、期待，化解担忧。总之，充分的准备工作是达到预期治疗效果的基础。

（2）会见当事人

在"行动"之前会见当事人，能更直观和深入地了解当事人，使双方彼此熟悉和了解，初步建立治疗师与当事人彼此的信任感。由于治疗师的哲学思想不同，他们会见当事人所采用的评估方法也是不一样的。有些治疗师采用较为正式的评估方法，他们认为正式的评估方法是心理动力学中必要的实践；有些则采用非正式的评估方法，他们希望当事人更自由放松，他们认为"行动"前的会见应该尽可能消除当事人不必要的紧张感。虽然治疗师们会见当事人所采用的方式不同，但会见的目标较为相似，站在治疗师的角度通常希望达到的目标，比如建立与病人的彼此信任；给予可能提供的治疗说明；让病人对治疗有一定认识和体验等。而站在当事人的角度则希望了解到，比如治疗可能呈现的过程、时长以及相应的费用；治疗师的资质水平；自己故事分享的保密程度等。

除了以上所说的目标外，对于特殊团体的心理剧治疗，会见当事人也是治疗师"筛选"的过程。在团体中，每个人的情况都会影响着团体治疗的走向和效果。在建立团体时，治疗师必须保证每个成员都是适合这个团体的，因此会见当事人很好地为治疗师提供了选择的机会。

坦特姆（Tantum）列出了"首次治疗会谈"的一些目标，它们是：

1）建立与病人的和谐关系。

2）获得相关信息。

①做出临床诊断。

②评定病人的优势和弱点。

③确定病因。

④做出心理动力学评估（例如内在冲突、防御机制）。

3）给予信息。

4）使病人感到被理解，给予他（她）希望。

5）提供治疗说明。

6）让病人对治疗有所体验。

7）激发病人的求助动机。

8）组织进一步的评估。

9）根据疗法选择病人。

10）根据病人选择疗法。

11）为治疗做出实际安排。

（3）团体见面会议

在"行动"之前进行团体见面会议，一般指新组建或加入新成员较多的团体。长期稳定的团队会逐渐省去这一环节。在新组建或加入新成员较多的团体，成员彼此间较为陌生，对即将"行动"的心理剧有不确定和畏惧心理。这时心理剧治疗师需要通过一定的方式促进和建立信任氛围，打破团体成员的顾虑，使其沉浸于某种认同的气氛，这种沉浸、认同的感受才能推动团队成员发生改变，获得成长和疗愈。团体见面可以设计独特的自我介绍、游戏等环节化解相对凝固的氛围，是成员们相互了解、相互融合的过程。有的治疗师会制定一些规则，并对保密性进行解释和说明，以此增强团队成员的安全感和认同感（图6-3-2）。

（4）案头分析

当治疗师对所有团体成员都有所了解，团队成员间也建立了一定的沟通模式与关系后，治疗师需要根据团队的基本情况进行分析，并设计心理剧所采用的基本规则及框架。"心理剧令人激动、具有挑战性、唤醒情感、将未完成事件带入意识层面，这些不仅唤起了主角们，也唤起辅角和观众们的疑问和不确定感——这是一种将现场的每一人一起卷入的

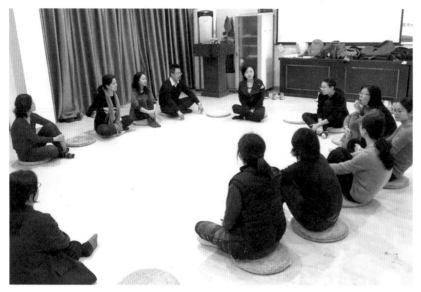

图 6-3-2　同济大学心理中心团体见面会

团队方法"❶。这种情感卷入方式需要在治疗师的把控之中，因此治疗师的设计、预判、引导和预案等案头分析工作是心理剧治疗效果的保证。

6.3.3.2 热身活动

任何文字理论和思维设想都只有在体验的过程中才能获得真正的理解。在做好上述准备工作之后，就可以开始进行身体力行的心理剧体验环节了。"热身"是心理剧三大经典步骤中的第一步。心理剧治疗师布莱特纳（Blatner）对热身环节的作用是这么描述的："热身是一项使人们逐渐变得更具自发性和投入更多情感的活动。"

（1）会心

在上面心理剧核心概念中提到了"会心"的基本定义。"会心"是启动心理剧的基本原则。"会心"是心理剧团体中人与人的真实交流，是心与心相遇的过程。治疗师首先要想办法让团体里的成员安静下来，褪去喧嚣的尘土，消除紧张不安的情绪，打开知觉，进入微观感受和共情的状态，这时，"会心"才有可能启动。治疗师一般采用聆听音乐、导语想象、五感开启等方法让团体成员进入"会心"的氛围。也可以进行一些游戏，让他们达到专注的基本状态，为"会心"的开启做好准备（图6-3-3）。

（2）信任感建立

信任感跟团体活动的次数有一定关系，一般来说活动次数较多且成员较稳定的团体，成员彼此间的信任感会更强烈。对于初次活动的团体，治疗师需要采用更积极的方式让成员们建立彼此间的信任感。例如让团

---

❶ Paul Wilkins.心理剧［M］.柳岚心，译.北京：中国轻工业出版社，2009：63.

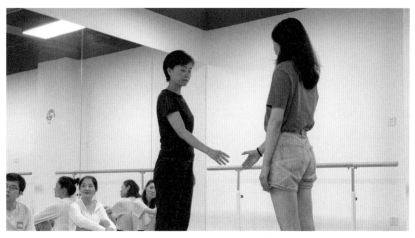

图 6-3-3　MBA 课程"会心"环节中的练习《会说话的手》

队成员分组做"保护盲人走路""不倒翁"等游戏可以加速建立成员间的亲密联系和信任关系。有的心理剧治疗师会采用较为动感的身体动作来唤起成员们的身体能量，增强彼此间的能量融合，激发他们的情感带入，以此增进团体的信任感。在这个环节，治疗师同时也揭示了自身的某种风格，让成员们更了解和适应团体活动的气氛，从而对治疗师有更多的信任感。这对后面心理剧的开展起着至关重要的作用（图6-3-4）。

（3）简洁描述

通过热身团体成员在心理和身体上都已做好准备，对即将发生的心理剧行动也有所期待和预见。这时心理剧治疗师可以让团队成员表达感受和愿望，并试图引导团队成员或特定当事人对自己当下的困惑和症结进行简单描述。治疗师可以通过这个过程更进一步了解团队成

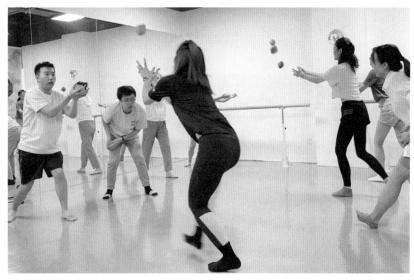

图 6-3-4　MBA 课程"信任感建立"环节中的练习《意念与沙包》

员或当事人的需求和期待，对自己设计的心理剧框架进行检测并做出调整（图6-3-5、图6-3-6）。

布莱特纳指出热身对团体成员们的重要意义——人们真正需要知道的是，心理剧导演会表现得如何，是爱下判断的、令人自惭形秽的、独裁的，还是互动的、灵活的、玩耍嬉戏的、非防御的或是其他令人舒服的方式……所以，在她/他自己的热身中，导演揭示出她/他自身的某些风格。

6.3.3.3 角色确定

（1）主角

跟通常戏剧工作方式不同的是，心理剧并不是固定的先选择导演，再由导演挑选主角及其他角色，而是治疗师和团队成员在案头准备和热身的过程中识别主角。产生主角的方式有很多，例如，团队成员自愿担当；治疗师委托指定；团队成员推选等。主角可以在导演确定之前产生，也可以在导演产生之后。有些主角的候选人会希望确定导演之后再决定自己是否愿意成为主角。总之，主角的人选确定视情况而定。在整个心理剧活动中主角可以不止一个，但在同一时间里只能有

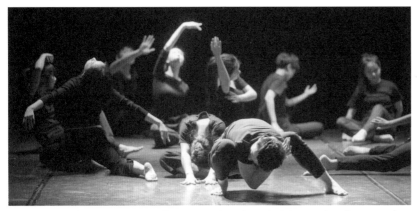

图 6-3-5　同济大学课程实践中热身环节《音乐抽象画》

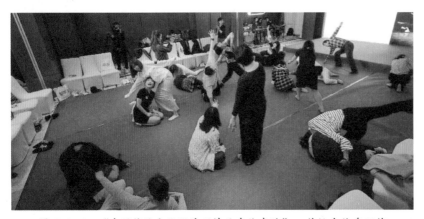

图 6-3-6　"中国传统文化语境下诗画身体表达"工作坊中热身环节

一位主角，在这个时间里，团队的成员需要把焦点放在主角的视角和认知上，体会主角是如何理解他人的（图6-3-7）。

布莱特纳列举了一些在团体中如何形成主角的方式。

1）主角可以是自愿出来或在前一个环节中自愿出来的。

2）主角可以是治疗师们预先选定的。

3）团体领导者们可以同团体中的个体一一谈话直到他们发现已经有人准备好当主角了。

4）团体领导者可以"就某个主题发表简短讲话，讲一个与团体的兴趣看上去有关的故事"，希望可以激发团体来探索一些议题。最终，主角可以自愿出来。

5）主角可以由正在进行中的团体进程形成。如果团体领导者们推动团体内的对话和互动，多半他们自己也参与其中，那么"主题和主角最终都会形成"。

6）运用社会计量、社会剧或其他以团体为中心的方法，主角可以显现出来——就是对讨论中所触发的一些东西特别关注的那个人。

（2）导演

在一个团体治疗中，导演不是固定不变的，在每一段表演中都要确定一个导演。有的导演是团体成员选定的，有的导演是治疗师指定的，还有些心理剧的导演就是治疗师或联席治疗师。有多个联席治疗师参与的团体会根据主角的确定来决定由哪位治疗师担当导演，通常被推选为导演的治疗师是对该主角或话题更熟悉、准备更充分的人。被确定成为导演的人，会主动走近主角，通过物理空间距离的缩短来

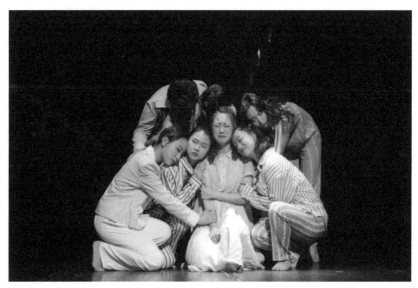

图6-3-7　心理剧演出中主角与替身（同济大学课程实践）

拉近他（她）与主角间的心理距离。然后导演会用自己的方式与主角产生联结，这些方式包括交谈、提问、身体接触等。导演也可以将主角确定的主题进行复述，复述的过程既是确认导演自己理解的信息是否准确，也是为团队成员提供更多信息的机会，还能引导主角快速进入规定情境，并渴望行动起来的方法（图6-3-8）。

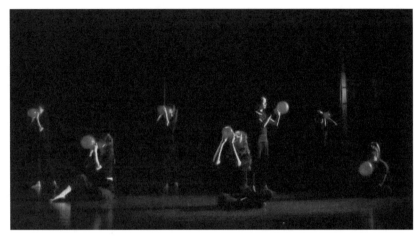

图6-3-8　心理剧导演与团队成员的互动《气球中"我"》

（3）辅角

辅角是扮演主角心理剧中"重要他人"的角色。辅角一般是由团队里除导演和主角外的其他成员担任，是主角认为在自己的故事里最适合扮演相关角色的人。导演通常会鼓励主角按照自己的直觉选择辅角，辅角的确定标准不一定是外形气质最像的人，可以是团队某成员的性格和品质很符合主角认知的角色特征的人。当然，辅角大多数是由主角指定的，但辅角也有拒绝的权利。当辅角拒绝表演或者某个剧情需要的辅角不适合主角所选定的成员时，导演或治疗师可以进行干预和协调。辅角需要尽快通过主角的描述或示范讲解等方式了解所扮演的角色。开始表演时，辅角的工作就是发挥自身想象创造力，根据主角设定的角色感觉回应主角（图6-3-9、图6-3-10）。

6.3.3.4 舞台布景

心理剧之父莫雷诺把舞台定义为"心理剧第一工具"。心理剧的舞台大体分为三种形式。第一种是莫雷诺早期创立的圆形多层次舞台，即心理剧活动的整个空间就是一个舞台，三层舞台中的每一层级的舞台代表着不同水平的心理触及。莫雷诺认为心理剧治疗工作需要一个正式的结构作为支撑。第二种是在固定心理剧活动场所指定一个区域

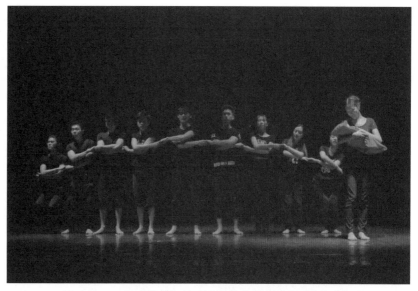

图 6-3-9 由"辅角"创造形成的主角内心的"安全岛"

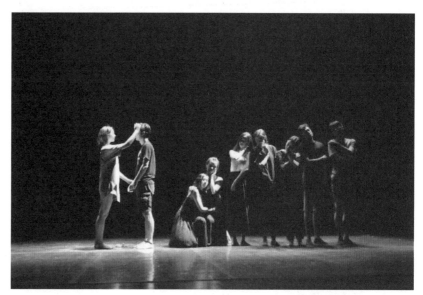

图 6-3-10 由"辅角"创造形成的主角内心的"温暖画面"

作为舞台，舞台通常比观众区域高一截，大多数这样的舞台上还会安装一些划分区域、营造氛围的灯光，这种舞台形式比较接近莫雷诺式的经典舞台，受到许多心理剧导演的青睐（图 6-3-11、图 6-3-12）。第三种是在观众的中间设置一个舞台，即由主角指定一个区域，观众围坐在这个区域外，表演就在团体的中间开展。有时，主角会根据心理剧场景的转化或情绪需求的改变，提出将舞台转向房间的另一端。总之，威尔金斯认为"舞台或心理剧工作空间是既处于'真实'世界之外而又牢牢扎根于后者的一个地方。""任何事都可能在心理剧舞台上发生。它是'生活的延伸部分'，是一个可以用行动表现个体的现实

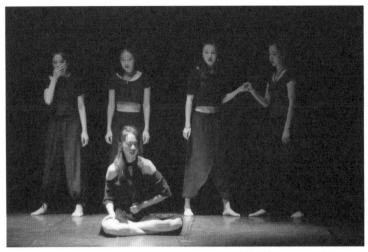

图 6-3-11　同济大学心理剧课程实践 1

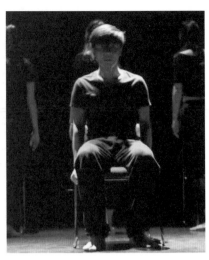

图 6-3-12　同济大学心理剧课程实践 2

生活，可以探索潜力和可以讲故事的地方——"这就是我的生活"。❶

　　舞台的布景可以非常简洁，如中国戏曲中经常用到的"一桌二椅"。参与者可以把简单的一把椅子当作一棵树、一台取款机、电车座位、观星台、电脑、电视机、电梯等，或者把一条绸子当成河水、沙堆、风、云等（图 6-3-13）。布景也可以是有象征意蕴的道具组成，如一面落地镜、一棵枯树或是十字架、五角星等（图 6-3-14）。有些心理剧舞台布景会非常写实，目的是希望营造一个虚拟而又真实的现实生活场景，让主角、辅角进入最佳体验状态，如沙发、与真实门同比例的道具门、茶几、衣柜、衣架等。

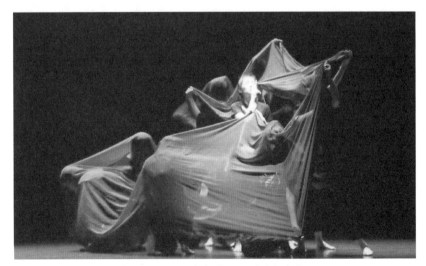

图 6-3-13　同济大学心理剧课程实践 3

❶ Paul Wilkins.心理剧［M］.柳岚心，译.北京：中国轻工业出版社，2009：27.

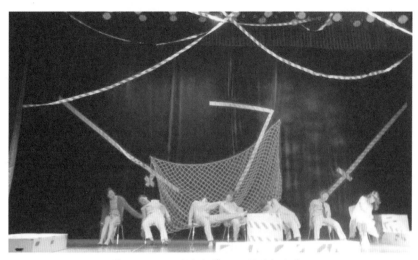

图 6-3-14　同济大学心理剧课程实践 4

6.3.3.5 行动演出

心理剧通常是由导演、主角、辅角以及所有参与的团体成员根据主角的故事和生活经历即兴创作出来的。心理剧的过程就是行动的过程，心理剧相关人员通过自己的身体行动提出问题、体验过程、引导情绪、深入思考、解决问题，疗愈的过程基本都是发生在行动演出中的。演出可以是真实的事件的回忆再现，也可以是心理意向的身体表达，还可以是假想的故事呈现。无论采用哪种形式都必须是在导演或治疗师有目的、有计划的引导和推动之下，导演或治疗师可能根据具体演出情况和治疗的需求，在演出中随机进行调整（图6-3-15～图6-3-18）。

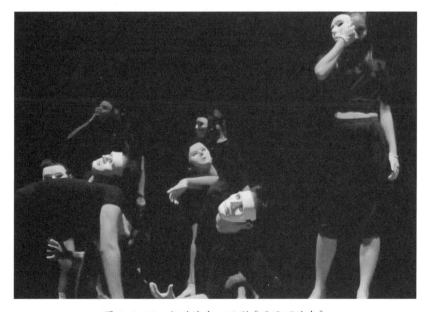

图 6-3-15　行动演出心理剧《面具下的我》

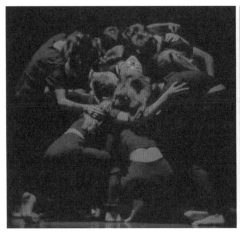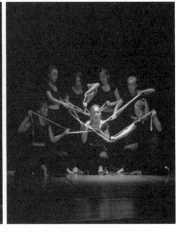

图 6-3-16　行动演出心理剧《钥匙》

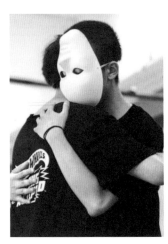

图 6-3-17　行动演出心理剧
《心的感动》

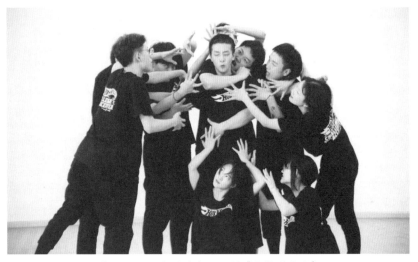

图 6-3-18　行动演出心理剧《被绑的灵魂》

6.3.3.6 心灵分享

心灵分享是心理剧的最后阶段，也是主角和团体成员获得成长的关键时期。由于主角在心理剧行动表演中敞开了自己的故事，因而此时此刻他们的内心处于非常脆弱的境地，渴望获得拥抱。在心灵分享阶段治疗师会引导团队成员分享自己作为辅角或观众的直观感受和体验，让主角或者团队成员能站在不同角度重新认知之前的行为。在分享时刻不建议用分析、解释和评判的方式，这会让治疗变得异常艰难（图6-3-19）。

卡璞说道："分享是团体宣泄和整合的时间。它意味着'爱的回馈'，不是对事件的反馈和令人气馁的分析，而是鼓励认同。每位团体成员参与的要点都是认同，每个人找出他或她是如何与主角相似的。"

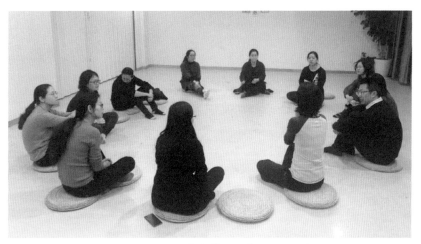

图 6-3-19　同济大学心理中心团体分享

6.3.3.7　终止归根

心理剧治疗工作坊的终止，不等同于心理剧"终止"。心理治疗的终止是主角和团体成员的内心体验过程，也是心理剧工作坊的目标。科勒曼（Kellerman）认为："从心理治疗的观点来看，终止是主角的一种心理内部的过程。同样地，它代表了疗愈过程的成熟，是治疗旅程的最后一站……"。心理剧治疗师在工作坊最后阶段需要确保主角们的内心问题是否得到解决和舒缓或者个人是否获得成长。当然，心理剧心理治疗的理想状态是主角达成心愿的那一幕自然形成，但理想状态不一定每次都能如愿，作为心理剧治疗的中心和主导人，治疗师需要采取一些方式推动主角和团体成员心理疗愈体验的方向和根本发展。要注意的是"终止"本身也是一个过程，心理剧工作坊可以达到觉知情绪和洞察自我，但一般没有确定的效果和结论，其结果更多的是主角或团体成员在日常生活中的体现。

对于终止的具体操作方式有很多，有些心理剧治疗师会把终止仪式放在心灵分享的结尾处，在分享过程中进行情绪引导和问题梳理。有的治疗师则用抽离引导的方式，将注意力从主角转向团体，接收心理剧对团队个体成员发生的影响，并做出相应的回应。还有些治疗师会要求主角和团体成员做过程的"简洁描述"，从而识别遗留问题和未来工作方向。

布莱特纳提出了终止所包含的一些内容：计划下次工作坊；支持脆弱或烦恼的团体成员们（如通过他们提供积极反馈）；处理团体成员们之间的未完成事件；结束仪式（如简单的手拉手围圈）。

6.3.4 心理剧技术概要

6.3.4.1 角色交换

"角色交换"在心理剧中被认为是最重要的技术，被很多心理剧治疗师认为是"驱动心理剧的引擎"。角色交换的基本做法是在心理剧行动的过程中，主角与辅角暂时交换角色行动。这个过程可以使主角暂时站在辅角的个性特征、思维角度及立场去体验辅角的行为，可以使主角从他人的观点来理解事件本身，可以更了解和理解他人。心理剧治疗师科勒曼认为，这样一种直接的觉察，带给主角一种足以产生长期影响的意味深长的经验。

6.3.4.2 替身

"替身"在心理剧行动中有两种做法。第一种被称为"永久性替身"。另一种被称为"自发性替身"。永久性替身是"作为主角的另一个自我（auxiliary ego）。在心理剧中辅助呈现主角的肢体动作、姿势与感受，帮助主角更清楚地表达内心的感觉"[1]。永久性替身可以跟主角在同一时间段同时行动，也可以是代替主角，以主角的行为方式、思维情感去表演。

自发性替身又分为两种情况。第一种情况是当辅角所扮演的角色和主角认知中的角色有冲突和矛盾时，主角可以被邀请成为辅角的替身，即主角站在辅角所在的位置，用较为中性的语言说出角色应该传递的信息。主角在扮演替身时切忌受到自身主角和辅角人物关系的影响，过多地传递主观情感，导致心理剧故事取向的偏差。替身也可以发生在辅角选择之前，当主角描述心理剧剧情的时候，为了让团队成员更直观的了解辅角所要传递的信息，主角会站在辅角应该待的位置，讲述辅角要说的话和要做的行为。

自发性替身的另一种情况是在行动演出的过程中，未担任角色的团体成员对剧情和人物有了一些灵感和想法，在导演和主角的允许下他们可以阶段性地代替角色行动表演，提供自己的想法和思路。这种情况的替身行为必须确保不中断行动表演，在原有的心理剧走向上为主角提供更多的视角和洞察（图6-3-20、图6-3-21）。

6.3.4.3 镜照

镜照是一种让主角从外部观看场景的心理剧方法[2]。主角由一位辅

---

[1] 钟亮红.心理剧中的替身功能及其应用技巧［J］.心理月刊，2018（9）：10-11.
[2] Paul Wilkins.心理剧［M］.柳岚心，译.北京：中国轻工业出版社，2009：42.

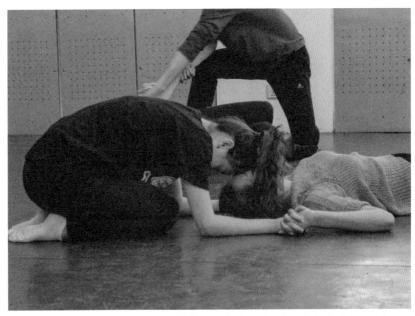

图 6-3-20　行动演出的过程替身与主角的互动 1（同济大学课程实践）

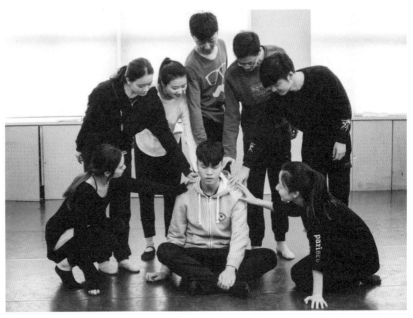

图 6-3-21　行动演出的过程替身与主角的互动 2（同济大学课程实践）

角代替行动表演，主角作为旁观者，观看表演行动的继续或反复。布莱特纳夫妇将其称为"真人版的录像回放"。采用镜照技术是希望能辅助主角更为客观的觉察自己、认知自己以及探究自己与他人的关系。

　　镜照还有一种做法，即把心理剧行动的过程用摄像设备录下来，行动表演结束后放给主角及团队成员看，并鼓励他们说出自己观看的感受和想法。当主角和参加行动表演的团体成员站在观众的视角观看自己的行动表现时，往往感受更客观和奇特。

6.3.4.4 其他技术

除了"角色交换""替身""镜照"这三个基础心理剧技术外，随着时代发展，治疗多样性的需求，心理剧疗法还产生了"未来投射"（future projection），即让被治疗者表演未来他们生活的样子和自己在未来的自画像；"家庭心理剧"（family psychodrama），即被治疗者邀请自己在生活中真实的亲属参与心理剧行动，如丈夫、妻子、孩子、父母等；"梦境再现"（dream presentation）和"幻觉心理剧"（hullucinatory psychodrama），即被治疗者和团队成员扮演被治疗者的梦境或者幻觉中出现的人物和事件；"药物心理剧"（pharmacodrama），即在心理剧行动演出的过程中，让被治疗者服用镇定的药物，使病人的情绪发生改变；"即席创作"（improvisation），即由治疗师或导演拟定一个主题，所有参与者进行有针对性的即兴小品创作等技术。

6.3.5 心理剧的发展与批判

6.3.5.1 心理剧发展

（1）心理剧行业概况

目前，大多数地区的专业心理剧治疗组织是由国家机构设置的，他们对心理剧治疗的从业人员进行职业认定，同时会为心理剧治疗师、培训师及从业人员制定和确立指导方针，为客户建立一个服务标准。一些组织可以注册执业医师和培训师资格，通过注册者被认定为达到某一特定的专业水平、能维护组织相关准则并有良好声誉的人。在通过注册的人群中，若发生执业失当的行为，申诉者可以借助所在注册组织的调查和训诫程序进行求助。

除此之外，心理剧治疗专业组织也会作为推动心理剧的宣传和发展、促进心理剧治疗师和客户相互利益的保障平台。这些组织会用许多方式达成它们的目标，如出版学术期刊、开设培训课程、举办研讨会议、创办会刊等。

（2）心理剧培训

心理剧专业资格一般建构在"研究生"水平上，这并不意味着参加心理剧专业资格学习的人一定要有相应的文凭，而是要取得心理剧专业资格必须具备心理咨询、社会工作或者护理方面的专业基础知识，心理剧培训相当于研究生程度的培训。心理剧培训通常包括理论知识和实践技能两个部分。受训者通常被要求完成体验60~90个工作坊。

心理剧培训有相当一部分工作坊体验式成分，一般是面向受训者或预治疗师开设的心理剧团体，开展跟心理剧治疗过程相似的团体治疗程序，但心理剧培训的过程跟心理剧治疗的过程最大的不同是前者在分享环节之后必须进行一个"审视"的部分。审视的目的是分析和评估导演的表现，让受训者或预治疗师得到深层的学习。科勒曼认为，审视的主要目的是提高受训学员的专业技能。❶

（3）心理剧发展困境

莫雷诺是心理剧治疗发展的重要人物和先驱者，他具有超凡的魅力和影响力。科瑞（Corey）说道："我越是学习莫雷诺所倡导的技术，越是发现我所遇到的是一位天才的实践者。说他领先于他的时代还只是一种保守的说法。他以他那梦幻般的视角，创造除了整合情感、幻想和行为的方法。"但正因为莫雷诺实施心理剧治疗的过程是独特的，因此它很难被学习和应用，研学心理剧的书面资料也很有限，大部分是莫雷诺撰写出版的，由于他独特的表达方式，读者很难寻找其内在逻辑，这给读者造成了很大困扰。莫雷诺本人举办的培训数量有限，这给心理剧治疗的传播带来了困难，限制了心理剧治疗的发展。

6.3.5.2 心理剧批判

（1）心理剧理论批判

由于治疗过程的个性化及独特性，关于心理剧系统化的量化研究结果较少，大多数实践者是以自身的思考作为依据用文字记录过程及反思的方式进行研究，缺少可靠的、精确的研究方法。威尔金斯说："心理剧导演们似乎不认为他们自己具有研究所需的技能……我们认为我们的专业技术是创造性、直觉和想象的过程，我们的兴趣在于人类经验，而这些是与研究格格不入的。因此，心理剧治疗常常会面临'有用吗''可靠吗''有效吗'的质疑。但无论如何这些被记录下来的文字，对于想要深入了解心理剧的人群还是有着较大的意义的。"

（2）心理剧实践行动争议

由于心理剧过程的复杂性和特殊性，因此很容易受到争议。例如，有些人会认为心理剧并不遵从自然法则，采用行动的"花招"不适于病人发展正常自然的人际关系；有些人认为"角色"并不是当事人，是人为且虚假的，会带有治疗师主观导向的行为；还有些人害怕行动

---

❶ Paul Wilkins.心理剧［M］.柳岚心，译.北京：中国轻工业出版社，2009：144.

演出会导致患者焦虑和突发精神狂躁。有些心理治疗领域的研究者认为心理剧的情景再现并非当事者主观情感，受到当事人主观分析的控制，不利于心理治疗；有些则认为心理剧治疗缺乏可控的实验性研究，对心理剧治疗效果产生质疑。对此，心理剧治疗研究者海尔夫妇做了心理剧安全性的回应，他们列出了许多证据来证实心理剧不会引发精神病行为以及在有能力的职业者的引导下，"脆弱的"来访者是相对安全的。❶

总之，对心理剧从业人员的严格培训并要求其获得有效资格对于心理剧的安全性至关重要。另外，心理剧治疗方法只是心理治疗的方法之一，它并不是万能的，也有其局限性。心理剧治疗在心理治疗领域的地位也需要研究者的专业学术认知和科研能力的支撑。心理剧的发展需要更多的理论研究和实践探讨，需要更多专业人士的投入与关注。

---

❶ Paul Wilkins. 心理剧 [M]. 柳岚心，译. 北京：中国轻工业出版社，2009：159-162.

6.4

绘画疗法

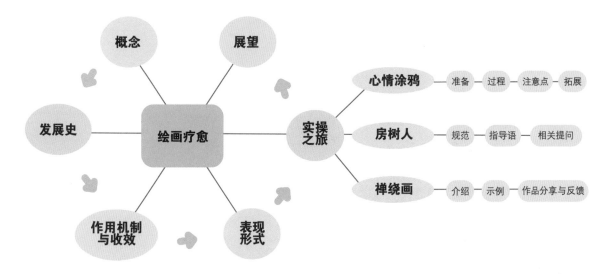

6.4.1 绘画疗法的概念与发展史

随着时代与科技迅猛发展，现如今的艺术疗愈不但涉足音乐、绘画、雕塑、舞蹈、行为、文学、心理剧、游戏等传统领域，更受到新技术的推波助澜，在人工智能、电子数码、虚拟影像、网络游戏等领域推陈出新。

当人们谈起艺术治疗时，最容易联想到的就是绘画，大众对艺术治疗常常狭义地理解为美术治疗或绘画治疗。这三者的英文都是"art therapy"。我们很难从英文翻译上区分到底是艺术治疗还是美术治疗。而美术与绘画也有差别，它们涵盖范围略有不同，美术的范围更广，包含了绘画、雕塑、设计、建筑等形式；绘画则属于美术的一部分。在很多地方，美术疗法常常与绘画疗法通用，是艺术治疗中的一种形式，与音乐治疗、舞动治疗、心理剧等都属于表达性艺术治疗范畴。

英国美术治疗师协会是这样定义美术治疗的：美术治疗是在一位训练有素的美术治疗师的陪伴下，让来访者运用美术材料进行自我表达和投射。被转介给美术治疗师的来访者不需要预先具备美术经验或技巧，美术治疗师主要关注的也不是对来访者的图画给出审美性或诊断性的评估。实施者的全部目的在于促使来访者在一个安全、有推动力的环境下，运用美术材料实现其自身的改变和成长。

美国美术治疗协会对美术治疗的定义是：经历疾病、心理创伤或生存挑战以及寻求自我发展的个体在专业关系下对美术创作的治疗性的使用。通过创作美术作品和对美术作品及其创作过程进行思考，个体可以增加对自我与他人的认识，学会应对各种症状、压力和创伤经历；提升认知能力；享受美术创作所带来的积极向上生活态度的乐趣。

我们可以这样理解绘画治疗：以绘画作为一个非言语的媒介，在训练有素的治疗师、艺术疗愈师或带领者的指导下，进行绘画、创作、互动、分享等一系列活动。患者、来访者或参与者将混乱的心理状态、潜意识压抑的感情、内心冲突通过绘画媒介呈现出来，在这个过程中情绪得到纾解，内心获得满足，从而达到评估、诊治与疗愈成长等效果。

绘画治疗最早可以追溯到史前文明，人类在岩壁上记载生活的简笔图形开始，已经将抒发内心、表达情感与绘画与联系在了一起。然而，大约在19世纪中期，才揭示出绘画或是美术历史对治疗中的影响，逐渐在美术治疗发展过程中，将绘画、精神病学和精神分析的一些理论与概念结合起来，为20世纪40年代的美术治疗专业的出现提供了前提条件。

18世纪中期，人们开始对精神疾患观点有所转变与包容，不再把精神病患监禁起来，治疗和康复机构开始建立。霍根（Hogan）提到人们越发认识到美术在患者心理康复中是有价值的，不是作为"一种纯粹的消遣，而更是作为一种获得自我控制的工具，是精神提升的一种方式"。

19世纪前半叶，以心理学为基础的治疗方法有了发展，包括谈话式心理治疗的早期形式，并出现了"在治疗住院的精神病患者时，将音乐、美术和戏剧作为有效的治疗性表达方法的最初迹象"。德国精神病学家乔汉·雷尔（Johann Reil）1803年发表的论文《心理治疗方法应用狂想曲》概述了一个精心设计的精神病治疗方案，其中"采用了'治疗性戏剧'、劳作、锻炼和美术治疗"。

德国精神病学家和美术史论家汉斯·普林茨霍恩（Hans Prinzhorn）1880~1920年，在海德堡精神病学系主任卡尔·维尔曼斯（Karl Wilmanns）的支持下收藏了来自整个德语世界医疗机构和精神病院5000余件艺术品，主要包括素描、水彩画、粘贴画、纺织物、雕塑品和书法。1922年普林茨霍恩出版了《精神病患者的美术作品》，他把很多收藏作品用作插图，通过艺术的而不是医学的观点来研究和描述精神病患者的绘画，普林茨霍恩给予这些边缘化的艺术形式及其创作者以积极的重新评价。至此，我们看到应用绘画在精神病学与精神卫生保健中具有显而易见的重要作用。

20世纪40年代开始，美国精神分析学家玛格丽特·南姆伯格开创了"美术心理治疗"。英国艺术家兼美术教师阿德里安·希尔是用"美术治疗"一词描述图形创作来治疗实践的第一人，标志着美术治疗正式作为一种心理疗法的产生。希尔与医生兼艺术家的爱德华·亚当森共同推动"美术治疗"的发展。50年代，美国艺术家兼美术教师伊迪丝·克莱曼提出"美术作为治疗"的理念与方法。

南姆伯格是约翰·杜威的学生，深受进步主义教育思想的影响，1914年，她在纽约创办了一所儿童学校，1920年，南姆伯格邀请姐姐凯恩（Florence Cane）担任美术教师。在儿童美术教学中，凯恩依据儿童年龄来提供不同的美术材料，让他们自由选择绘画主题，自由创作，尝试运用涂鸦、自由联想等技术触及儿童无意识、触发他们的想象力。受到凯恩美术教学法的启发，南姆伯格将自发的美术创作视为一种释放无意识的手段，并将其引入学校的儿童心理咨询与治疗工作。20世纪40至60年代，南姆伯格发表了一系列颇具影响的著作，如《将有行为问题的儿童和青少年的自由美术表现作为一种诊断与治疗方式的研究》(*Studies of the "Free" Art Expression of Behavior Problem Children and Adolescents as a Means of Diagnosis and Therapy*，1947年)、《动力取向的美术治疗》(*Dynamically-oriented Art Therapy*，1966年)。在这些著作里，南姆伯格基于弗洛伊德的无意识与压抑理论，将精神分析疗法的理念与技巧融于实践，提出了精神分析取向、注重个体内在动力学的美术治疗方法，被称为"美术心理治疗"。

希尔毕业于美术学院，在1938年有一段住院经历，期间以作画来帮助自己康复。病愈后受聘于一家疗养院，希尔发现，美术不仅能培养长期住院患者的艺术欣赏能力，而且能有效缓解生理与心理痛苦。希尔于1942年提出"美术治疗"的概念。较之南姆伯格，希尔重视如下两方面的治疗要素：一是美术本身的治疗特性，在这一点上，他认可英国著名美术教育家里德（Herbert Read）提出的"美术具有不可估的力量"的观点；二是治疗者的积极作用。希尔指出，治疗者指导病患进行美术创作，不是为了分析或作为精神分析疗法的辅助，而是为病患提供独特的机会，让其隐藏的心理矛盾转化为意象。希尔的方法虽不直接源于精神分析，但多少也受到了精神分析的间接影响。

此后，希尔同亚当森一同将"美术治疗"的工作方式引入精神病院。亚当森医生在医院从事了30多年的艺术治疗实践工作，指导病患创造了约六万件作品，包括绘画、陶瓷、雕塑等形式。由于所作的杰出贡献，亚当森后被誉为"英国艺术治疗之父"。

克莱曼成长于维也纳，1938年移民美国，她有过几段长时间的美术执教工作。1958年，出版专著《儿童团体中的美术治疗：对美术治疗在威尔特维克男童学校治疗项目中的作用的研究》（*Art Therapy in a Children's Community: a Study of the Function of Art Therapy in the Treatment Program of Wiltwyck School for Boys*），提出"美术作为治疗"的理念与方法。克莱曼的实践工作是依据弗洛伊德的升华理论，重点并不在于与无意识进行深层工作，而是注重发挥教师、治疗师、艺术家的角色，鼓励当事人进行美术创作，并与之交流创作过程与作品，帮助当事人获得内心提升。克莱曼指出，"美术作为治疗"不能完全代替心理治疗，只能用作其辅助。1973~2005年，克莱曼任教于纽约大学，负责该校的美术治疗研究生项目，使得美术治疗理念与方法得以更广泛的传播。

自从弗洛伊德创立精神分析以来，有关无意识、自由联想、投射、移情等精神分析理论开始应用于心理治疗案例，对患者的绘画创作和艺术作品进行分析与诠释。包括卡尔·荣格的集体无意识、积极想象、原型、象征等理论对早期的艺术治疗或绘画心理治疗的影响都是巨大的。其后，绘画在梅兰妮·克莱因（Melanie Klein）、唐纳德·温尼科特（Donald Winnicott）、马里昂·米尔纳（Marion Milner），以及艾丽丝·米勒（Alice Miller）等人临床工作中都发挥了重要作用。

20世纪60至90年代，美术治疗进入发展的黄金期，在欧美等发达国家成长为一项专业化的心理服务。1961年创办的《美术治疗公报》是美国美术治疗行业第一份专业期刊，后更名为《美国美术治疗杂志》。1964年成立的英国美术治疗师协会是当时最早的专业协会。1969年成立的美国美术治疗协会发挥着指导与监管职能；为注册治疗师评定级别；颁布了相关伦理准则；对美术治疗实践中的各项事宜作出明确规定。

美术治疗所依据的理论框架随着心理治疗理论体系的扩展日渐丰富并呈现出多元化的趋势。实践形式也从一对一到各类团体，再到家庭结构内的应用等，适用人群越来越广。与此同时，美术治疗的应用领域也在相应拓展，开始以普通大众为对象。这方面最早的实践者是美国美术治疗师珍妮·雷恩（Janie Rhyne）。20世纪70年代，雷恩将格式塔疗法的理念融入美术治疗，创立了格式塔美术疗法，倡导以美术创作活动来丰富普通人的生活经验、提升他们的生活品质。雷恩的理念与方法对美术治疗的发展有着特殊的意义，表明了美术治疗既是一种心理治疗形式，同时也是心理预防与保健的有力手段。同期，美术治疗作为心理治疗辅导手段被引入学校教育。20世纪末，卡尔·罗杰斯的人本主义也深深影响着绘画治疗的发展。这些过程演变象征着美术或绘画疗愈之雏形的初具。

美术治疗的产生与发展，受到了心理学、教育学、艺术学、社会学等诸多学科和哲学思潮的极大影响。进入 21 世纪，美术疗法与其他艺术疗法在实践中的交互对话，使得"表达性艺术治疗"应运而生，美术治疗趋于整合（图 6-4-1）。

史前文明
人类在岩壁上记载生活的简笔图形开始，已经将抒发内心、表达情感与绘画联系在了一起

18 世纪中期
人们越发认识到美术在患者心理康复中是有价值的，不是作为"一种纯粹的消遣，而更是作为一种获得自我控制的工具，是精神提升的一种方式"

19 世纪前半叶
心理学为基础的治疗方法有了发展，包括谈话式心理治疗的早期形式，并出现了"在治疗住院的精神病患者时，将音乐、美术和戏剧作为有效的治疗性表达方法的最初迹象"

20 世纪 60 年代
美术治疗进入发展的黄金期，在欧美等发达国家成长为一项专业化的心理服务并创办期刊

1964 年成立的英国美术治疗师协会，是当时最早的专业协会。1969 年成立的美国美术治疗协会，发挥指导与监管职能

20 世纪 50 年代
伊迪丝·克莱曼提出"美术作为治疗"的理念与方法

20 世纪 40 年代
玛格丽特·南姆伯格开创了"美术心理治疗；阿德里安·希尔开始用"美术治疗"一词描述图形创作。标志着美术治疗正式作为一种心理疗法的产生

西格蒙德·弗洛伊德开创的精神分析与卡尔·荣格的分析心理学理论对早期绘画心理治疗影响巨大。其后，梅兰妮·克莱因、唐纳德·温尼科特、马里昂·米尔纳、艾丽丝·米勒等，绘画在他们的临床工作中都发挥了重要作用

20 世纪 70 年代
珍妮·雷恩将格式塔疗法融入美术治疗，此时美术治疗不单只是心理治疗形式，也是心理预防与保健手段。同时，学校教育引入美术治疗作为心理治疗及辅导

20 世纪末
卡尔·罗杰斯的人本主义也深深影响着绘画治疗的发展。象征着美术或绘画疗愈雏形初具

21 世纪
美术疗法与其他艺术疗法在实践中的交互对话，使得"表达性疗法"或是"表达性艺术治疗"应运而生。美术治疗趋于整合

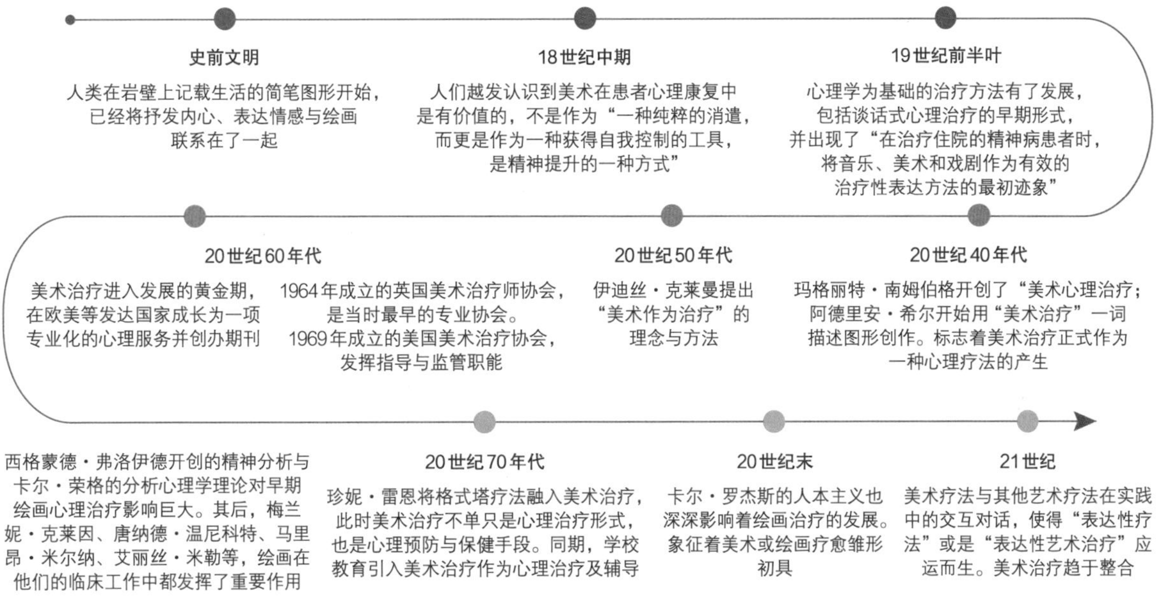

图 6-4-1 绘画疗法发展史

6.4.2 绘画疗法的作用机制与收效

6.4.2.1 作用机制

人们在绘画过程中比较放松，对抗与防御较低，是一个容易视觉化潜意识的过程。不知不觉中流露出的压抑情绪、潜藏的动机、观点与愿望，都有可能投射在绘画作品之上。画者脑海中冒出一个个没有联系、没有逻辑的片段与想法，在创作过程中自由联想，早年记忆中被忽略的信息绕开心理防御，通过非言语的工具跃然纸上。绘画作品与创作过程一方面具有真实、直接呈现的特点，另一方面也因为再次加工而具有重建与疗愈的作用。我们所熟悉的"画树""画人""房树人"测试便是利用了投射机制，既是一款心理测量工具，也是心理治疗工具，适用广泛。

就像精神分析作为谈话治疗，将压抑的情感与混乱的思绪，以及矛盾的内心冲突这些未被意识到的内容进行沟通，就会获得治疗效果。而绘画疗愈过程，是将早年未被触发的创伤、冻疮，以及混乱的、无法言说的、抽象的、无形的、非理性的情绪和情感，用绘画的方式展

现在纸上或其他媒介上，通过治疗师、疗愈师的观察、倾听、分析、互动，获取足够的信息，这是一个表达与整理的过程。当然，如果没有后面专业的分析，只是前半部分把压抑部分通过绘画表现出来的工作，就已经具有一定的疗愈功能，因为这个过程本身就是一个抒发与疏泄的过程。很像小说家、诗人、画家、音乐家通过文字、图像和音符这些具有象征与凝缩的符号，表达创作者内心的情感、想象、经历与故事。在艺术治疗之领域存在两大观点，一是艺术创作即是治疗，即透过创作的过程，缓和情感上的冲突，提高当事人对事物的洞察力或达到情绪净化的效果；二是把艺术作品应用于对心理状态的分析，对作品产生的一些联想有助于个体维持个人内在和外在经验的和谐，使人格获得重整。艺术疗愈同样关心个人的内在体验，因此，使用何种方式、内容与过程中的想象十分重要，每个部分都有可能反映出个体人格发展、个人特质和潜意识内容。绘画疗法使人与人之间多了一种言说以外不一样的"语言"，为理解人们内心世界增添了多元视角。

人在经历创伤、受到强烈刺激时，脑区功能受到直接影响，大脑印记发生变化，及时且得当的心理干预与治疗工作非常重要。左半脑通常称为理性脑、逻辑脑、抽象脑、学术脑，发展语言功能；右半脑通常称为感性脑、艺术脑、创造脑，发展情绪功能。右半脑对非语言与文字进行加工解码，运用绘画或图像来表达感受，对由情绪引起的症状与疾病具有治疗意义。当人处在积极愉快的情绪中，一般思维与行动力也会增强；而处在负面情绪中，认知与思维就会变窄。

从一个细胞、一个胚胎，到一个呱呱坠地的婴儿，生命一经诞生，艺术也就随之诞生。我们打开身体感观，去感知、触摸、认识这个精彩纷呈的世界。约翰·格拉汉姆-玻尔（John Grraham-Pole）曾提到艺术治疗有两个简单的前提基础：艺术是我们知道的最强大的治疗力；每个人心中都住着一位艺术家和一位治疗师。生命的孕育与发展过程，就是无尽创造的过程。我们将正念、觉观、冥想、想象带入绘画创作过程中，专注且不加评判地聚焦于当下，其实这就是绘画的本来面目，绘画作为一种视觉传达艺术，它的存在本身就具有直观的力量。人与绘画的关系，就是相互哺育滋养的关系，绘画表现的同时，生命就开始在绘画中新生，人们在创造美、经历美的过程中，调养身心，生发潜能。绘画作为一个媒介，给予身与心整合的机会。

6.4.2.2 "树"的隐喻

我们用"树"的修复过程隐喻"绘画疗法"的治愈过程（图6-4-2）。

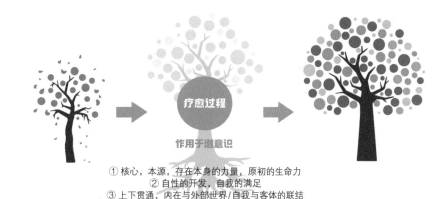

① 核心，本源，存在本身的力量，原初的生命力
② 自性的开发，自我的满足
③ 上下贯通，内在与外部世界/自我与客体的联结
……

图 6-4-2　树的修复与绘画疗愈过程

一棵树，从种子开始，进入土壤，生根、发芽、长成苗，一年一年地生长。我们根据来判断树的年龄，越是苗壮的树，它的根系越发达，树干越粗壮。通常树有多高，扎根就有多深。当一棵"成年树"长成以后，经年累月，枝叶交错，树冠逐渐形成。树叶随着四季交替而变化，秋冬气温下降，严寒冰冻干涸，落叶凋萎；春夏气温回升，阳光雨水充沛，树冠繁茂。根系就像心理疗愈师掌握的理论基础（作用机制），涉猎领域越广，根系吸收到的营养（支持）也更为丰富多元。树干是一个输送渠道，起到承上启下的作用，在一定程度上，我们也从树干（如树皮、树疤、高矮粗细等性状）看出一棵树的健康程度。我们也会找到一棵树的正中、树的核心，这是树从胚胎里带来的原初的能量，是生命的源头（元心的位置不一定是在树具体的哪个位置，树作为古老的生物，有其神奇的存活奥秘，这里指代的是精神力量或存在的核心）。有了这个内核，向外扩展，岁月逐渐丰厚了整棵树的样貌；树枝、树叶形成的树冠，就好像经由"内在"培育（疗愈）加上"外在"环境合力影响之后收获的成果（不同层面的收效），有的树只有树叶，有的树会开花结果。树冠是枝繁叶茂郁郁葱葱，还是槁木死灰稀稀落落？在投射理论中，看"树"即看"人"。一棵树长得是否健康，培育（疗愈）工作做得怎么样，都可以从这棵树的精神面貌观出端倪。

绘画疗愈直接作用于人们的潜意识，将从根茎吸收来的养分经过树干通道（疗愈过程）输送到树冠，从树冠即可看到疗愈所带来的收效（疗愈收效，后面章节进一步展开）。基于前面说到的作用机制，我们看到绘画疗愈直达人们内心本源，唤醒复元力，修复创伤，发展自性。

6.4.2.3　绘画疗法的收效

树冠象征着绘画疗愈后的效果（图6-4-3）。

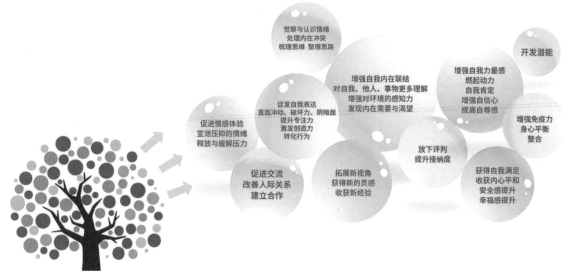

图 6-4-3　枝繁叶茂的树冠象征着绘画疗愈后的效果

6.4.2.4　艺术疗愈的系统生态观

天地之间，人类只是宇宙万物中的一粒尘埃、生态链中一个微小生物。除了我们赖以生存的地球之外还有其他星球、太阳系、银河系等。自我对应世界，就如整个未知宇宙中的微观宇宙。艺术疗愈中的"系统生态观"是"宇宙观""生态观""人文观"三观的统整，较原来传统意义上的三观"世界观""价值观""人生观"而言，可能是一个更宏大的发展视角。艺术疗愈的三观，旨在认识到自己的渺小与卑微，对万物存有敬畏之心，尊重自然，尊重内心，内外交互，探索与发展自性，获得身心平衡。疗愈师与体验者的相遇时刻，犹如一个丰富的宇宙对应一个不同的宇宙，相互作用，整理着非言语的混乱磁场，扩展意识，一点一点把握着节奏与秩序（图6-4-4）。

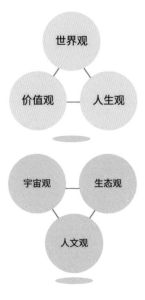

图 6-4-4
艺术疗愈对感观的拓展

6.4.2.5　绘画治疗与绘画疗愈各有侧重

（1）目的不同

绘画治疗是受过专业训练的艺术治疗师或心理治疗师设计治疗方案，通过手绘图画和视听等多种方式与心理疾病患者进行工作，以达到释放情绪，改善病理现象，调节心理与行为的目的。而绘画疗愈是更为个体化的一种心理疗愈方式，以绘画深入潜意识，并不一定针对病理性的部分，更多针对自我发展的需要，实现自我理解、自我调节、自我悦纳，开发生命意识与潜能。

（2）作用对象不同

治疗是治疗师对患者进行治疗的过程，治疗师面对个体或团体开展专业工作；疗愈可以是自己对自己进行工作，也可以是疗愈师针对个体或在群体中开展工作，主要是对自我意识的拓展。

（3）人群不同

治疗是针对有治疗需要的患者或部分功能缺失的特殊群体，如针对精神疾病患者，情绪不稳定、焦虑、恐惧、抑郁、注意力不集中、有幻觉、妄想等精神病性的症状，以及有自伤自杀危险行为的；长期受到进食障碍、心理创伤、物质滥用困扰的；还有一些慢性疼痛、睡眠障碍、多思多虑、丧失自我、缺乏自信、低自尊、影响日常生活与社交功能的，都可以采用艺术治疗。

而疗愈的受众范围更广，几乎不受地域、文化、语言、年龄、职业等的影响。健康人群细分为大学生、中小学生、教职员工、学生家长、企事业管理人员、部门员工、社区人群、白领青年等。根据需要开展个体、伴侣、家庭、小组等不同类型、不同质性的团体形式治疗。

（4）功能不同

绘画治疗能够改善紧张、焦虑、抑郁等的情绪，帮助稳定情绪，促进精神疾患康复；促进语言的发展与认知功能的改善；调节内在冲突；改善某些破坏、损害性的病理行为；改善人际关系包括家庭关系；帮助恢复学习、工作、生活等社会功能。绘画疗愈的功能不限于以上描述，更多聚焦于自我探索，提高自我意识与自我调节能力；补充精神能量，增强生命活力；获得内在平和与自在；提升自我价值感与幸福感；保持身心平衡，获得自我满足。

6.4.3 绘画疗愈的表现形式

6.4.3.1 自由绘画

专注于绘画本身，在创作过程中得到放松、疗愈与成长（图6-4-5）。

① 涂鸦：带领者结合参与者的需求、心理困难、迫切需要解决的问题，针对难以言说的情绪与感受，引导其随意涂鸦，内容不受限制，自由且尽情地表达。

② 与自性探索相关的绘画：曼陀罗（图6-4-6）。

③ 与正念、冥想相关的绘画：禅绕画、禅陀罗、数字油画等。

6.4.3.2 主题绘画

① 普通主题绘画：树木、"房树人"、自画像、家庭图等。

② 特殊主题绘画：童话故事、动物、异性、烦恼、梦等。

6.4.3.3 完形绘画

给出一些线条、点、图形、图案等让来访者自由补充。

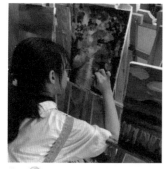
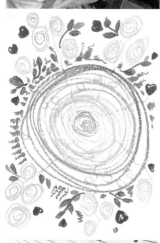
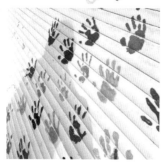

图 6-4-5　涂鸦与自由绘画

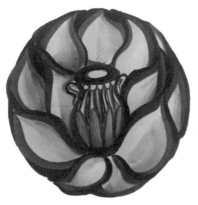
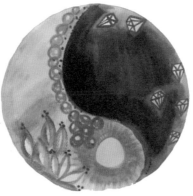
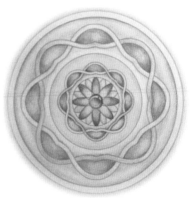

图 6-4-6 曼陀罗绘画

6.4.3.4 故事绘画

①故事图：引导积极想象，叙事对话，分四格或九格故事图，多为成长与发展主题。

②为文字配图：插画、手帐本等。

6.4.3.5 连续绘画

叙事性连环故事创作，适用于周期或在一段时间里连续进行。

6.4.3.6 合作创作（或叫联合创作）

小组成员共同全力完成一幅作品。

6.4.3.7 接龙绘画

由参与活动的成员轮流补充绘画，最终完成一幅作品。

6.4.3.8 绘画衍生、材料拓展、与其他媒材的组合创作

①利用纸质品、布艺、树叶树枝、泥沙等物件作为立体材料，呈现绘画的多样性，从平面拓展到三维立体空间（图 6-4-7 ~ 图 6-4-9）。

②以既有图画作品或摄影作品为底图，在原来的画面上拓展想象

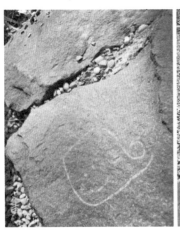
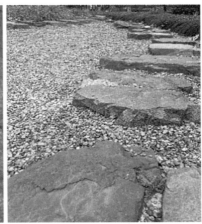
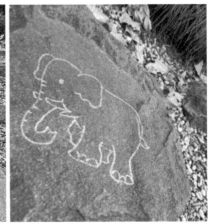

图 6-4-7 利用自然与景观为素材的环保粉笔画

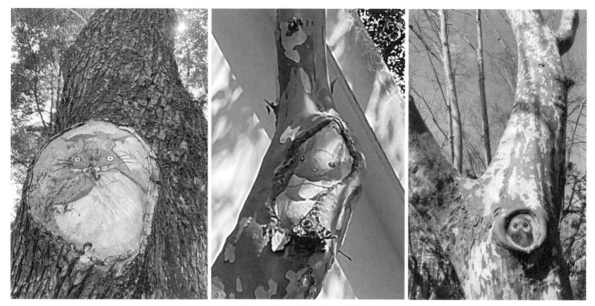

图 6-4-8 利用树疤填充物进行创作的树洞童话

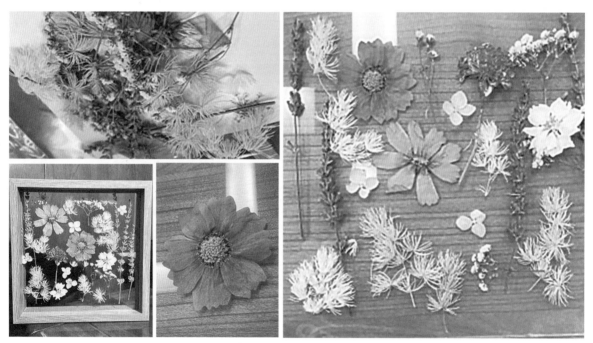

图 6-4-9 整理干花枝叶创作的拼贴画

与意识，进行再绘画，创作为新的混合式作品。

以上这些形式都是表达性绘画，自主性强，自由表现空间大。另外，学习绘画的过程、临摹喜爱的原作、以不同的绘画技术或创新方法对原作进行再创作、美育熏陶、看画展等，都可纳入绘画相关的疗愈方式。

6.4.4 绘画疗愈实操之旅

6.4.4.1 心情涂鸦

（1）议题引言

在生活中，我们常常留意到的是一个人的行为或发生了什么，很容易忽略导致这个行为的前提，这个人的内在发生了什么，他/她是怎么想的，情绪和情感是怎么样的，才会发生这样行的为？在认知—情绪—行为链中增加觉察。

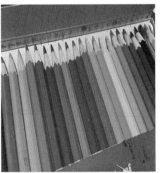

（2）疗愈目标

带领个体识别内心中的情绪，用色彩与线条等非语言的绘画要素表达，对内在情绪觉察、识别、命名，经由表达得以宣泄，触发理解与接纳，将潜抑的情绪意识化。活动末尾鼓励相互交流，通过分享与反馈，为整理内在心理过程增色。

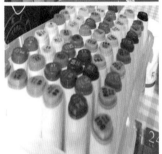

（3）参与对象

中小学生、高校学生、成人团体、老年群体等，也包括一些特殊人群与住院患者。

人数：一对一个体；小团体6～12人；大团体30～40人。

形式：线下或线上均可，线下更适宜互动与观察。

（4）媒材准备

①个体：1张8开或A3大小的白纸（有一定厚度为佳）；一套12色及以上的彩色笔（油画棒、彩铅、蜡笔、马克笔、水笔、颜料等）（图6-4-10）。

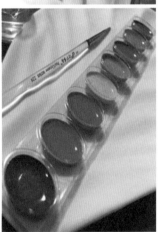

②团体：纸张同上；每人一套或两人共用一套12色以上的彩色笔，尽可能使每一位组员获得自由且充分选择的可能性。

（5）具体实操

此案例我们以18～22岁20人的青年团体为例，男女不限，随机分为5个小组，每组4人围坐一张桌子。也可按3～5人为一组，近乎均衡地分成若干小组（表6-4-1）。

表 6-4-1　绘画疗愈流程

流程	步骤	内容
1	暖身活动	调整身姿，练习呼吸把注意力聚焦到当下
2	创作过程	依次引导对"惧、怒、哀、乐"的想象、感受与创作
3	分享与交流	从两人组到小组到大组，逐步向外发散分享
4	结尾	总结过程，反馈心理学原理

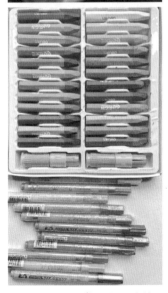

图 6-4-10　常用绘画媒材

1）暖身活动

引导语：今天我们将会进行一场与身心有关的活动，运用绘画的方式，帮助我们看到自己的心情，进而理解正在发生着的情绪，尝试与情绪共处。

首先，请大家看一看放在面前的工具，再看一看身边的同伴，你们可以用自己的方式彼此打个招呼，在这节课中，你们将会相遇。

现在，让我们伸展身姿，稍作调整，做几个深呼吸后，就可以开始绘画了。

请大家找到一个让自己舒适的姿势，安安静静地端坐一会儿（注意语速放慢）。缓缓地闭上眼睛，将双手自然地分别放在双腿上，感觉双脚稳稳地踩在地上。请大家将注意力放在呼吸上，留意空气从鼻腔吸入、进入喉部、胸腔，再到我们的腹部，停留一会儿，再缓缓将气息用嘴慢慢地吐出。这样的深呼吸，我们进行三次。吸气的时候，腹部是鼓起的；吐气的时候，腹部慢慢地瘪下去。用内在的眼睛，看着空气被我们吸入，自上而下，保留一会儿，再自下而上地在肺部走一圈，慢慢吐出。我们可以真切地感受到自己此刻正坐在这个教室里。深呼吸以后，慢慢地调回到正常的呼吸，再慢慢将眼睛睁开，环顾一下周围，适应一下光线（约5分钟）。

2）创作过程

触摸一下我们面前这一张A3尺寸的绘图纸，以及今天所要用到的彩色油画棒。经由触摸，仔细地看一遍他们的排列、他们的颜色。接下来，我们会在画笔中选择需要的颜色，在纸上进行涂鸦。

现在，向大家介绍喜、怒、哀、惧这四个我们基本的情绪，也是我们常见的情绪。想象一下，当我们遇到困境而不得不停下脚步，大家可能也会有一些比较相似的感受，有时情绪出现得很复杂，它并不是单一出现在我们的身体里，而是有可能轮番登场。

①恐惧

恐惧来自我们对于危险的担心。它突如其来，我们难以防备，是一种无法驾驭和不能摆脱某种可怕或危险情景时出现的情绪体验。我们想象一下，当疾病或灾难来临时，你会害怕、恐惧和担心吗？最近一年、一个月里，有没有一些事情激起了我们"恐惧"的情绪。你害怕、恐惧时的感觉是怎么样的？身体反应是怎样的，在干什么，或是打算去做些什么？此刻，请带着这个感觉，在所有颜色的笔中，挑选一支最接近这种感觉的颜色，将它拿出来。

握好笔，闭上眼睛，将这种感觉，直接画到纸上。怎么开始都可以。怎么使用这支笔都交给你的情感。怎么涂抹、画多大，什么线条，都可以。不用睁开眼睛，不用考虑布局和画成什么样，有没有画出白纸的区域，都没有关系。没有标准，放下内心中的评判，这并不是比赛和考评，请用5分钟的时间，尽情去挥洒。（5分钟以后提示）你可以不停地画，也可以休息一下再画。如果觉得没什么好画了，也请先不要睁开眼睛，在这样的感觉中待一会儿，将注意力拉回到我们正在说的"恐惧"上来，再给我们一些时间，与这个词待一会儿。当然，如果你感到不舒服，不能耐受这种感受，也可以停下来；如果这个耐受已经超出了你所能承受的范围，请及时举手示意我，或是告诉你身边的伙伴，我会来到你身边，请放心，这个过程是安全的。

（作画约5分钟后）请大家慢慢停下对"恐惧"的涂鸦，慢慢放下笔，把它放在笔盒的一边，先不要放回笔盒中。我们可以拿起这张纸，近距离和远距离地看一看，认识一下，刚才你所绘出的有关"恐惧"的样貌。此刻，你有一些什么想法和感受吗？如果有，请与他们待一会儿（大概1~2分钟）。通常在这样的情绪下，我们会本能地会退缩、逃跑，也可能激发我们迎难而上，去挑战，去寻找方法、寻求策略。在"恐惧"的影响下，会派生出一些行为，比如说外出戴好口罩、回家赶紧洗手、做好日常消毒等，这些反应都是我们保护自己策略。"恐惧"会让我们更具行动力，这个情绪会起到保护我们的作用。

②愤怒

"怒"是由于事物或对象再三的妨碍和干扰，使个人的愿望不能产生或达到，在发生与愿望相违背的情景时，生气与紧张的感觉逐渐积累而产生强烈的情绪体验，强度与力度都很大。此时，让我们来试着与"愤怒"情绪相连接，给自己1分钟的时间，睁着眼或闭上眼都可以，想象唤起这样的感觉是因为一件什么事？一个什么人？还是一样特殊的物品？它对我们的冲击很大，怒不可遏，请体会这样的情感张力。如果有，就与这种感觉待一会儿，它可能会引起你的不适，但请你了解，此时你是安全的，你并不会破坏什么东西，只需要去感受就可以了；如果你从来也没"愤怒"过，请想象一下，你曾见到过的愤怒的情景，别人发怒时的情景，用内在的眼睛看向那个人，去感受他/她发怒时的感受。

握着笔，闭上眼睛，带着这个感觉，直接画到纸上，怎么开始都可以，把主动权交给你的笔，它知道走向何处，画多大，什么线条，你的手和笔说了算。让它尽情地去发挥。放下你心中的评判，我们依然有充足的时间去撒泼。（2分钟以后提示）你可以继续画，尽情画，直到不想再画了；也可以休息一下，继续再画。如果觉得没什么好画了，也请先不要睁开眼睛，在这样的感觉中，再待一会儿，将注意力放到我们正在体验的"愤怒"上来，再给我们一些时间，与这个词待一会儿。当然，如果有任何超出想象的不适感，你无法耐受时，可以及时呼唤我，或是告诉你身边的伙伴，我会来到你身边，请你相信，此刻，你是安全的，不会受到伤害。

（5分钟后）请大家慢慢停下对"愤怒"的涂鸦，慢慢放下笔，把它放在笔盒的一边，先不要放回笔盒中。我们可以拿起这张纸，近距离或远远地再来看一看，认识一下你所绘制的"愤怒"是什么样。我们的画面上现在已经有两种颜色了，不同的姿态与造型，可能他们已经交汇在了一起，也有可能他们分开很远。此刻，你会有一些新的感受吗？如果有，请与他们待一会儿（大概 2 ~ 3 分钟）。

③哀伤

那些我们喜爱的、热爱的对象，它们消失了，遗失了，关系破裂了，期望幻灭了，这时产生的是与丧失相关的情感体验。人的一生总会经历或多或少，或大或小的丧失：遗失了一支笔，对 A 同学来说，只是一支上周才买的笔；对 B 同学来说，可能是他收到的珍贵礼物，礼物背后一个动人的故事。同样是一支笔，对于拥有它的人，可能会是不同的心情。生老病死，人之常情，有时，我们准备好了面对；有时，我们猝不及防。还有很多人、事、物、机遇，在我们身边匆匆而过，此时的你，是怎样体验这个情绪的呢？联想到了什么？曾经有过面对和处理丧失、遗憾、悲伤、哀伤的经历吗？

这个话题难免有些沉重。此时，也请你挑选一支笔，这个颜色能表达你心中的悲哀与郁闷。在纸上尽情去画吧，把所有有关这个词的情感都流淌到纸上，一吐为快（有了前面两次绘画的经验，我们不再多加提示，只是静静地等待，让绘画者有充分地时间去呈现）。

（5分钟后）请大家慢慢停下对"哀伤"的涂鸦，慢慢放下这支笔，把它也放在笔盒的一旁。我们拿起这张纸，放近处、放远处，再来看一看，挨个看看"恐惧""愤怒""哀伤"的样貌，以及他们在一起的感觉。也让我们感受一下此刻（1 ~ 2 分钟）。

④快乐

快乐是如何发生的？实际上"快乐"这种体验跟我们个体的内在需求是否被满足相关联。如果我们的内在需求被满足，就会有快乐欣喜的体验。

抛开糟心事，此时，你连接到的"快乐"是什么样的呢？也许有些同学还没有从前面的情绪中出来，没关系，等一等，让我们花一点时间来回想一下你的"快乐"，你的甜蜜的时光。闭上眼，让这个情景慢慢浮现出来（语速放慢），越来越清晰，心情慢慢地欣快起来。此时，脑海中也会出现一个颜色，它代表着你心中的喜悦与欢快，把它从笔盒中选出来。依然闭上眼，尽情地去画，尽情地在纸上吹着小调，飞扬你的心情。心有多大，空间就有多大。你有充足的时间去描绘这份快乐，让这个感觉延绵不断。有谁在你的故事里与你一起享受着这份快乐？

（5分钟后）请大家慢慢停下对"快乐"的涂鸦，慢慢放下这支笔，把它也放在笔盒的一旁。我们拿起这张纸，放近处，放远处，再来看一看，挨个看看画在纸上的这些情绪。有"恐惧"，有"愤怒"，有"哀伤"，有"快乐"，五味杂陈。细细地体味它们（1~2分钟）。

⑤再加工

接下来，我们还是用这四支笔，为刚才的作品进行再加工。这一次，我们全程睁着眼睛，在你需要的地方，用需要的颜色，进行后期加工，使这幅作品更接近你现在想要呈现的样子。你有足够的时间去丰富这幅作品。无论满意与否，你都看一会儿此时你的大作，转动它，从任何一个角度去欣赏它。我们大约有5分钟的时间，大家可以慢慢创作。

⑥修饰

当你觉得差不多的时候就可以停下来了，看看笔盒中剩下的颜色，还有你想用的颜色吗，可以将它取出，对作品进行最后的修饰。这些颜色是什么心情呢？比如不同层次的快乐，也可能是羡慕、妒忌、厌恶、悔恨、羞耻等复杂而奇特的感觉，也可以是一闪而过的灵感、花絮。任何可能都可以展现在你的创作中。

⑦结束

（5分钟后）在作品上签上你的名字、今天的时间。慢慢地放下笔，静静地坐一会儿。此时，我们的作画环节就到这里（图6-4-11、图6-4-12）。

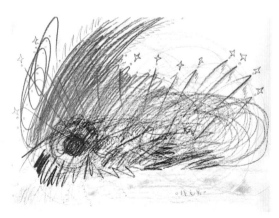

图6-4-11　"心情涂鸦"作品示例一《炸毛鬼》

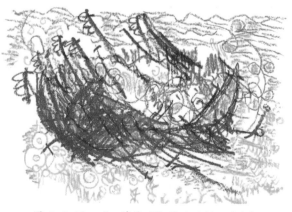

图6-4-12　"心情涂鸦"作品示例二《船》

3）作品分享与交流

①邻座的两位参与者组成两人小组（A—B组和C—D组），相互交流刚才的创作过程中的感受、想法、联想、故事等。C—D组流程参照A—B组（交流时间每人约5分钟，总体时间10～15分钟）。

交流话题参考：

第一轮：A先表达在B的作品中看到了什么？有什么感受、联想、观点或疑问；再由B向A介绍自己作品的主题与命名、作品中的故事、创作中/创作后/分享时B分别有些什么感受；对感到有兴趣或特别的部分可继续交流。

第二轮：A与B交换角色，分享讨论。

带领者邀请讲述者与倾听者多花一点时间，注重此时此地正在发生的情感与情境，真诚、耐心地去经历彼此带来的故事。

②回到四人小组中，大家可以自由交流刚才听到的故事、经历与感受（交流时间10～15分钟）。

③回到大组，带领者邀请若干自愿分享的参与者在大组分享体验过程，也可以在获得小组成员的同意后分享小组里的故事与收获。

4）结尾

①带领者总结

今天的"情绪涂鸦"让大家抛开理性分析，直接用绘画的方式来表达自己的情绪；认识四种基本情绪，了解从认知到行为结果，情绪在其中扮演着重要角色；通过自己各阶段的创作，看见情绪相互之间的联系，自己与情绪的关系，整理有关情绪的故事；回溯、分享、倾听、反馈，增进与同伴的交流，以及对自我理解（图6-4-13）。

重要的一点：情绪，是能够被看到的。

②感恩

带领者向全情投入的参与者表达感谢，也邀请每位参与者向自己表示感谢与欣赏。

③整理工具

带走自己的作品。

图 6-4-13　情绪治愈过程的简化演示

（6）变式应用

1）提供一个图形

①与身体整体有关的主题

画一个站立的"人形"轮廓。可以将表达基本情绪的颜色，涂在自己感受最强烈的部位；观察线条、面积、表现的方式；分享有关身体、健康、疾病、创伤、成长方面的联想与故事。经由绘画表达与讲述整理，获得安抚与接纳，生发积极的内在力量。

②与身体局部有关的主题

画一只或一双"手"的轮廓。同样，应用"情绪—颜色心理反应"，探索内在心理状况，缓解压力，获得心灵疗愈（图6-4-14）。

③对于颜色与形状结合的议题可以有更广泛的拓展

比如当我们在讨论家庭议题时，可以选择"房屋"的外形，象征性地去表达房子的温度；当我们在讨论一个重要他人时，我们可以想象一件与这个人相关的物件，将情感与情绪投射在这个物件上；当"二孩家庭"开始成为普遍现象，我们与孩子中的老大或老幺工作时，可以将涂鸦的对象设为兄弟姐妹。我们可以利用投射与象征化的原理，将天气、动物、植物、某一段特殊的时期等抽象的图形作为绘画与自由想象的对象，与来访者在无意识开展内心疗愈工作。

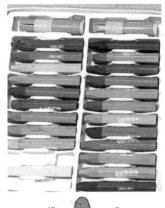
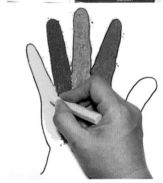

图 6-4-14
涂色《手》来处理内在情绪

2）如果笔材有限，我们也可将涂鸦改为仅使用一支笔

如果仅有黑色水笔也可以；建议使用2B~4B铅笔。在引导语中，我们可以将对"颜色"的表达，改为用不同的"线条"进行表达。线条的力度、粗细、快慢、认真度、弧线直线虚线、点线面的构成的相互关系等，通过投入的表达、仔细的观察、向内的觉察，以及真诚地分享与反馈，都可以达到认识和解读自己情绪的目的，进而对意识化的情绪与行为进行调适。

3）可将原示例教案中提供"1张A3纸"变式为提供"4张A4纸"

参与活动的每个人将拿到4张白纸，每张纸上只画一种情绪颜色，在涂鸦后逐一加工，完成每一幅情绪作品。创作完成后，会获得4张作品。绘画者在分享时，可挑选其中的一幅进行分享。分享者可能会感受到讲述的自由度与安全感有所增多，以及有意识地觉察到自己不愿分享（回避）的议题（图6-4-15）。

如果在一对一的个案交流中，我们可以在创作过程中加入个性化有针对性的引导，与来访者内心更深层次进行碰撞。在团体活动或团体辅导中，需要带领者更关注团体的进程与场域动力，考虑到参与者的隐私。个人化的分析不宜展开过多，点到即可，将着眼点放在"过程中"，而不仅仅是结果上。

（7）注意事项

1）活动工具

四人小组围坐一张桌子，为每位组员准备一张A3白纸或4张A4白纸，以及一套12色的油画棒。如因材料有限，需要两人共用一套彩笔时，带领者需增加一个敏感度，即每人一套笔与两人共用一套笔的不同之处。例如，当两人同时需要同一支笔的时候，就会发生选择决策与人际互动，内在自我与社交心理会随之发生变化。这个环节上似乎设下了一个小伏笔，为组员提供了一个可供觉察的点位，也可以说是一个细节小挑战，为交流环节增加了谈资。

2）团体成员

招募来的小组成员可能相互不认识或不熟悉，这样有利于个体独立且专注地在活动中自由发挥，减少因人际因素发生的防御与干扰。当然，我们也常常会在某一部门、某一班级进行活动，相互之间熟络也并不妨碍活动开展。任何事物都有其两面性。参与者可能也会因为有熟悉的伙伴在场，受到鼓励而激发灵感。另外，还会遇到乐群的伙伴常常也会给团体中会带来积极影响；怠惰消极的成员也不可避免。带领者以充分的估计和开放的态度，接纳当下的发生，是做艺术治疗或艺术疗愈活动的人格基础。活动中如遇出乎意料的情境发生，一方面考验带领者的临场应变能力，另一方面也帮助带领者增长实践经验值。

3）开场环节：暖心

开始的破冰，带领者可根据经验，结合活动主题自行设计。一般选择简短的小活动热身，如自我介绍、相互认识；一套健脑操；一段冥想等。生动活泼的暖场，也为带领者了解组员特点与现场整体氛围提供了直接观察。

4）场域中的移情与反移情

通常一节疗愈活动为1.5小时左右，时间不宜过长。就如我们个体心理咨询一节的时长一般为50分钟到60分钟，家庭治疗90分钟。新手咨询师可能会因为缺乏临床经验，常常到了时间点却结束不了咨询；也有一些有经验的"专家"带有自己"持久战"的特色，延长咨询时长成为其风格。假设在一场活动中的某些时刻来访者或参与者停留时间过长，情感过于充沛，出现哭泣，甚至一些始料不及的行为。此时，该如何推进活动进程？带领者自己是否也正被不自觉地深陷其中，激发"英雄"情结；还是戛然而止，无视难以应对的场面。一位训练有素的治疗师或带领者，在绘画疗愈过程中，须觉察参与者的"移情"、

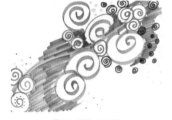

带着"喜"的创作

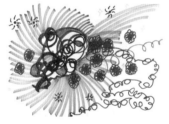

带着"怒"的创作

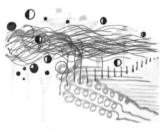

带着"哀"的创作

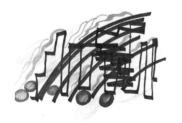

带着"惧"的创作

图 6-4-15

图组：分四张纸分别绘出"喜、怒、哀、惧"四种情绪体验

自身的"反移情"（精神分析术语），结合活动进程与团体动力，恰当地调整活动节奏与板块比配，将自己放回到中立且温暖的带领者位置。因此，与心灵与精神工作的艺术疗愈师不单只是绘画教师和心理工作者，需要多学科交叉受训背景，以及自身相对健全的人格。

5）带领过程中的"容器"作用

①不予定论

授课教师的职业角色对学生而言，象征着权威，学生很容易不加思索地就会向老师寻教答案，需要给内心一个确定的、精准的答案。绘画疗愈是一个创造性的过程，我们需将关注点放在过程的发生与进行中，而不是一味追求结果。

②不加评判

绘画疗愈所提供的犹如一个容器，一种抱持性的环境（温尼科特语言），是没有好坏对错，当下任何一种表达，都是被允许，能足够地承载与接纳。我们放下传统教育中对等级优差的评价，以开放、欣赏的姿态贴近创作者的内心。不求完美的共情，但求真实地回应。

6）对色彩的敏感与反馈

带领者需要对色彩心理学有所了解，以此对应组员画出的情绪、感觉与表现强度。我们一些常见感觉与颜色相呼应。

比如蓝色常与天空、海洋相联系，富有宽广、智慧、希望的深意，给人以平静、宽厚之感，同时蕴含着悲伤与忧郁；红色浓烈像团火，是彩霞，也可能是烈酒，热情、奔放、自信、能量充沛，但可能也是血腥、暴力与愤怒；黄色是朝阳，明快而又温暖，稚嫩可爱，天真烂漫，同时又是跳跃、挑衅的，常常还带着警示；黑色在白色的衬托下，反差最大，深刻、强烈、极致，常常象征着权威、酷炫、凝重，不可一世，低调奢华，但另一面又是沉闷、害怕与恐惧。

黑白与红黄蓝三原色，对比强烈。

灰色与不同明度的复合色，层次与变化多，内涵丰富，不容忽视。灰色：沉稳、寂寞、木然；绿色清新活力与嫉妒；橙色兴奋暖心与神经质；紫色浪漫优雅与冷傲。

7）结尾：带着谦逊去展望

带领者与疗愈师有一颗"好奇心"，加上一双善于发现的眼睛。每一个路过身边的人，皆有可能成为我们人生路上某一方面启迪者、引领人，甚至是成长导师。就好比在教学中，向我们的学生学习；在咨询中，向我们的来访者学习。世间万象皆蕴藏着智慧的生活哲学。为此，心怀感恩。

（8）拓展学习

1）心理学理论参考

弗洛伊德经典精神分析、荣格分析心理学、温尼科特范式；人本主义疗法；CBT认知行为疗法、ABC合理情绪疗法；完形疗法；团体治疗、团体心理辅导、色彩心理学。

2）影片参考

《头脑特工队》。

6.4.4.2 房树人绘画（或分别绘画单体：房子、树、人）

房树人（HTP）测验是心理学家巴克（Buck.J.H）最早提出系统论述的。除了具有心智测验和人格测验的功能外，同样有促进来访者与患者的创造力的作用，通过绘画的过程，起到艺术治疗与疗愈的作用。通过多次绘画，对调节人际困扰，包括婚恋关系、亲子关系、青少年成长、矫正不良行为、生涯规划发展等有明显效果。在本章中涉及的房树人绘画更多侧重于心理疗愈。

我们可按自己对相关理论背景掌握的程度和擅长工作的领域，引导来访者或参与者，分别以"树""人""房子"为主题，进行自主绘画，也可以将"房子""树""人"三项合于一幅画中，进行统合型房树人绘画创作。活动可一对一进行，也可进行小规模的团体活动，人数较多时适合做科普讲座。

我们不会对"房树人"活动过程中所描绘的画面进行好坏优劣对错的评判，主要运用的是心理投射与叙事的机理开展工作。大致说来"房子"有安全与保护、存在与安顿，以及"家"的寓意；"树"则反映成长历程、人格、生命力与发展驱力；"人"具有内在画像的投射，与情感、人际相联系，体现一个人的心理状态、自性化与整合度（图6-4-16）。

（1）工具规范

画"统合型房树人"时需准备一张A4的白纸、一支2B型号的铅笔和一块橡皮。需要用到颜色表达时，准备蜡笔或油画棒。桌面须平

房 　　　　树 　　　　人

保护、安全、存在家 　成长历程、人格生命 　内在画像的投射情感、
与安顿 　　　　力与发展驱力 　　人际与心理状态自性
　　　　　　　　　　　　　　　　与整合的外显

图6-4-16 房、树、人的寓意

整，有足够的空间作画。这是一个标准配置。如果单画房子、树、人时，纸张大小可以相当，也可以减半。

在没有条件的情况下，其他形状颜色的纸、黑色水笔，水彩笔，也可以代替，但会在表现时遇到一些难以观察的情况，影响对绘画作品的理解。比如，2B铅笔的笔芯软硬适中，显现的线条粗细深浅与体验者握笔用力的大小有直接关系，这种情况可能是受到体验者内在情感与情绪的影响；如果缺少橡皮，就要考虑有完美主义倾向的对象和易紧张人群对焦虑的耐受程度；水彩笔的描绘缺乏柔和性，色彩交错时色泽污浊，材料本身会让体验者感受不佳。当然，作画是疗愈的一部分，完成绘画之后有针对性地对谈与交流，也是反映内在、增进自我认知、调适心理重要的组成部分（图6-4-17）。

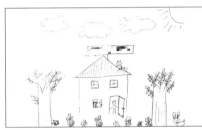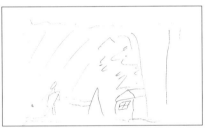

图 6-4-17　房树人作品 1

（2）指导语

"在你面前有一张纸、一支笔、一块橡皮，没有其他工具辅助。请你用铅笔在这张白纸上画一幅有房子、有树木、有人物的图画，需要涂改时可用橡皮。你有充足的时间，自由地去画、去表现。完成作品后，请你写上自己的性别、年龄、文化程度、职业。我们没有可临摹的范本，也没有写生的对象，这也不是漫画。除此之外，没有什么其他要求，想怎么画就怎么画，你可以尽情投入绘画创作中。"

作画时间可以参考单个物象为8～10分钟，整幅绘图可以有20～30分钟。

（3）画作完成后的提问列举

我们以个案来举例，当来访者完成作品后，疗愈师会与来访者一同观赏画作并提出一些问题，通过来访者对画面内容的介绍、描述、谈感受、讲故事、自由联想，让双方都对绘画者本人有更多了解（图6-4-18）。

指导语："作品完成后，我们稍作休息，放松一下。（片刻之后）接下来，请你看一看整幅图画，我会问你一些小问题来帮助我理解这

自由联想 ⟹ 建构故事 ⟹ 整合

图 6-4-18 促进理解的过程：自由联想—建构故事—整合

幅作品的创作过程。"

1）有关"房子"的提问

①房子的大小、数量、材质、环境、位置。

②谁的家、谁住在这里，有什么回忆或故事。

③房子里有些什么，如何布置，房子的氛围。

④细节：烟囱、门窗、动物、植物等特别的装饰。

⑤有关房子的其他想法（图6-4-19）。

2）有关"树"的提问

①树的样貌、种类、名称、树龄、生长地、位置、数量。

②对树的印象、生长情况、树的状态（健康与否）、树的需要。

③特别之处：枯树、断木、落叶、树洞、年轮、疤痕、拟人化（包括性别）。

④其他：天气（下雨、刮风、雪、阳光）与树的呼应、关系等。

⑤印象深刻的部分或部位。

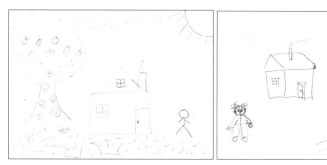

图 6-4-19 房树人作品 2

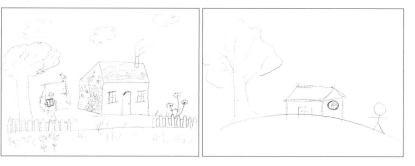

图 6-4-20 房树人作品 3

⑥有关树的回忆、故事，或其他想法（图6-4-20）。

3）有关"人"的问题

①这个人是谁？性别、年龄、长相、衣着、角色、职业、健康状态。

②画面中的大小、位置、Ta在做什么、Ta的感受、情绪、想法、困惑、期待。

③与自己的关系、想起Ta你有什么联想或回忆、对Ta印象深刻的地方。

④与这个人有关的天气、环境、图上其他的关联物等。

⑤有关这个（或这群）人的其他想法与考虑（图6-4-21）。

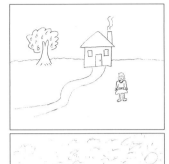

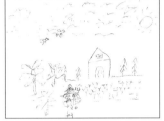

图6-4-21　房树人作品4

以上这些列举的提问是一些基础问题，活动实施过程中疗愈师可灵活应用与扩展。在"统合型房树人"提问中，虽有矩可循，但也不必完全按部就班。一方面要注意聚焦重要意象与议题的讨论，另一方面也要营造轻松的氛围，巧妙地绕过来访者的防御，温暖地对话，让来访者感受到足够的安全感与自由度来呈现真实的自己（图6-4-22）。

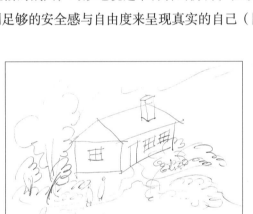

图 6-4-22　房树人作品5

（4）对疗愈师或带领者的要求

房树人绘画测试具有科学的理论体系与严格的测试方式，需要施测人员经过专门的理论与实践培训；有自我体验与分析；熟悉工作机制；有个案解读和临床实践的经历；获得督导老师的指导。心理工作者和疗愈师，同样需学习房树人专业知识，积累案例经验。

6.4.4.3　禅绕画与禅陀罗

（1）概念

"曼陀罗"（Mandala）又称"曼荼罗"，源自古代印度梵语，意为"心髓""起源""神奇的圈"等。"坛城"是曼荼罗的另一个意译（藏名dkyil-hkhor），有着藏传文化背景，梵文的意义中也有国家的领土、祭祀的祭坛、集合等意义。

绘制曼陀罗是以一个圆或一个中心点为核心向外排列。有时,曼陀罗呈现出不同的形状,但是基本都是圆形中带有几何图形。常见的排列有"圆中方"或"方中圆"。荣格将曼陀罗作为一种对"自我"(self)的表达和对"合一"的原型象征。曼陀罗的创作能帮助我们内心宁静,自我疗愈(图6-4-23)。

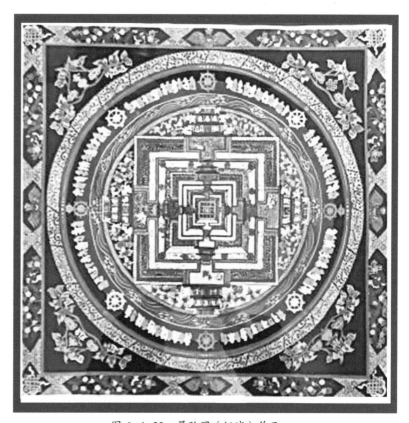

图 6-4-23　曼陀罗(坛城)作品

"禅绕画"(Zentangle)是一种近年来由一对美国的夫妇(Rick Roberts & Maria Thomas)创造的新兴的绘画方式。在既定的区域内,不断重复简单的笔划与图形,不预设画面效果,自由随性创作出图画。禅绕画的心灵疗愈特点在于绘画过程本身带来的乐趣,我们注重过程中的体验,而非把焦点放在成品结果上。

"禅陀罗"(Zendala)也是一个创新词,是由"禅绕画"(Zentangle)或"禅涂鸦"(Zendoodle)和"曼陀罗"(Mandala)合成而来。"Zen"有"禅"意在其中。可以幽默地把"禅陀罗"理解为"运用禅绕画绘画模式自由填充的曼陀罗创作"(图6-4-24)。

(2)禅绕画体验案例示范

我们来体验一幅禅绕画作品的创作过程。

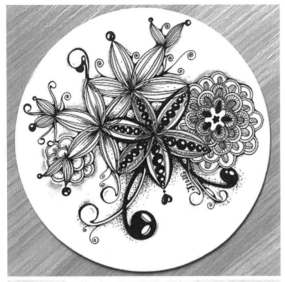

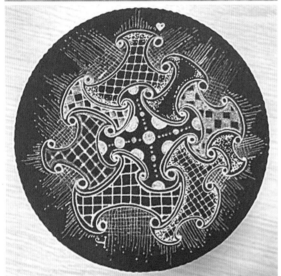

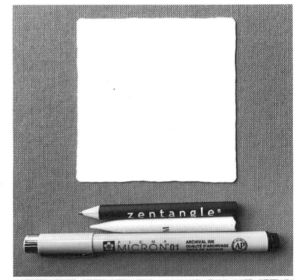

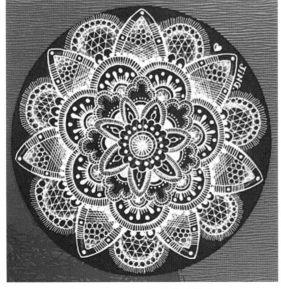

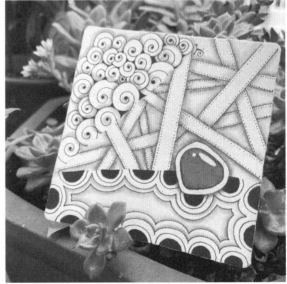

图 6-4-24 一组禅陀罗作品

图 6-4-25 禅绕画工具

本次教学示例使用的工具：一张"禅绕画"白色纸砖（8.9cm见方）、一支笔幅0.25mm的黑色勾线笔、一支2B铅笔和一支纸擦笔（图6-4-25）。

疗愈师在正式带领创作前，先营造轻松与宁静的场域氛围，引导体验者调整呼吸，为接下来的工作做好身心准备。

首先出场的工具是铅笔，浅浅地为白卡片的正面划分为三个区块，在随意的位置上画一个小圈。

接下来，我们在这些区域中用勾线笔一步一步加入简单的笔划，完成创作。

重复的笔划有直线、弧线、螺旋线条。简单的笔划构成简单的图形，将简单的图形填充在不同的区域。不需要事先设计，只需要一个笔划挨着一个笔划重复绘制，不疾不徐。一会儿，一幅有趣的创作就完成了（图6-4-26）。

可以用铅笔在线条边上加上阴影，用纸擦笔为需要的地方抹匀，给作品带来一些层次与立体感。如果想让画面有些色彩，我们建议初

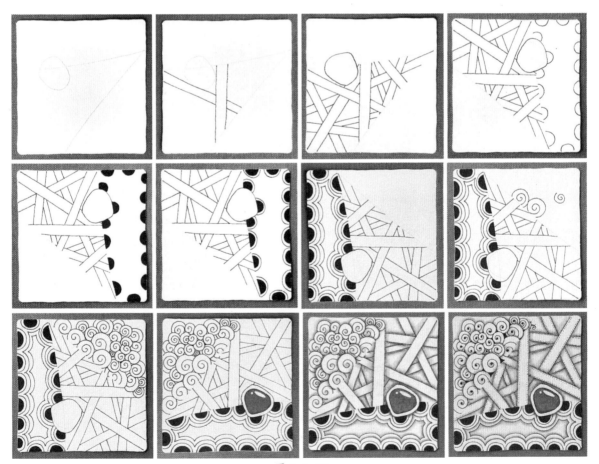

图 6-4-26

图组：直线、弧线、螺旋、圈圈，重复绘制的创作（参照禅绕画官方图样："立体公路""新月""春天"）

学者先增加一种颜色，以减少选择配色带来的烦恼，享受初期的禅绕画创作带来的纯粹体验。

　　需要留意的是，在禅绕画的带领过程中，请给予体验者充足的时间与舒适的空间。善于运用疗愈师本身宁静、专注的特质，在整个绘画体验过程中都要注意维持良好的氛围，引导体验者聚焦当下，注意自己的呼吸和身姿。如果意识到自己的坐姿和握笔的姿势太过紧张、僵硬，我们就随时提醒体验者觉察自身的状态，调整姿势，让身体与心理感受都可以找到相对比较舒服的位置。

　　开始的时候，体验者可能需要有经验的禅绕画疗愈师带领多次有步骤、有节奏的程序，随着一次又一次专业教学的实施，体验者们在教学之外就可自行练习绘画。

　　禅绕画创作过程通常能够让人们收获专注力的提高，释放压力，调适紧张的情绪，发现自我内在的联结，画着画着，就会有一些灵感

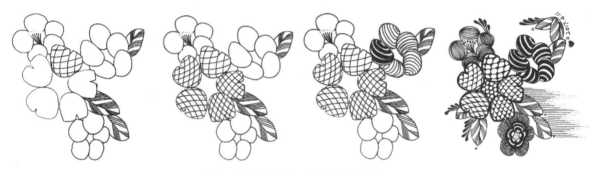

图 6-4-27　图组：花卉的自由创作

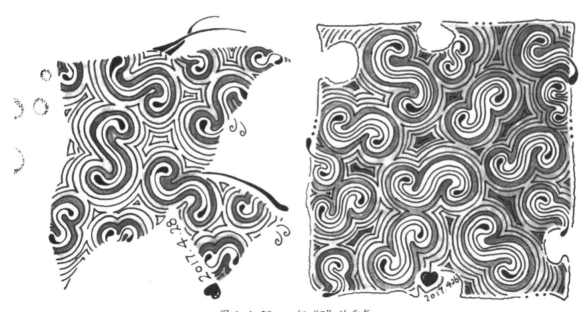

图 6-4-28　一组 "S" 的重复

自然而然地冒出来。每个人都能创作出一幅独一无二的作品，同时提升自信与成就感（图6-4-27、图6-4-28）。

（3）禅陀罗体验案例示范

本次教学示例使用的工具：笔幅为0.4mm的08号白色高光笔和117mm直径的黑色Zendala圆形纸砖。也可以使用黑色水笔和白纸，用圆规在纸上绘制出一个约60mm半径的圆形做准备（图6-4-29）。

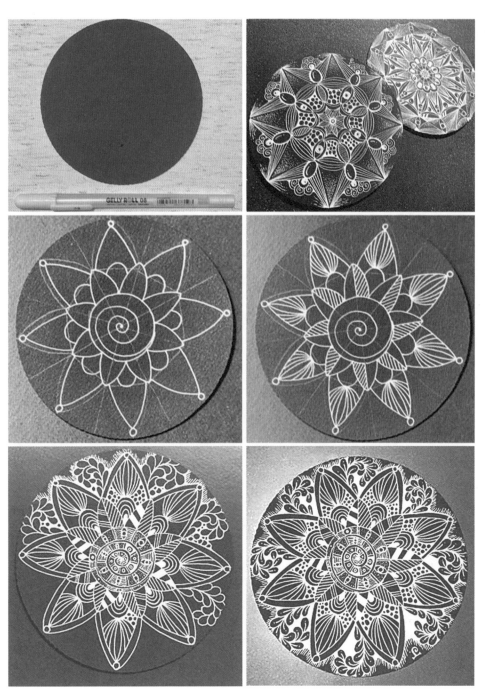

图6-4-29　自由禅陀罗绘画创作过程

体验者随着自己日益增长的对禅绕画、禅陀罗绘画的喜爱，自行选择和添加绘画工具的过程也会为生活增添许多乐趣。

（4）体验中的拼图游戏（图6-4-30）

（5）寻找大自然中的禅绕画元素（图6-4-31、图6-4-32）

（6）教学环境示例（图6-4-33）

（7）体验者作品分享（图6-4-34～图6-4-41）

（8）体验者的互动与反馈（图6-4-42～图6-4-46）

禅绕画创作疗愈，除了注重过程中的体验，起到疗愈效果的还在于对"客体关系"的运用，也就是人对人的情感投注，就像心理咨询中的"咨访关系"或心理治疗中的"治疗联盟"，一种真诚的人文关怀，一颗心对另一颗心的滋养。另外，"团体大于个体之和"，团体的力量不可小觑，个体在团体中受到鼓励与推动，带领者或疗愈师要使团体发挥好对个体的作用，特别是在分享环节，如果条件允许，可以邀请每一位体验者，每一位组员参与互动。

一支笔，一张纸，一个你，一个我，简简单单，体验当下的宁静。在多年自由绘画的体验与教学中，我们发现理论是体验的先

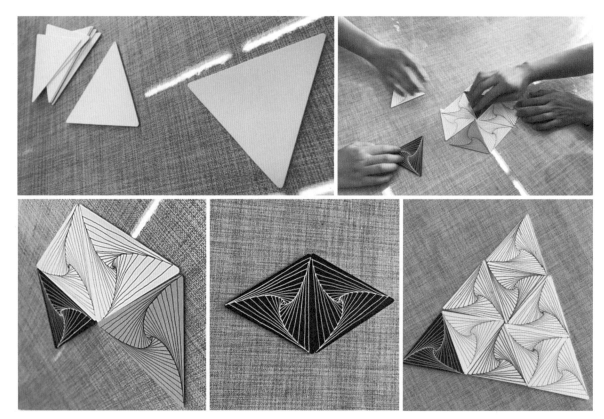

图 6-4-30
单图直线作品有很多不同的拼图效果（参照禅绕画官方图样："悖论"）

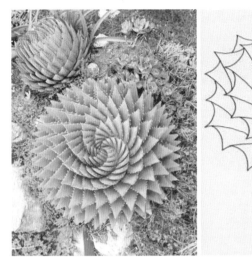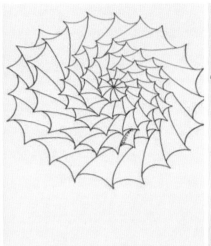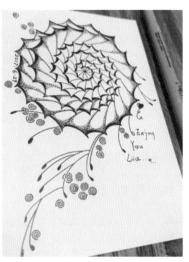

图 6-4-31　"芦荟女王"

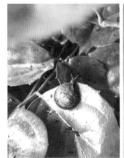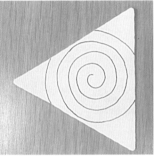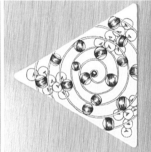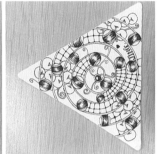

图 6-4-32　"蜗牛"

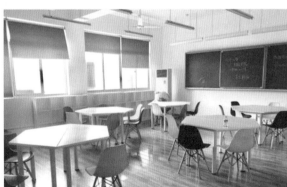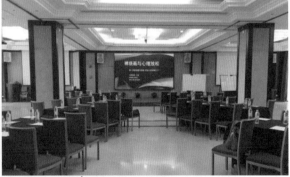

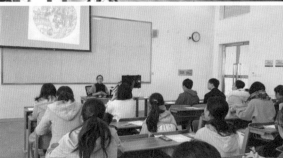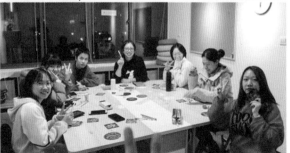

图 6-4-33　教学场景

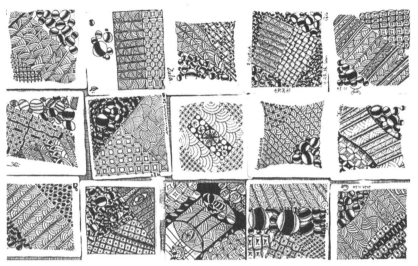

图 6-4-34　体验者作品（1）

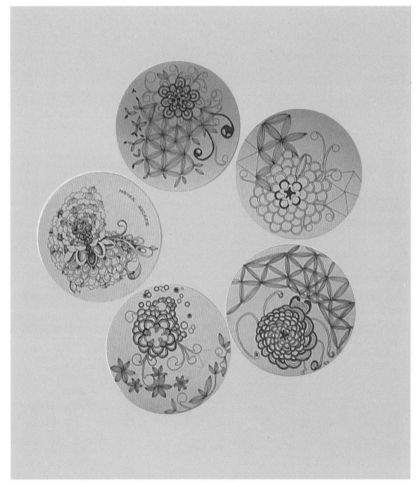

图 6-4-35　体验者作品（2）

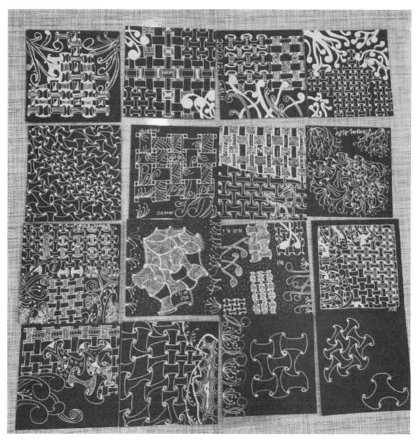

图 6-4-36　体验者作品（3）

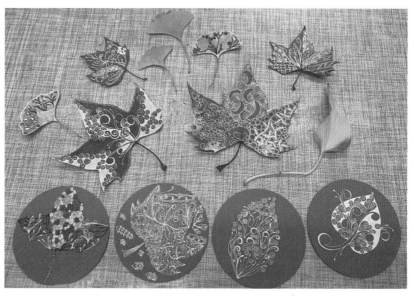

图 6-4-37　体验者作品（4）

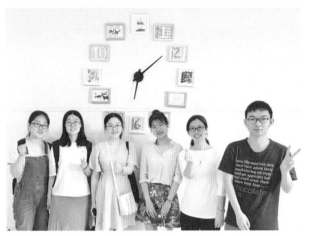

图 6-4-38　时钟墙创作体验

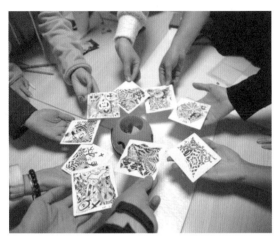

图 6-4-39　主题活动创作体验

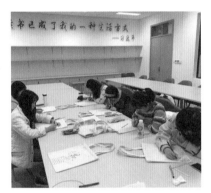

图 6-4-40　环保手袋创作

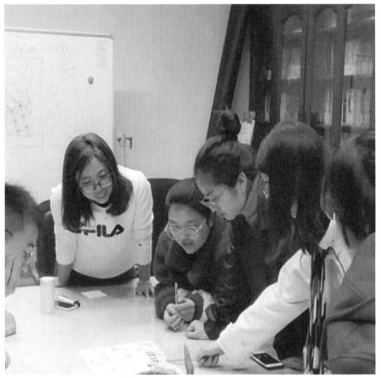

图 6-4-42　组员分享体验过程

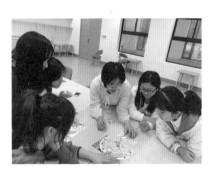

图 6-4-41　合力完成团体创作

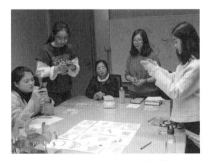

图 6-4-43　欣赏与留影

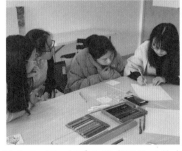

图 6-4-44　组员之间交流绘画技术

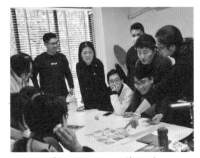

图 6-4-45　问答互动

在上课的过程中，听着老师温柔的话语，顺着心中最真实的感受用笔在纸上画着富有变化、富有美感的图案，心灵得到了前所未有的宁静和平和。

感觉老师的课就像平和的湖水，让人能从生活琐碎的焦虑里平静下来，在单纯的绘画中重新收获幸福感，而且也了解了之前不了解的知识，感觉禅绕画图样的名字都非常美，很有趣。

感谢这样的活动，能把一个固定时间拿出来，用来和大家一起交流、绘画，在过程中，依然会有对自我的批判、指责，希望自己能够不断进步吧。

温馨包容的小团体，虽然有的人话多，有的人话少，但好在能够互相理解，互相欣赏。

感觉活动过程很有意义，能够治愈自己的内心。一开始画的时候，特别想把每个地方都画满，也担心自己画得不好看。跟着老师的引领，感觉内心逐渐放松。但还是有点紧张，没做到完全放松。所以最后也填满了整个纸张，接受不了留白。对自己中间部分的花比较满意，感觉画的挺好看的，有点点瑕疵也问题不大。画着画着，整张纸就被填满了。一开始画的时候，也不知道最后是画成这个样子。把注意力放在手中的这一步，然后坚持，就会有一个结果。

感觉可以很好地把自己积压的情绪通过不断重复某一单元发泄出来。
画完感觉减轻了负担，同时找到了减压的措施。

留下了珍贵的禅绕画作品，以后准备装上相框放在自己的书桌上当留念。
跟随老师的每一次绘画都是一场小冒险，因为不知道最终会画出什么样的成果。

觉得上课的时候很舒服，一边画一边听老师温温柔柔的语调，偶尔会来点音乐感觉格外惬意，是个很能让人放松的过程。画完之后，看着自己的作品也很有成就感。没有好坏之分，就感觉很好。

每周都很期待的放松时刻，每周二下午都能跟着老师放松紧绷的神经。先是互相聊天，倾诉最近的压力和情绪，然后跟着老师一笔一划整理自己的心情。感觉收获很多，放松很多，尤其在比较艰难的时刻同学们相互鼓舞，共同度过。

图 6-4-46　体验者的反馈

导，体验是对理论与原理的检验，而心灵疗愈是一个投入实践，慢慢体会与领悟的过程。只有身临其境，才知路途精彩。只有疗愈师首先通过践行获得内心的滋养，才能将收获的理念与生活哲学服务于大众。

6.4.5 对绘画疗愈发展的思考

6.4.5.1 绘画表达的可贵之处

感受是没有好坏对错的，当我们受到评价之后，内在的超我就对自己有所审视，常常感到积极的、好的感受是被认可的，可以表达出来；而冲动的、难以承受的、难过的，就有可能受到批评，是不好的，有破坏力的，不应该表现出来。每一个过去的和现在的感受都值得被看见、被在乎、被尊重，创造一个包容的环境，允许在当下不加评判地表达出来。打开潜意识通道，与我们的内心连接，经由绘画表达，激发创造力，使身心得到舒展与平衡。

6.4.5.2 媒介新宠：AI绘画技术来袭

AI绘画是时代发展的产物，一个新意象领域，颠覆了人们对传统作画概念。对于一些专业画师来说，它是一个很好的工具，高效高产，给我们的生活带来更多美好的作品；对于一般用户——希望通过绘画过程获得身心疗愈的人们和治疗心理疾病的患者而言，AI作画能够满足没有绘画基础的人成为画家的欲望。天马行空，只要敢想，皆有实现的可能。梦，是能够看见的；梦想，是可以遇见的。人们可以畅享创作带来的愉悦与成就感。但此应用领域的迅猛发展，还须出台相应的使用规范与伦理法规（图6-4-47）。

6.4.5.3 团体体验的注意事项

（1）绘画疗愈需要较充分的理论知识与较高的专业水平，疗愈师或带领者须获得相应的培训资历，规范施教，充分考虑作为疗愈师或带领者的能力匹配，还需要成熟且负责的支持体系等，才能保障绘画疗法有效开展，避免与减少因资质与经验不足引起的隐形创伤。

（2）活动前充分了解参加活动的人员信息；对不适合参加活动的人员或人群做好筛查；对特殊人群给予更多关注；有针对性地提出个性化方案；活动前进行必要的访谈。

（3）团体活动中须注意场域对个体、对团体、对整体的多重影响，可能出现模式化、思维盲从，行为从众等现象，疗愈师或带领者需有

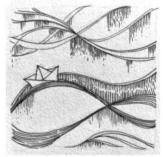
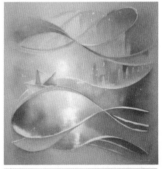
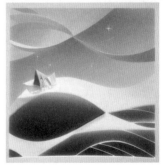

图 6-4-47
AI绘画作品：第一幅为原作，
后两幅为 AI 创作

较高的场域觉察意识，理解团体动力，合理运用现场资源，为来访者或参与者拓展视角。

6.4.5.4 对心理健康理念的挑战

事物总是具有两面性，科技文明的高速发展，一方面给人们的文娱生活带来新的乐趣，对传统文化与健康理念也带来了巨大冲击。在速食文化影响下，人们可能怀揣激进的理想越跑越快，停不下来，有时忘记了一日三餐，靠每日补充维生素、合成食物来维系体能与生存；有时身体发出了需要休息的信号；有时甚至病倒或危及生命，如何让终日奔忙的我们有时间照顾一下自己呢？发展焦虑与对抗焦虑如何平衡呢？这正是大时代背景下每个人需要去思考的。绘画疗愈是个耗时长、节奏漫的功课，是一场需要将你的"身""心"全都带上，亲临现场、俱身投入的活动，对讲究效率的人们真是耐心大考验。以科学的文化教育理念为根基，在大学生、青少年、儿童，甚至初为父母的年轻夫妇的心中尽可能早地植入自然美育发展观，种下一颗健康理念的种子，悉心培育，即便经历惊涛骇浪也不忘初心，"工具箱"里随时都可以拿出一个应对"工具"——绘画或其他艺术疗法，让慢工夫治愈身心，帮助我们恢复元气。

6.4.5.5 尊重多元文化

绘画治疗的概念源于西方，而现在，书法、国画等中华瑰宝，以具有中国元素的美术疗愈形式也在世界范围逐渐盛放。东西方文化、地域差异，有碰撞与冲击，也有交汇与融合。我们尊重个体差异、承认与接纳多元文化背景，"因材施教"对不同的对象采用不同的方式达成疗愈目标。

6.4.5.6 展望

人们高速卷入信息爆炸之中，需要时常驻足停留，觉知当下，在更大、更广博的视域中，与浩瀚宇宙、日月星辰、高山峻岭、森林草木相连接，运用自然的元素，转换为身体传感信号，使心理机制得以转化，丰富的感观体验将给人们带来崭新的经验，将生态之美沁入心脾，获得身心疗愈。跨形式、跨文化、跨时空多维度整合，必将在未来并蒂联创，大放异彩。这对疗愈师、心理治疗师/咨询师、心理教师、社会工作者等提出了更高的专业要求。

每个人心里都住着一个"内在小孩"，有没有发现你自己的"内在小孩"？此时，就请你关照一下自己，从绘画开始，体验一次自我疗愈的过程，一段艺术相伴的成长之旅。

6.5

照片治疗

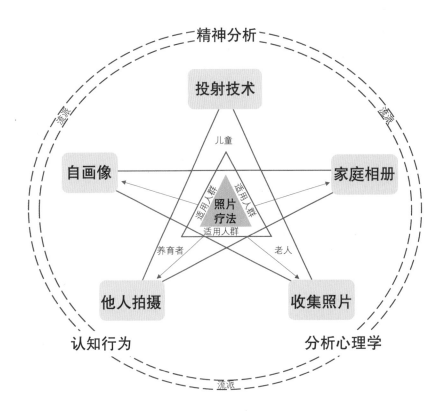

6.5.1 照片治疗概论

6.5.1.1 照片与照片治疗

通过视觉影像等来记录人们的所见所闻已然是生活的常态。这种我们可能已经"熟视无睹"的媒介，它带给人类社会的便利和帮助其实很大程度上是超出现今对它的基本印象的。不同于雕刻和绘画等需要人们自己进行精雕细琢的创作模式，在某种意义上来讲，照片可以看作"光"与"画"的结合。人们若想保留住眼前的场景，巧借光线在特殊的材料上进行记录，便生成了可以在滚滚历史洪流中偷得一隅为后世乐道的照片。

1826年，法国科学家约瑟夫·尼塞福尔·涅普斯（Joseph Nicéphore Niépce）通过八个小时的曝光，用日光仪在他的家中拍摄出了世界第一张照片，并为其命名为《窗外的景物》（图6-5-1）。随着社会和科技的发展，1861年英国物理学家詹姆斯·克拉克·麦克斯韦（James Clerk Maxwell）为相片赋予色彩，1884年美国企业家乔治·伊士曼（George Eastman）使可以连拍100次的胶卷成为可能，1888年他

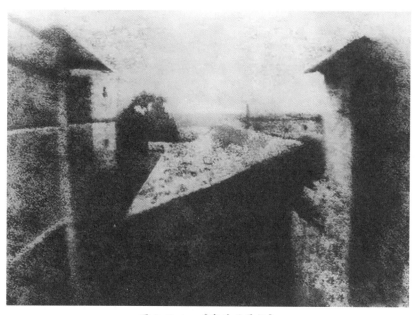

图 6-5-1　《窗外的景物》

发明的柯达相机也为日后照片的普及与发展添上了浓墨重彩的一笔。

　　当代人的聪明在于活用。在照片出现后的岁月里，照片本身带有的各种特性也被发掘并加以利用起来。除了记录性和纪实性之外，照片所带有的治愈性也是业界所关注的重点。在将照片应用于心理学与精神医学的方面，1852 年戴蒙德（Diamond.H）发表的《摄影技术在精神疾患疗法方面的使用》是最早将照片作为治疗媒介的正式记录。1927 年安蒂娜·玛丽·穆尔（Muhl Antina Mary）通过临床研究表明，单纯的快照可以为来访者无意识的表露提供重要的线索，照片也可以成为让来访者最大限度去表达自己的艺术媒介。1977 年 *Psychology Today* 杂志首次介绍照片疗法这一技术；同年，另一本杂志 *Photo Therapy Quarterly Newsletter* 也介绍该技术。1981 年 *Photo Therapy* 的官方杂志创刊，就此"国际照片治疗协会"正式成立。在亚洲，2004 年研究学者朴少贤（박소현）发表了韩国第一篇关于照片疗法理论与实践的硕士论文；2011 年曹进虎（조진호）发表了韩国第一篇照片治疗博士论文；金俊亨（김준형）分别在 2011 年与 2012 年翻译了《照片美术疗法》和《照片疗法》专著，这些成果使韩国成为最早引进并广泛应用该治疗方式的亚洲国家。

　　虽然目前照片治疗在我国尚未普及，但其优秀的疗愈效果已然被我国学者所注意。2019 年，张喆发表的《国外照片疗法的发展研究综述》论文中确认将 Photo Therapy 翻译为"照片治疗"而非港台地区所译的"摄影治疗"；2021 年张喆发表《照片治疗对在韩中国留学生文化适应压力、自我效能感、心理韧性、人际关系的影响》的博士论文，为我国照片治疗技术领域发展补充了实证数据。本节也将梳理照片治疗的相关内容（图6-5-2）。

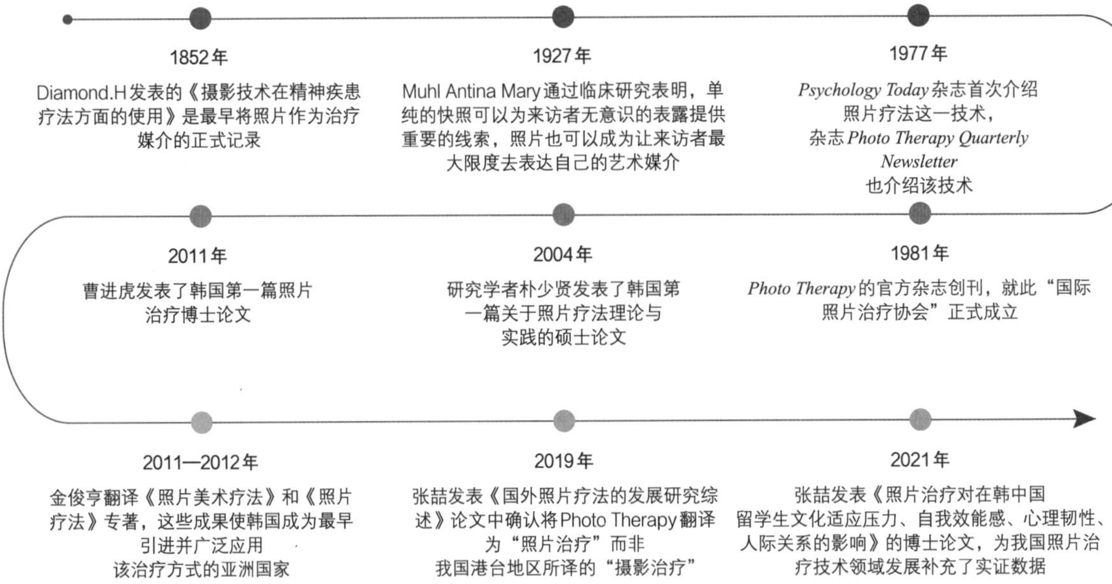

1852年
Diamond.H发表的《摄影技术在精神疾患疗法方面的使用》是最早将照片作为治疗媒介的正式记录

1927年
Muhl Antina Mary通过临床研究表明，单纯的快照可以为来访者无意识的表露提供重要的线索，照片也可以成为让来访者最大限度去表达自己的艺术媒介

1977年
*Psychology Today*杂志首次介绍照片疗法这一技术，杂志 *Photo Therapy Quarterly Newsletter* 也介绍该技术

2011年
曹进虎发表了韩国第一篇照片治疗博士论文

2004年
研究学者朴少贤发表了韩国第一篇关于照片疗法理论与实践的硕士论文

1981年
Photo Therapy 的官方杂志创刊，就此"国际照片治疗协会"正式成立

2011—2012年
金俊亨翻译了《照片美术疗法》和《照片疗法》专著，这些成果使韩国成为最早引进并广泛应用该治疗方式的亚洲国家

2019年
张喆发表《国外照片疗法的发展研究综述》论文中确认将 Photo Therapy 翻译为"照片治疗"而非我国港台地区所译的"摄影治疗"

2021年
张喆发表《照片治疗对在韩中国留学生文化适应压力、自我效能感、心理韧性、人际关系的影响》的博士论文，为我国照片治疗技术领域发展补充了实证数据

图 6-5-2　照片治疗发展历程

6.5.1.2 照片治疗的定义

照片艺术治疗，即照片疗法，是专业的心理治疗师在治疗时利用摄影、冲洗、晒像等摄影创作活动，来减轻来访者的心理障碍，实现其心理成长和治疗上的变化。克劳斯（Krauss）和弗莱尔（Fryrear）也表示："照片疗法是有组织地应用拍摄的形象和照片的创作过程，对来访者的思想和行为追求积极改变的技术。"朱迪·维瑟尔（Judy Weiser）认为："照片疗法是在传统的心理咨询或与来访者治疗的实际中使用摄影或拍照的技术进行干预的治疗方式。治愈性的照片不是单纯地指治疗师的介入，而是更注重来访者的个人成长、自我发现、社会变化或个人艺术主张实现。"

进入20世纪70年代，随着照片的冲印价格变得低廉，快照也进入了全盛期。到了80年代，照相机普及，摄影治疗正式兴起。20世纪70年代和80年代，早期照片疗法师开发了多种照片疗法方法，如照片投射技术、自画像技术、家庭快照技术等。照片具有治疗性的属性，因为它能引发来访者的视觉思考，并揭示出他们自己也未曾察觉的潜在创伤，使他们的心灵得以治愈。不仅如此，拍摄出的照片在媒介特性上还体现了"记录性、真实性、传递性"三种属性，这些属性使人易

产生"信任感"，激发"再生记忆"并展示出"认知方式"，这在其他艺术治疗的媒介无法完全达到的心理治疗效果。换言之，照片疗法使将意识投射于现实的心理干预技法，可以促进人们内在情绪的改变与现实中自我的成长（图6-5-3）。

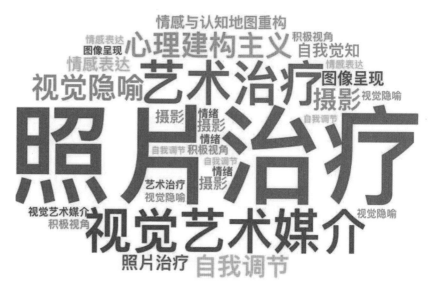

图 6-5-3　照片治疗词云图

6.5.1.3 照片治疗与主要心理学流派简述

照片最初常用于增进咨访关系，它图像化的语言可以有效帮助对建立亲密关系感到恐惧和思考及语言组织有困难的来访者。作为心理治疗的工具之一，照片治疗非常灵活，该技术也不限定来访者年龄层，大部分儿童、青少年、成人、老人或者身体有障碍和精神障碍的患者都可以自由使用，此外，治疗师们不需要严格规定自己的流派，拥有多种理论背景的治疗师也可以随心使用。

（1）照片治疗与精神分析

拥有精神分析背景的治疗师在使用照片治疗时可以从来访者的无意识象征方面进行探索。来访者将自己的无意识投射在照片中的具体形象上，治疗师则需要协助来访者明确这一点并了解其中含义，这一过程与精神分析中使用的"自由联想"相似。在自由联想的过程中，来访者在舒适的状态下，用语言表达他们的想法和感受，在头脑中凝聚意象。但这需要来访者对自己想要联想的部分有明确的想法才行，而对一些对自己的想法无法明确的来访者，这个时候可以使用相应的照片，将他们心目中的想法具象化，引导他们在照片上添加或删减他们想要的部分，这样来访者就可以轻松表达。随着来访者可以更加精准地运用那些非语言要素，治疗师会发现其选择的图像会更加精密和富有意义，他们拍摄或选择的照片会出现更多的无意识象征内容，暴露隐藏的意图，进而能够提供更多的心理洞察。

此外，无论是有意识还是无意识的拍摄，照片都是来访者诸多瞬间中的一个形象，它会受时间、地点、人物、社会背景、情绪氛围等的影响，也会拥有不同的解释。但是不管如何变化，包含多少韵味，归根结底来访者总是会把重要的或值得记录的内容放进照片之中，这也就会帮助治疗师了解他们对这个世界或某些事件的理解。

（2）照片治疗与认知行为治疗

拥有认知行为治疗背景的治疗师在使用照片治疗时可以从来访者的思维、行动方面进行探索。治疗师可以聚焦于来访者的"故事"，利用照片来讲述一些故事，从故事中找到切入点，替换掉其消极的、外区的内容，换成更积极、更合适的部分，为来访者提供新的思考。例如在使用来访者的自画像或其他代表自己的照片进行工作时，治疗师可以有效地处理来访者对自己的负面认知，修正负面形象，达到客观认识自己的目的。

在认知行动治疗中时常出现的缓解紧张的呼吸法也可以与照片治疗相结合，如拍照记录来访者进行放松呼吸训练时的样子，分阶段记录下身体放松时的状态，一起讨论，提出更加有效的改进方案，当然，在来访者面对镜头感到紧张和焦虑时，也需要给来访者留出一定的安全空间，可以让来访者讲述这种紧张感，或者可以的话，让来访者拍摄可以代表这种紧张的事物，轻缓地让来访者卸下防备和伪装。

（3）照片治疗与分析心理学

荣格曾说，图像会比语言更快地浮现在脑海里。所以，相比于纯粹的以语言为媒介的干预，使用图像的照片治疗会更容易接触到来访者的意识乃至无意识区域。实际上，来访者拍摄照片中的对象可以将其看作是无意识的体现，所以有意的拍摄就是无意识与意识的共存现象，这种可以同时处理意识与无意识世界的照片治疗，可以很有效地克服心理防御机制，且会有很深远的影响。治疗师要引导来访者思考照片拍摄得是否满意，是否充分表达了自己的意图、是否传递了自己的情感，这也是具象化阶段，会使来访者充分树立自信、对自己的照片产生积极的反应。

也就是说，比起抽象难理解的概念，让来访者使用具体的形象来具体分析，即赋予抽象概念以"视觉形态"，去切身地改变其形态、颜色，去进行对话分析，这是使用图像去协助领悟自己的过程，是个性化之路，也是真正的疗愈之路。

6.5.2 朱迪·维瑟尔照片治疗的五大技术详解

学习照片治疗，就离不开它的五大实用技术。他们并没有固定的使用顺序或定要全部应用之分，五大技术可以说是既相互独立，又彼此关联、相辅相成，结合在一起使用时，会达到让人惊喜的治疗效果。下面将主要以朱迪的五大技术为例进行说明。

6.5.2.1 投射技术

照片的魅力之一就在于，每一张照片都会拥有自己的意义，这份意义是由观看者或拍摄者自己来赋予的，即来访者的无意识在现实事物（照片）上内在投射，它可以引起来访者的内心情绪，反映出其独一无二的个人特质。照片治疗的投射技术是利用照片上的图像进行自我认知的有效方式之一，而来访者自己所拥有的世界观、价值观、人际关系的多样性便是该技术实行的基础。对于想要探索自己的无意识，进行自我成长，或因某些原因而信心不足，拥有自我怀疑、贬低等特质的来访者，投射技术会聚焦在其无意识的部分，与现实进行对比，看到照片中隐藏的暗示和信息，使治疗师和来访者都可以更充分明了地找到想要的答案。

（1）技术原理

照片的投射技术利用照片上的图像来引起来访者的情绪反应。投射不拘泥于特定的某类照片，无论是来访者的个人照片或他人照片，还是明信片、杂志等上观察到的照片，都可以对其进行探索，塑造并表达出独属于自己的意义，因此，该技术也是其他四种技术的基础。

运用投射技术工作时，图片的内在象征要远远大于其视觉表象意义。在来访者努力描述照片的内容时，治疗师要有意识地引导其将分散的信息重组起来，这可能会让来访者发现曾经未曾注意过的额外信息。与其说工作的照片是"成品"，倒不如说是一个探索的开始。在观察照片的过程中，任何反应和解释都没有对错之分，治疗师要倾听来访者所表达的内容，关注来访者的回应并探寻其背后的真实原因。这样除了会帮助来访者进行自我认知，也会以赋权的方式，提高其自信心和信任感。

（2）照片投射技术的实行方法

照片会根据看的人的不同而反映出不一样的东西，所以很需要治疗师磨炼自己的提问技术，进行有益引导，注意与来访者生活有关或对其较为重要的故事，这是了解其行事特点、决策风格、人际关系的基础。

治疗师请准备一些主题为人、自然景物、建筑、植物、场所、纪念、表达观点等的照片，将其均匀铺在桌子上，给来访者一些时间进行选择。根据主题的不同，可以选择不同的指示语，如"选择最能表达你现在心情的照片/最能唤起你内心情绪的照片/最害怕的照片……"（图6-5-4）。若来访者由自己想分享的照片则可以略过该步骤。

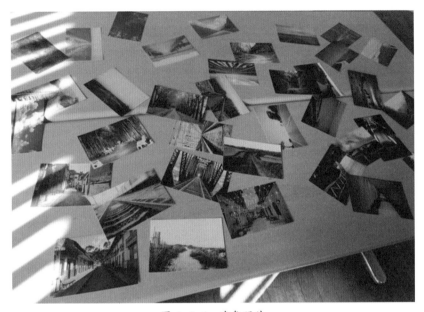

图 6-5-4 准备照片

若为团体，其中有两名或以上的成员选择了同一张照片的话，治疗师要着重观察二者对该照片的反应差异，并非区分正误，而是探索出现差异的原因。

照片选择后，可按照如下提示的提问法进行引导式提问。如"照片中最能吸引你眼球的部分是？/画面外围的场景会是什么样的呢？/照片中最让你满意的部分是？……"

利用投射技术进行工作时的提问法：

1）对照片的探索

这张照片有什么故事？

拍这张照片的理由是什么，对照片满意吗？

是怎么拍的这张照片？

如果给它起个名字的话，会是什么呢？

如果这张照片能说话，它说的是什么呢？

2）设想来访者为图中一员时

如果进入照片的话，你会是里面的谁？

在这照片里时你的心情如何？

照片里谁最受欢迎？

在照片里观察照片外的世界时，你的心情如何？

……的理由是什么呢？

（3）小练习

从自己手机相册中找到一张一下子就映入眼帘的照片，并完成以下填空。

"在看这张照片时，我有_____的想法，心中有_____的感觉。

或许是因为_____才会产生这样的想法和感觉吧。

看着这张照片，我想对它说_____，同时也想问它_____。

如果可以为这张照片命名的话，我想会是_____。"

6.5.2.2 自画像技术

顾名思义，自画像技术即来访者使用任意一种照片来作为自己的象征。无论是自己亲手拍摄的还是选择、创作的照片，都可以成为自画像的媒材。实际上，照片在发明后就常常被当作保存自画像的方式之一。无论是真实的自己的照片，还是隐喻性的照片，自画像照片其实都是拍摄者内在的一种外化表象，人们可以自我欣赏，也可以通过观察人们对自画像的回应来联结自己与他人的关系，了解到他人是如何看待自己的，进而更好地展现自己。

（1）技术原理

或许人们平时并没有那么多机会去好好观察自己面部做出的表情、流露的情绪、肢体的动作等，照片治疗的自画像技术则可以很好地协助大家去直面自我、了解自己，强化来访者的自尊感和主导性，对自己产生自信，减少对他人的回应和情绪的过分期待。

此外，自画像技术可以强化来访者的自我形象认知。众所周知，自己看待自己的方式会与他人有所不同，那么，自画像技术就可以使来访者将自画像看作自己的外在实体，将自己分离出来，使自己可以站在近似于他人的角度去对自己进行观察，或可以将理想化的自我形象与自己的内在形象进行比较，提高自我接受程度和自我认同感。

（2）自画像技术的实行方法

当来访者无法很明确地认识什么是"自己想要的"和什么是"自己不想要的"，以及什么是"自己力所不能及"和什么是"力所能及但却不想那样做"时，自画像技术就派上了很大的用场。对于这些内在与外在现实的矛盾，治疗师要灵活运用自画像技术引导来访者明白哪些是来访者要负起的责任，哪些是自己给自己带上的"心灵枷锁"。

实际上，多数来访者或多或少的都会有一些自我认同、自我理解相关的问题存在，所以，聪明的治疗师们在运用该技术时，会用指示语来让来访者对自画像照片进行设计，如"拍摄什么样的照片、摆出什么样的姿势、姿势都有什么样的意义……"。接下来就需要思考如何引导来访者对自己创造的形象进行思考并进行深入的对话。

无论是拍摄的照片还是收集的照片，它们都有自己独特的一面。咨询师可以针对这些照片进行以下的提问。提问要以现实情况为基础，随机应变，以下提问仅供参考。

例：

照片中的形象：

今天的心情怎么样？

你希望别人怎么看"我"？

父母希望我成为什么样的人？

如果和父母一样年龄，那我会是什么样子的呢？

最喜欢（或讨厌）自己的哪个部分？

小时候的"我"是什么样的？

如果没有现在面临的而这些问题，我会是怎样的呢？

如果重生，我会是什么样的呢？

（3）小练习

请仔细想象心目中最完美的自己，并拍摄一张照片。

请简单进行以下提问并作答（包括但并不仅限于以下问题）。

例：

你满意这张拍摄的照片吗？为什么？

如果不满意的话，为什么？

现在的自己和这张照片有差距吗？都有什么呢？可以说出几点。

是什么阻碍了现实的自己和完美的自己的差距呢？

……

6.5.2.3 巧用他人拍摄的来访者照片技术

记得很小的时候就学过这样的古诗，"不识庐山真面目，只缘身在此山中。"想必不需要解释，大家也会明白其中的奥妙。那么为何人们会常常"不识庐山真面目"呢？因为我们自己对事物的认知是有一定的局限性的，要想认识到事物的全貌，就需要意识到我们还在"此山中"，就需要超越这种局限，才能窥见最全貌。那么，聪明的我们，最直观的方法就是听取他人的智慧，来协助我们的认知成长。

如果说来访者自己拍摄和收集的照片是自己对自己的认识的话，那么他人拍摄的来访者的照片就是他人眼中的"来访者"自己，是为来访者提供探索自己的另一个角度。同时，拍照人在拍摄时需要全身心地投入被拍摄者的身上，去思考和设计，这种关注度也会增进拍摄双方的友好关系，是团体活动中非常有益的活动主题之一。

（1）技术原理

巧用他人拍摄的来访者照片技术实际上是拍摄者拥有一定的主动权的技术，拍摄者决定拍照的时间、地点、方法，以及被拍照人的动作、表情等，在双方的配合下完成一张来访者的照片。通过仔细观察和欣赏他人拍摄的照片并以此进行交谈，除了可以让来访者知晓外界对自己的看法，也会使其了解到自己该如何向外界来展现自己，相较于面对面直白地接受关于自己的反馈，这种方式会更灵活，更有安全感。此外，这类照片还可以与来访者的自画像进行对比，使来访者可以从多角度了解自身存在的气质和特点。

其实，在进行拍摄活动时，人们往往会不自觉地向身边人传递一些与自己相关的信息。如果是在提前预知的情况下进行拍摄，那么被拍的人们可能会自然而然地适当去调整和改变一些外显的姿势或外貌，以达到自己想要的成片效果；如果这次拍摄是有主题的，是拍照者对动作和姿态进行设计的话，那么被拍的人的姿势和成片则会一定程度地反映出拍摄者对被拍摄人的评价以及拍照人自身的想法。除此之外，如果是未提前预知，在被拍摄人无意识的情况下进行拍摄的话，这样的成片会记录下被拍者自然的状态，这样的成片常常会提供给我们非常宝贵的信息。无论是用哪种拍摄方式得到的成片，或许都会让拍摄者和被拍者有意想不到的收获。

（2）他人拍摄的来访者相片技术的实行方法

可以在这种技术中使用的照片种类有很多，如记录性照片、他人赠予的图片、多人照、单人照等，且其并没有特别限定的使用方式，但是要有多名成员才能保证顺利实行。治疗师可以用指导语来要求来访者和其朋友或家属一起拍摄一张照片，再让成员们两两一组互相拍摄，由此得到多张不同的照片，从而可以对不同的状态进行对比分析。

另一种常用方式是制定主题进行拍摄，如"在来访者最喜欢的地方拍照""拍一张最能让人感受到来访者魅力的照片""拍摄不同情绪下的来访者的照片"等。在特定的条件下进行的拍摄会减少来访者的负担感，也不会有"无的放矢"的感觉。

（3）小练习

请选择一张他人为你拍摄的照片（现场拍摄也可）并认真思考以下问题（包括但并不仅限于以下问题）。

例：

拍照时有什么感觉？

你喜欢这张照片吗？和你设想的样子相符吗？

这张照片上的你和你平时的样子相像吗？（是你印象当中的自己吗？）请说出像（不像）的几点。

如果把这张照片当作礼物送给谁的话，那个人会是谁呢？

为这个照片取个名字。

……

6.5.2.4 活用来访者拍摄或收集的照片技术

自己拍摄的照片和自己收集的照片其实都能反映出很多关于"主人"的信息，包括杂志上的图片、书籍上的字句、海报、明信片等，这些内容对于收集他们的人来说是珍贵而独特的。治疗师欣赏这些内容，就像是对来访者的过去来了一次"探险"，除了可以快速了解自己的来访者之外，也可以使来访者注意到很多隐藏细节。

人们拍摄或收集的这些照片是他们自我在现实中的延续，也就是意识投射。实际上当人们一想到要拍照的时候，就会刻板化地去简单地捕捉场景或场景中的人和事物，并没有进行特别的观察，那是因为我们并没有把角色转换为观察者，也就发现不了自己拍摄或收集的照片的潜在意义。又或者说，我们选择出来的照片实际上是带着某种可能我们都不易发觉的主题或联系的，比起一张张机械化地拍摄，如果可以带着宏观的视野（主题）去重新观察的话，那么可能在看的一瞬间，我们要讨论的内容也都呼之欲出了。

（1）技术原理

镜头不仅可以记录下人们的日常生活，也会聚焦于拍摄者的内心，而照片则像一面连接着过去记忆的时光机，乘上它，我们就可以穿越时空，重温彼时的喜怒。来访者分享自己拍摄或收集的照片时可能就是单纯地叙述照片的内容，很难清楚地意识到哪些信息需要特别注意，这个时候，治疗师就需要准确做出判断，与来访者一起探索存在于照片中"是什么、为什么、时间、地点、人物"的故事，以及那些反复出现的意象和主题，这些隐喻的信息的价值要高于图片中的视觉表象。

此外，为了促进治疗进程，治疗师还可以制定特定的主题来激发来访者探索的欲望，如收集人际关系、愿望、计划、目前的障碍、不想为人所知的故事等一系列和治疗有关的照片，通过对这些照片的梳理，协助来访者找到目前问题的所在和未来发展的方向。

（2）活用来访者拍摄或收集的照片技术的实行方法

使用来访者拍摄或收集的照片进行工作是协助来访者进行自我洞察的过程。在指导来访者进行拍摄或选择时，治疗师需要明确告知和说明，如"拍（收集）什么内容的照片、按照什么顺序拍（收集）照片、拍（收集）哪种状态的照片"等。一方面，治疗师也可以让来访者在既有的照片中进行选择再加以装饰、改动来完成新的作品，这样可以较为容易地把握来访者心境的变化，从而展开话题。另一方面，给定主题后进行拍摄时，可以聚焦于来访者的现实生活（日常生活），从生活的实际出发，抓住有意义的特定事件或情绪、回忆，将抽象的概念具体化，引导其发现里面的"为什么"，从而加深来访者的自我理解，也提升治疗师的共鸣能力。

除此之外，动态拍摄法也是一个非常好的拍摄方式。类似于凝时拍摄，治疗师和来访者共同商议后制定一个主题，找到主题中对来访者有特定意义的人、事、物、场所、情绪等，每天（固定一个时间段）至少拍摄一张它的照片，也可以同时记录下自己的心情，或录一段自己当时想说的话，在下次见面时带来进行讨论，这无不是一个好的交流主题。

在针对照片进行提问时，可以使用以下问题：

1）收集的照片：

为什么选择这张照片？

你觉得拍摄这张照片时，拍摄者的心情如何？

你觉得他是为了什么才拍摄的这个照片？

拍摄者看到成片时会说什么？

……

2）自己拍摄的照片：

觉得拍摄的照片满意吗？

照片上一下次就吸引住你眼球的部分是？

如果想去掉一个部分的话，会是？

请观察现在的照片，想象将现在的画面扩展开来的话，四周会有什么呢？

……

（3）小练习

请选择（拍）一张可以代表现在阻碍自己发展的事物的照片，并加以讨论。

照片主要表达的内容是？

这张照片所呈现的氛围如何？

（若是收集来的照片）这是什么时候、什么情况下拍摄的？

这是自然而然就拍下的照片还是有计划的摆拍？

达到了你想要的效果了吗？

6.5.2.5 家庭相册及自传性照片技术

如果说世界上和我们联系最密切的部分是什么，多数人肯定是要说"家庭"的。无论是温暖的感觉还是早已模糊的记忆，抑或是不那么"美好"的经历，都会在提起"家庭"的字眼时，一瞬间涌上心头，惹人流泪。所以，尽快掌握来访者与家人的关系，会对我们的疗愈起到事半功倍的效果。家族相册承载着一个家庭的历史，透过家庭照片，可以探索到人们心底最深处的回忆。家庭相册中的照片将每个人的关系状态全然呈现，也是联系家族血亲关系的一条重要纽带。此外，自传性的照片也是本技术的媒介之一。这些带有自传色彩的照片会记录下来访者的个人经历和自身信息，可以根据这些照片讲述自传故事，加深他人对来访者的理解。

家族照片与自传照片的存在另一方面也是为了唤醒当时某个时间的回忆，这个回忆也就是自传回忆。我们可能会忘记一些较为重要的事情，但是如果有照片存在，一个简单的视觉提示，就会让你记起当时的所有场景。就像婚礼照片，看到婚礼照片，婚礼当天的人、物便重新映入眼帘，当时喜悦的情绪和笑颜也会对现在的自己产生积极的影响。

（1）技术原理

在使用这项技术时，治疗师要做的部分有很多。比如在来访者分享自己的家庭相册时，治疗师要一起观看并表达出自己的推测和想法，然后倾听来访者给出的回应；要先清楚来访者呈现的家庭相册中的成员及其中未出现的成员，如宠物等；更为重要的是治疗师需要在这诸多纷杂的照片中研究出家庭成员间的关系，有家族相册时，则要探索家族中每个家庭的关系，乃至沟通相处模式，再来发现其中导致这种情况的出发点，从而才能更好地找到我们干预的切入点，毕竟这是大部分信息的来源。

实际上，人们的行为方式和关系间的相处模式有一定程度源于世代间的相互影响，这时治疗师要留意探索家族相册中传递出的"家族无意识"，根据来访者的家族体系进行提问，这部分需要长期的训练，观察各个时期留下的纪念照，探索不断变化的关系才能掌握，不能急于一时。

（2）家庭相册及自传性照片技术的实行方法

无论家庭成员间多么亲近或因某事而变得疏离，他们都是来访者人生中非常重要的动力来源。所以治疗师在和来访者一起观看家庭相册时，需要详细观察家庭中的哪位成员最先登场，以及他们在做什么、有什么动作表情、在哪里记录了什么样的瞬间、是否和周边的人特别是来访者有互动等，这些想法最好在来访者没有给出相关解释时做出，因为第一印象非常重要，这影响着我们的后续判断。接下来需要倾听来访者的故事，或者治疗师试探性地将来访者碎片化的内容组合成相应的故事讲给来访者并观察其反应，也可以观察并等待哪个部分是来访者想要讨论的，及时抓住重点展开讨论。

打个比方，父母常常会留下很多关于孩子成长时期的照片，以此记录孩子急速的变化。第一个出生的孩子或许会比其他的兄弟姐妹拥有更多的照片，因为这时父母可能还没有养二胎等的想法，会全身心关注第一个孩子。但是如果第一个孩子有一些缺陷或不是父母想要的性别，那么可能家庭相册中就会有更多关于第二个孩子的照片。另外，拍摄的家庭照片常常是为了记录一些重要的家庭活动，特别是放在家庭显眼位置的照片和被放大很多倍的照片，这都是值得注意的点。

这里运用的提问方式过于广泛，不宜一一列举，仅提供简短的几个提问，其他还需要治疗师慢慢学习。

例：

制作家庭相册的初衷是？

其中两个人看起来显得很亲密呢，是这样吗？

家人间相处会有一些小规则吗？

（3）小练习

请找到一张家庭相片，可以是全家福，观察相片中哪些成员看起来较为亲密，尝试讲述（倾听）他们的故事。

6.5.3 照片治疗的部分适用人群

照片治疗作为较为灵活的干预方式，其受众的年龄段跨度也是非常大的。但由于适用人群较为广泛，无法一言以尽之，故特选三个代表性的群体，略举一二。

6.5.3.1 照片治疗与儿童

为什么会把儿童拿出来讲想必大家心中也会有些自己的想法。儿童几乎在所有方面都尚未发育完全，这个时期是其身心发育的重要阶段。他们需要从亲朋那里得到稳定又温暖的支持，情绪上得到积极的共鸣和反馈才能安稳地成长。如果在这个时期经历了虐待、冷漠、遗弃等不好的遭遇，那么日后出现身心疾病的概率会大幅增加。因此，不仅是问题发生后的干预和治疗，对问题的预防也非常重要。

在儿童咨询中，咨询师很多时候需要从自我理解、树立健康观念、人际关系发展、情绪问题疏导等方面进行入手，特别是针对不同年龄区间的儿童时，关注的重点也要有所不同。在与10岁以下的儿童工作时，由于其保持注意力的时间较短，单纯运用对话的咨询会较为困难。所以，相互做游戏常常是首选的辅助方式。这个时期的儿童想象力会非常丰富，也会出现很有象征意义的手势动作和情感表达形式，所以治疗师可以仔细观察儿童的一系列动作，让他们随意表达自己的想法，可能这样会较为混乱，但是聪明的咨询师通过一系列的肢体语言也会清楚儿童要表达的内容。而10岁以上14岁以下的儿童则拥有较强的独立意识，这时则需要引导儿童认清责任和承诺，培养他们的责任感，相较而言，团体治疗的效果会相对较好，因为同龄人的相处会让儿童们相互学习，发现自己和对方身上潜在的问题，解决关系中的问题，并且在团体中，儿童们渴望被长辈和同龄人认可的欲望也会得到满足，集体成长。

在对儿童进行干预时，游戏是增进关系很好的方式之一。所以在面对儿童时，治疗师可以运用"照片游戏治疗"来进行干预。游戏治疗是利用儿童的游戏本能进行治疗的方法，也是治疗师与儿童一起玩游戏，获得治疗效果的方法。而照片游戏治疗则是当儿童在用语言表达自己的想法或感情方面存在局限性时，运用照片的视觉形象来积极地表现和展现自己，利用照片中包含的各自的意义和信息，观察世界进行沟通或表达心意的方式。

儿童可以通过拍照、欣赏、选择照片、简单的剪辑等工作来完成照片作品，借此表现出内心的兴奋、紧张、快乐、焦虑、幸福、攻击、恐惧等，从而学习调节这种情绪的方法。照片游戏治疗是带有游戏属性的照片治疗，通过这种技术，儿童可以将自己的想象力付诸实践，积极表现自己的内在化形象，对比照片中记录的外在形象进行自我整合，激活照片的疗愈力量。同时，拍照和被拍的活动也提供了彼此了解的机会，认识到人与人之间的差异和共性，促进同龄人间的关系。

以下提供一个小练习。

例：拍摄动态中的事物。

①拍摄处于动态中的事物，如活动中的小动物、行走的人等。

②请小朋友们留心观察周围，拍摄下周围正在移动中的事物，如活动中的小动物、行走的人等，大家也可以拍摄下活动中的自己，或者行走时观察到的天空等（根据情况调整指导语）。

③每个事物争取拍不少于五张照片，记录它的变化。

④观察自己和其他成员拍摄的对象的不同，如果有相同的对象，请观察他们之间的差异。

⑤有没有什么话想对自己拍摄的照片说？

⑥那照片会有什么答复呢？

6.5.3.2　照片治疗与养育者

说到养育，就不得不先说一下依恋心理。狭义上是指"孩子和主要养育者（父母）之间存在的特别的情感纽带"。孩子如果没有父母的照顾，就没有能力自己生活，因此经常寻找父母，并以此生存下来。婴儿的吸吮、哭泣、微笑、咿呀学语、抓捕、跟随等热爱行动可以说是通过数亿年的进化过程，在生存过程中自然地刻印在孩子基因上的东西。对于这种热爱行为，妈妈对孩子产生了爱意，对他们的行为表现出敏感的反应，形成了热爱关系。从正常的依恋发展阶段来看，出生两个月以内，婴儿会希望听到周围人类的声音，看到身边人的脸，婴儿在出生四周后会与母亲有眼神互动，看到母亲的脸会微笑并咿呀学语，产生抓握行为，双方也以此交流感情。2～6个月时，婴儿即使是和特定的人短暂分开，只要需求得到满足，也不太会产生哭闹的问题。这时儿童咿呀学语和微笑的情况也多在熟悉的人在场时才会产生。5个月时会和自己喜欢的人发出友好信号。6～24个月时，孩子会在最喜欢的母亲消失时开始哭泣，这样的反应也表达了婴儿对养育者的喜爱程度。7个月后，孩子可以尝试爬行，他们会以母亲为中心向周围探索，这时如果母亲给予亲切的视线交换或微笑，孩子和母亲间的爱意也会日渐强烈。而24个月以后，孩子已经在心中刻下了坚定的母亲的形象，即使是短暂的分开，也不会吵闹，孩子将母亲视为独立的个体，由此打下良好的人际关系基础。

很多学者尝试探索照片、儿童与养育者之间存在的联系，如治疗师梅因（Main）给6岁儿童看了记录着分离场面的照片，并预测孩子们对照片的反应，以及暂时远离父母后再次见面时行动上的差异。维瑟在《照片治疗技法研究》中表示，家庭相册中的家庭照片展现了来访者的家庭关系、家庭规则和家庭秘密等，因此通过照片可以轻易探索出家庭成员之间的亲疏远近。所以，照片的意识投射价值是无法小觑的，养育者可以通过树木照片表达自己的养育压力和自己对养育子女的负面情绪，同时也可以根据团体成员对照片的反馈，获得积极的支持和鼓励，进而恢复对养育子女的信心。此外，一些父母为了可以成为一位称职的养育者，他们可以通过展示记录自己生活或家庭的照片来展现自己身上的优缺点，来获得自我成长，特别是摄像头会记录下每一位养育者切实的转变，向着自己心目中的"蓝图"前进。

以下提供一个小练习：

找到或拍摄一张可以代表子女和自身气质性格的照片，观察照片并回答问题。

为什么选择（拍摄）这张照片呢？

照片中的哪个部分和你身上的什么气质相近呢？

自己性格特性中的长短处是什么呢？

如果把这张照片给子女看的话，子女会对你说什么呢？他们会怎么描述你的性格呢？

6.5.3.3 照片治疗与老人

目前，我国正处于初期老龄化社会，这意味着未来老年群体的比例会不断增长。作为人口大国、礼仪之邦，我国一直制定诸多对老幼群体的社会扶持政策，关心他们的身心康健。当一个人随着岁月的流逝渐渐褪去青涩，变得成熟稳重，家业有成，那么他会感到心灵上的满足，但人终究会被时间的大手推拥向前，当一个人脸颊被刻上时光的印记，手脚也不再如从前般灵活，心中对时间的渴望不断增加，对离开的恐惧不断加深，在回顾人生时不清楚自己是否有在这个可爱的世界留下些许痕迹时，或许焦虑、抑郁、孤独和不甘都会萦绕在心头。这或许不是每一位老年人的心理特点，但也带有一定的普遍性。所以，在对老人进行心理干预时，需要注意以下几点。首先，来访者的年龄比治疗师的年龄较大时，治疗师可能有一定的压力，这时需要及时注意并详细思考自己是否真的可以胜任该群体的咨询任务，及时进行学习和督导，必要时也可以进行转介；其次，老人来访者因为生活阅历较多，人生中经历的事情也纷杂烦乱，所以可能会对一些话题和内容产生抵抗感，所以需要治疗师充分发挥自己的灵活性和专业性，特别是一些老年来访者对新生活的渴望度较低，意志较为薄弱，经济及身体等因素的制约会影响老年人向新挑战迈进的步伐。所以比起让老年来访者享受新生活、新变化，倒不如让其充分享受现在，感受当下，在合适的时机，轻缓地引导其认识新生事物，从而达到治疗目的；除此之外，还有对死亡的恐惧或对时间的紧张也是常常存在的话题。

或许在讨论中，老年对象们很容易变得语塞，无论是因为情绪还是因为记忆，抑或是身体原因，这时灵活运用照片治疗这一技术，就会达到"一切尽在不言中"的效果。对于言语表达困难的老人，通过照片来表达自己的情感会比直接描述事件来得更安全。特别是一些纪实性的照片，来访者看到照片的一瞬间，记忆就会回到当时的时空之中，情绪也会随之而来，自然而然地也会展开话题，促进治疗进程。而这种"看图说话"的方式，也会较为容易的建立关系，增进亲密感，使其不再自怨自艾、自我怀疑，让人际关系重新成为可能。通过使用照片回顾一生，可以让来访者们回忆起自己或已经尘封已久的自信感和成就感，用过来人的的眼光去重新审视曾经的"难题"，进而获得巨大的满足感，获得平静面对离别的勇气。

以下提供一个小练习：

例：主题：我的人生。

从提供的所有鞋的照片中选择一张可以代表我目前为止经历过的人生（人生主题）的照片。并回答：

为什么选择这张照片？

你觉得到目前为止，你在过着什么样的人生？

观察照片，讲述这是一双什么样的脚在支撑着你走在这漫长的岁月中。

回顾自己的足迹，其中最不幸的记忆是什么呢？

如果可以，你想对你的脚说什么？

如果可以为你的人生路拍一场电影，你希望电影的题目是？

6.5.4 照片治疗的展望

照片治疗优秀的治疗效果在加拿大、美国、韩国等其他国家还是有目共睹的。作为表达性艺术治疗的技术之一，它不仅具有表达性艺术治疗技术带有的以非语言为干预手段的特点，其本身携带的及时性、纪实性、便利性也足以让该技术漂洋过海，被我国业界所熟知和重视。

实际上，照片治疗引入我国恰巧是大势所趋的。我国社会对心理干预和心理治疗的重视更进一步，但有时基础的面对面咨询是难以实施的，一些需要很多实体媒材的艺术治疗技术也倍感力不从心，我们急需一些在线上可以实施的技术走入大众眼帘。

所以，诸多技术都在寻找线上实施的可能性，也做出了诸多尝试，如曼陀罗体验软件和游戏治疗、4D冥想等。但是这些技术需要依赖发达的科技，对善于使用科技的年轻人来讲，可能会有很大的便利，但对科技接受速度较慢的老年人，可能也是一道难以跨越的鸿沟。

为了给新时代我国国人心理健康干预注入新的活力，考虑到该技术在我国的未来发展，以下几点建议仅供参考。

首先，每一项技术的普及都离不开基础数据的支撑。我国目前对照片治疗的了解虽处于白板阶段，但也已经有一些学者对此展开探索。彭文涛等人通过照片治疗对肿瘤患者进行心理干预，根据照片治疗基本理论和对患者的评估，围绕提高肿瘤患者内心幸福感、降低抑郁与焦虑的目标，制定符合患者兴趣爱好和自身特点的治疗方案。在对比干预前后的数据时发现，患者的焦虑和抑郁情绪都有明显的下降，压力也得到了大幅缓解。张喆等人也通过照片治疗对在韩中国大学生的自我效能感进行探索，发现该技术对在外的中国留学生们有积极的引导作用，经过照片治疗的干预，成员们的自我效能感得到一定程度上的强化。但是这只是照片治疗在我国发展推广中的九牛一毛，该技术在国外拥有大量的基础数据得以支持，所以若想让我国照片治疗技术的发展与他国程度比肩的话，需要业界和诸多学者多多学习和利用该项技术进行治疗干预，获得足够多的基础数据，这也是笔者和团队正在倾力之事。

其次，如何才能借用照片治疗之力为更多需要的人提供帮助呢？这当然就需要很多专业的照片治疗师来承担起这个责任。照片治疗的应用对象很广泛，上至耄耋老人，下至垂髫少儿，都可以和照片治疗有很好的契合度。不过也正是因为这样大跨度的年龄范围，治疗师所面对的来访者的问题也繁杂多样，如果没有经历过专业的培训和实习，设有大量的专业知识和经验，那么在面对各式各样的来访者和有待解决的问题时，就很容易陷入捉襟见肘的情况，耽误来访者最佳的干预时机。所以，未来我们需要学习更多的照片治疗的知识，有能力之人则可以多多提供学习机会，为照片治疗的普及贡献一份绵薄之力。

最后，照片治疗是一个包容性很强的治疗技术，不管是多种理论背景的治疗师还是多样年龄层的来访者，都可以感受到它特有的魅力。所以，笔者也衷心希望该技术可以得到各研究学者的青睐，为之共同努力。或许，在未来的某一天，该技术也会在我国精神健康领域留下浓墨重彩的一笔。

6.6

VR 疗愈

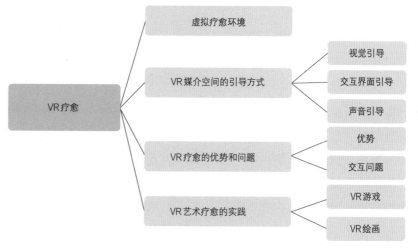

在第三章艺术疗愈媒介的分类中提到，艺术疗愈的过程需要调动来访者（或个案）的感官，由此出发，可以分为视觉型、听觉型、触觉型、空间型和综合型媒介。其中，综合型媒介指综合通过多种感官对来访者（或个案）产生影响的媒介。随着媒介技术的发展，VR、AR 等媒介形式可以超出原有的限制，在虚拟空间中营造艺术内容，通过多感官通道，在"交互"和"沉浸"场域下，给予来访者全身心的体验。

6.6.1 虚拟疗愈环境

虚拟疗愈环境是指以虚拟现实（virtual reality，VR）技术、增强现实（augmented reality，AR）技术等为媒介所呈现的对人身心健康有益的疗愈内容，这些内容主要以视觉刺激为主，并伴随适当的听觉、嗅觉及其他感官刺激。已有研究证实了疗愈环境在促进积极情绪、减少消极情绪、促进注意力恢复、缓解压力、改善认知能力等方面的作用。

相比于现实环境，将虚拟环境应用于身心疗愈有 3 个方面的优势。首先，虚拟环境可以部分代偿自然环境的疗愈作用，如因个体运动能力退化、活动空间受限或突发公共卫生事件等原因，部分人群可能无法安全地参与需要接触自然的室外活动以获得必要的自然疗愈效益。已有研究证实了虚拟自然景观在一定程度上可以代偿真实自然环境的疗愈效益。其次，不同个体对环境刺激的反应有显著差异，虚拟环境可以基于个体的情绪反馈，为不同个体建立独立的交互数据库，实现个体的情绪支持效益最大化。最后，有研究表明个体具有较高的环境掌控力时可以减缓其压力的产生，虚拟环境的交互性较强，个体由单向被动信息接收转变为双向主动信息交换，交互行为本身也可以增强个体的环境掌控力，进一步激发个体的积极情绪。

虚拟疗愈环境提供的感官信息通常包括视觉信息、听觉信息、嗅觉信息（一般通过放置有嗅觉刺激的物品或化学气味播放器实现）和触觉信息。虚拟疗愈环境的早期研究以视觉信息为主，随着关注多感官因素的实验研究的增多，有研究发现恢复性效益不仅局限于对视觉信息的反应，其他感官因素对恢复性和情绪效益也有显著影响，具体效果取决于感官信息的内容是正向刺激因素还是负向刺激因素。此外，还与多感官信息之间是否协同密切相关。帕克（Park）等人则观察到乡村声景比城市公园或城市环境中的声景具有更高的恢复效益。赫德布姆（Hedblom）等人的研究表明，嗅觉刺激可能比视觉刺激更有效地减少EDA（皮肤电活动），从而减少交感神经的活动。塞拉诺（Serrano）等人发现，当虚拟环境中存在触觉和嗅觉刺激时，受试者放松程度增加，唤醒度明显下降。谢尔贝尔（Schebella）等人的研究表明，与仅引入视觉刺激相比，视觉和嗅觉联合刺激更能激发情绪和情感反应，与此同时，多感官的刺激还有助于促进个体回忆并增加受试者在虚拟环境中的临场感，其生理表现为前额叶皮层中氧合血红蛋白浓度显著降低。安妮特（Annerstedt）等人发现，虚拟环境中只有同时包含自然环境的视觉和声音信息时，才会增加人体副交感神经的活动，使人体得到充分的休息和恢复；单一的视觉刺激反而会抑制副交感神经系统的活动，当受试者在被剥夺听觉体验的同时观看寂静的森林环境，会产生不适和恐惧的情绪。

除感官信息外，由于VR系统的信息交互特征，参与者与虚拟环境的交互方式也会影响虚拟环境的疗愈效益，而交互方式会影响参与者在虚拟环境中的沉浸程度。虚拟环境的沉浸程度可通过参与感（involvement）来描述，参与感是指用户在虚拟现实中与周围环境的沟通方式和体验程度，其中沟通方式指参与者对场景中的刺激做出反应，包括肢体动作、眼部及面部肌肉动作、语音交互和情绪反应等。参与感可以从沉浸感（immersion）、临场感（presence）和感知真实感（perceived realism）3个维度来评价。其中沉浸感用于评价交互环境为参与者提供的刺激及体验的连续性；临场感是指个体在虚拟环境中身临其境的主观体验；感知真实感是指参与者对虚拟环境真实与否的主观感受评价。在虚拟环境中增强环境的交互性与人员的参与感，如允许参与者自主选择和控制视角、与环境内容进行动作交互、自主改变环境参数（如照明的强度、环境的颜色等），那么人对于周围环境的临场感会显著提升，愉悦和放松等积极情绪水平也会显著增加，抑郁、焦虑等负面情绪水平则会明显降低，且积极情绪的提升水平也略高于固定视角的场景。

运用虚拟环境激发特定的情感可以从三个方面入手：一是让用户选择或者给予用户量身定做的内容（通过将媒体内容融入虚拟环境中，包括音乐、IAPS 图像和电影等，诱发积极和消极的情绪）；二是针对特定的感官和语义进行设计（例如颜色、照明、特定对象或地点的表示、在环境中的探索与互动）；三是营造临场感（为用户提供一种自身成了体验的一部分的错觉）。对于临场感来说，其中包含了几个需要深入研究的问题，首先是用户在虚拟环境中的存在感水平与情感体验的相互作用；其次是用户在虚拟环境中的化身即虚拟形象的问题，用户控制虚拟角色或者自身的化身在虚拟环境中的行为的感觉会影响用户的感知可支配性，较高的支配水平与 VR 中的积极互动和对话相关，而较低的支配水平则会导致出现焦虑的消极情绪；最后是使用户在感知和心理上感觉被包裹，以及与虚拟环境互动能增强用户临场感，这点与交互设计相关，涉及用户可以完成的操作以及环境提供的反馈，特别是当用户感受到简单、直观、流畅、透明和自然的互动，其情绪也会变得积极，这点与痛苦、担忧和沮丧等负面情绪负相关。

以 VR 为代表的新媒介技术的兴起，其打破时空界限，特别是全景式的虚拟空间提供完全沉浸体验的优势，为人们疗愈的实现提供了新的可能性。作为一种新的媒介载体，VR 在很多方面，相较传统媒介都发生了显著转变，如 VR 叙事结构和空间引导方式等。

6.6.2 VR 媒介空间的引导方式

基于 VR 媒介技术产生的是一个 360° 的空间，其中的一个重要问题是空间引导，即如何在一个 360° 的空间中引导观众的视线。由于 VR 的基本单位是长镜头，镜头内部就会发生很多时空转换、故事变化。与电影长镜头不同的是，它对受众视线的引导尤其重要，而且引导方式比较特殊，方法也更多，需要去探索和尝试。其引导的成功与否充满了一定的未知性，有时候太刻意的引导，反而无法创造观众潜意识里令人惊奇的激发。无论是基础音画层体系——亮度、光影、光线、色彩、色调、特效、符号、界面、运动、声音设计，还是高级行为层体系——人物、动作、话语、表情设计，它们都可以作为注意力引导的有效因素。

6.6.2.1 视觉引导

在传统媒介空间中视觉的"主导地位"主要通过画面语言实现，如同电影中的画格空间、镜头（画面）空间、形象（影片）空间的划分。但是在VR场景中则不然，VR模仿了人在生活中浏览周围的感受，为观者提供感官体验，让观者身临其境。从感官体验组织叙事，运用光影等变化以及运动的轨迹等感官体验引导任务的进行。

（1）光效引导

光效引导是最常用的引导方式之一，同时也被广泛应用于目前的数字游戏中，因此用户对光效引导已经有了一定的了解与使用经验。在视觉上，用户比较容易被闪烁或场景中格外亮的部分吸引视线，光效引导就利用了这一视觉特性。光效引导是指在VR场景中，某物体通过发光或光效闪烁等效果引起用户的注意力，吸引用户和该物体进行交互（如点击等手势交互方式），触发交互剧情。

（2）视线引导

视线引导是大角度左右排布一种重要提示手法。视线引导能够关联两个引导元素，提示用户另一个影像要素。但视线引导也可能存在失焦和失配。

6.6.2.2 交互界面引导

用户交互界面是指以弹窗、信息面板等形式出现在智能设备的屏幕上，与用户进行互动与沟通的中介。用户交互界面引导仍属于视觉引导的一种，它的优势在于可以利用图像、文字等手段进行信息的传递。有了文字、图像等的辅助，用户交互界面比光效引导表意更加明确。

6.6.2.3 声音引导

声音是VR空间中不可或缺的元素，可以吸引玩家的注意力，起到引导玩家完成交互任务、推动剧情的作用。声音引导的原理在于，用户可以听声辨位，找到发声的物体。在VR环境内阅读文字是一件较为"费眼"的事情，但利用声音代替大段的文字引导提示，能起到更好的效果。且在VR内，可以根据改变音源的摆放位置、声音的强弱等打造全景立体声，让玩家进行听音辨位，以此进行交互上的引导。比起光效与用户交互界面引导来说，声音引导更加自然与隐形。

6.6.3 VR 疗愈的优势和问题

艺术疗愈中运用 VR 技术不仅可以显著地改善治疗条件和保证患者的安全，还有助于保护患者的隐私，从而提升患者配合度[1]。具体来说，与传统心理干预方式相比，VR 技术具有以下显著优势[2]。

6.6.3.1 高可接受性

VR 疗法具有匿名性，用户可以在私人空间独立完成任务，较少受时空限制。另外，在 VR 环境中，用户无须直面真实的人、物和情境，因而可降低可能产生的焦虑和恐惧。

6.6.3.2 高可普及性

尽管目前 VR 技术场景的开发成本较高，然而针对特定疗愈目标的 VR 场景内容一旦开发完成，便可快速投入推广应用。

6.6.3.3 高可控性

当前技术的进步促进实现了 VR 艺术应用，可以为多个用户提供共享虚拟空间的体验。这种共享的虚拟空间可以使治疗师和客户都在场。这种类型的共享虚拟空间可能成为一个潜在的治疗空间，它将重新定义当前的虚拟环境。共享虚拟体验的另一个特点是，艺术治疗师能够通过 HMD 进入客户的虚拟表现，并以传统艺术媒体无法实现的方式看到客户的艺术品。

此外，VR 媒介中新颖的技术功能，允许观察者通过创作者的眼睛看到艺术过程，可能在促进治疗师—客户—艺术品关系中发挥重要作用。视角是个体的观点。换位思考是一种认知能力，从一个人的自然视角转向另一个人的视角。有相当多的证据表明，采用另一个个体的视角可以增强共情的形成，这是一个重要的治疗成分，也是治疗过程成功的必要条件[3]。有人认为，视角转变的可能性和从内部体验客户世界的机会可能会在客户和治疗师之间建立更强的信任关系。VR 研究表明，视觉视角（1PP 和 3PP）的变化，通常与视觉运动协调一起进行，可以导致感知或态度的变化。例如，从儿童虚拟身体的角度对世界进行"体验"，可以导致感知和内隐态度的改变，这可能会让成人以儿童

[1] 许百华，赵业. 虚拟现实技术在心理治疗中的应用 [J]. 心理科学，2005，3：654-655.

[2] Kazdin A E, Kendall P C. Current progress and future plans for developing effective treatments：Comments and perspectives [J]. Journal of Clinical Child Psychology, 1998, 27（2）：217-226.

[3] Elliott, Bohart, Watson, & Murphy, 2018; Elliott, Bohart, Watson, & Greenberg, 2011; Frith & Frith, 2006; 兰登与科尔哈特出版社，2001; Libby, Shaeffer, & Eibach, 2009; Watson, 2016.

的身份体验世界。结果表明，作为观察者，在 1PP 和 3PP 的视角转换过程中，所有的被试者表示自己的偏好视角是创造者的视角。此外，大多数参与者没有经历"自我"和创作者之间身份的混淆，并感到移情和反移情的治疗方面存在的方式与艺术治疗中的其他媒体相同。他们表示，采用创作者的视角可以帮助他们弥补场景的缺点，比如在治疗师与客户的关系中缺乏眼神交流或面部表情。

马歇尔·麦克卢汉（Marshall Mcluhan）提出"媒介即人的延伸"的论述，即任何媒介都是人的感官或感觉向外部世界的延伸。基于人的生理特性，以感官的协调性论证了感知（感受/认知）的统一性，强调在媒介延伸身体的过程中，感知媒介与认知世界合而为一。人的身体有视觉、听觉、嗅觉味觉、触觉和运动五大感知系统，然而我们所接收的80%的信息都来自眼睛。眼睛不仅是我们的输入主设备，也是我们的输出设备。俗话说："眼睛是心灵的窗户"，情侣之间的爱意也是靠眼波的流连婉转传达。眼睛透露出我们很多的"秘密"。

目前我们的人机交互还主要靠的是键盘、鼠标、触摸，这些输入并不直接也不高效。人机互动的发展方向应该是越来越人性化，要能"听"、能"看"，能主动探索和回应需求。Oculus的创始人帕尔默·勒基（Palmer Luckey）曾表示，眼部跟踪技术会成为VR技术未来的一个"重要组成部分"。不仅能实现注视点渲染技术，它还能用来创造一种视觉深度，以创作出更好的用户界面。

6.6.3.4 减少眩晕

VR要带给人沉浸感，就要做到能让人在虚拟空间里自然运动，这需要通过运动追踪来改变场景的呈现。目前的VR设备主要是利用空间定位技术来捕捉人的身体的位置运动，用惯性传感器来捕捉人的头部的运动，人在转动头部时，视角会发生相应的变化。

但是这只是比较初级的动作捕捉，人其实大多数时候都是通过转动眼球而不是头部来改变视觉。人们习惯用眼球转动（而不是头部转动）去观察。

目前的 VR 只追踪头部不追踪眼球运动容易使人眩晕（motion sickness）。人类对于头部转动和相对应的视野的变化是极度敏感的。如果用户的头转动了，而相对地，视野转动有延迟，只要很微小的延迟就能感觉得到。有多微小呢？研究表明，头动和视野的延迟不能超过20ms，不然就会非常明显。而眼球追踪技术运用在这里正好可以解决这一问题，以眼球的变化来控制场景的变化。

6.6.3.5 注视点渲染

场景的变化很必要，但是要让VR呈现出同自然世界一样的场景和空间感所需的信息量和计算量是极大的。目前的VR大多数是将全部场景以同等的清晰度来呈现，用户移动头部和身体时虚拟物体也会相应地变换位置，视点拉近和退后都会影响景深，这些变化都需要大量的计算和不断更新。

目前的VR能达到每秒36次的刷新，而要达到人眼场景转换的速度则需要2000~3000次每秒，要实时渲染出这些场景，就连很高配的电脑都达不到。

而事实上，VR根本就不需要也不应该以全部的清晰度来呈现场景里的所有物体。在日常生活中，我们都明白"近大远小"，并且当我们注视一个物体时，这个物体会变清晰而其他物体会变模糊，这样我们看物体才由空间感知景深。如果当我们的视线转移了，画面中的物体还是全部清晰的，那么我们的眼睛就会感到"不适应"，并且会因为处理过多信息而疲劳。

注视点渲染可以解决VR里画面呈现的问题，通过追踪眼睛的注视点，计算机可以只清晰渲染出注视点的场景，而将周边的场景模糊呈现。这样我们眼睛在虚拟环境中看物体和在自然场景中看物体的体验就会变得一致，这样虚拟和现实的切换就不会有明显的障碍，由视点和运动带来的眩晕也会减轻。

Oculus首席科学家迈克尔·亚伯拉什（Michale Abrash）在谈及VR趋势时说道，VR将在5年内解决聚焦的景深问题。而视点渲染技术和眼球追踪技术是关键的解决办法。英伟达与七鑫易维展开合作将从底层技术实现GPU基于眼球追踪的注视点优化渲染技术。

眼球触发的交互界面在VR中的交互目前还是一个尚需探索的领域，用户已经习惯了2D的平面界面信息呈现，在进入VR里时会出现信息迷失的状态。在很多的试验中发现，用户不会通过转动头部来获取整个环境信息，也很难自己找到隐藏的菜单和选项，通常需要工作人员的指引或者是游戏语音的引导。

眼控VR将会为VR带来全新的玩法，在射击类游戏中可以由眼睛控制光标锁定，当用户闭上一只眼时自动调出瞄准镜等，还可以根据玩家在游戏场景中注视点不同触发不同的剧情，当玩家注视路口时，会自动出现地图导航，当注视NPC不同部位时触发不同的剧情等。除此之外，眼控的交互方式还可以应用于游戏菜单，不需要使用的菜单会自动隐藏，使用时通过眼控触发，使VR界面更加干净。

当然，虚拟现实中的交互方式还有待探索，不管是 Leap Motion 主张的手势交互，还是眼球控制的技术点交互，都必须符合人们的交互习惯。

6.6.4 VR 艺术疗愈的实践

6.6.4.1 VR 游戏

《风之旅人》是陈星汉在 2012 年的游戏作品。在游戏世界中，玩家化身成为一位身着兜帽长袍茕茕孑立的寂寞旅人自沙漠中醒来，唯一的目标便是远方的山。在那座山上有一道光，直通天际。旅者认为那里是圣人的所在地，为了朝圣踏上了未知的旅途。陈星汉及其团队在游戏设计之初思考了用户之间的社交互动背后的情感体验究竟是什么，他们该如何重新设计一种社交体验，一种能够把人的情感联结在一起的体验，所以他们反转了玩家和游戏世界的力量对比，使玩家弱小、敌人强大；并且使得游戏中只有玩家一人——使用户感到孤独和渺小，产生对眼前的神秘游戏世界的敬畏。

《风之旅人》设计原型中的体验设计考虑到了用户体验的很多方面。合作体验上，玩家走在其他玩家的足迹路径上会获得加速效果、当两个人走在一起可以前行得更快、提示玩家在一起时会变得更强壮等；单人体验上，陈星汉的团队认为画面也是游戏玩法的一部分，专注于以画面设计创造玩法而不是以机制设计创造玩法，让画面不停给予用户反馈而不是让用户盯着一个持续不变的画面，如在地上设计光点、增加日照的阴影、增加行走中可以翻越的地形与对应的反馈，这一切都对应着在虚拟世界中打造一个理想的现实。为了让用户有足够的沉浸感，《风之旅人》中的交互界面是极其自然的。遇见另一个玩家即为联网游戏；不显示用户名、无法邀请好友；游戏中唯一的交流方式是在游戏最后显示的遇到过的人的ID；根据心流体验设计的一对一的社交模式。游戏中的交互不算复杂，玩家只是需要前进并且触发每个地图关卡中的交互元素，可以说该作品在玩家能力和挑战之间找到了平衡，给予用户正向、积极的反馈，同时给予用户自由选择离开或者留下的权利从而使团队与个人之间保持"合作心流状态"。

关于《风之旅人》的情感设计是该游戏设计最精彩的地方。设计团队在预先设计好的情感曲线基础上设计地形，基于这样的地形，创造对应的情绪和色调，以及游戏世界中的每一个细节。游戏的叙事按照英雄之旅的著名叙事模板采用三段式结构，第一段一般由一到两个小的节奏起伏构成，交代故事背景，引起玩家兴趣；第二段设置一个主要障碍，描写主角解决障碍时遇到种种困难，进一步引导玩家进入故事；第三段从情绪最低谷直转最高点，展现主角的自身勇气和决心，最后成功挑战最终障碍，引起玩家情感的共鸣，营造了玩家对游戏中角色一生旅途的敬畏感与神秘感，用生死激发了人内心的感动。从头到尾的各个关卡地图给玩家创造了不同的紧张度，达到了一定的情感深度，通过紧张度的对比变化创造了情感宣泄的高潮（图6-6-1）。

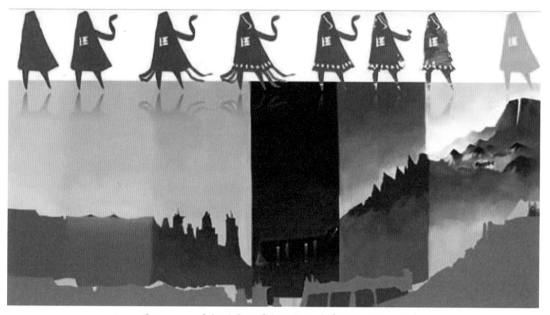

图6-6-1 虚拟游戏世界与人物及其情绪变化的对应

6.6.4.2 VR绘画

传统的绘画模式是在二维空间有限的画布上创作的，画家通过虚实对比、大小对比以及透视等绘画方法使得画面呈现立体的效果，力图还原真实世界与真实空间。虚拟现实绘画是虚拟现实技术发展到现阶段的艺术创作的新媒介，也是一种新的艺术形式。在计算机生成的三维空间作画，用立体的无限的虚拟空间替代平面的有限的画布画纸，创作者通过虚拟现实头显，配合绘画手柄，在计算机生成的空间中进行艺术创作，从不同角度描绘，还可以穿梭于自己的绘画作品之中进行修改整合和比例缩放。观者可以通过佩戴头显欣赏绘画作品，穿梭于作品之中，全方位全视角欣赏画作。观者亦可通过外接屏幕观看创作过程。交互式绘画是指人与工具在互动过程中完成绘画，其类别大致可分为物理层面、认知层面和情感层面。在物理层面，绘画工具数字化是最早出现的交互式模式，通过对绘画媒介和工具进行创新，实现新的绘画表现形式及应用方式；在认知层面，绘画工具通过对外界感知的大数据分析，获得知识或应用知识的过程，并转换成内在行为，进而支配绘画工具的认知交互。也就是说，认知交互基于对认知模型进行的结构化交互过程；在情感层面，绘画工具具有类似于画家的观察、理解和生成情感特征的能力，情感交互也是高层次信息时代人机交互的主要发展趋势。由于规范、伦理等多方面的问题，情感交互仍需要不断地探索和发展。

案例 VR 曼陀罗冥想体验

技术可以将传统艺术转变为互动的、沉浸式的体验。在弗朗西斯科亚洲艺术博物馆，作者们将藏传佛教的曼陀罗转化为3D虚拟现实曼陀罗装置。为了推进这个项目，他们通过记录动态调节视觉场景的脑电图，将冥想体验的模拟进行外化。神经反馈的使用允许 α 的波动来驱动模糊曼陀罗的雾的强度。这是为了给予人一种在冥想状态下清除迷雾的感觉。这次合作展示了如何将用于科学用途的技术改造成艺术装置，丰富参观者的体验。

在最近艺术家和科学家的合作中，有明显的双向参与度模式的例子。阿蒙（Ame）采用了增强现实神经外科工具，以传达记忆背景下大脑定位的相关性。装置作品《脑力劳动》探索了人与机器分离的问题，它使用从脑电图（EEG）中提取的信号来控制维多利亚时代的齿轮转动机器。《我的虚拟梦》通过采集20个人的集体脑电图来产生现场音乐表演和动态圆顶投影，从而将存在的社会性质联系在一起。后两个作品利用了神经反馈的原理，它训练用户修改他们的大脑活动。我们在这里介绍的工作也使用了神经反馈。我们通过使用大脑信号来调节虚拟现实体验，将神经反馈与冥想练习联系起来。通过建立这种联系，我们可以展示神经反馈是如何以类似于冥想的方式进行治疗的。出于这些动机，曼陀罗流动状态（MFS）诞生了。在MFS中，用户被引导去放松，同时专注于曼陀罗，因为它是从中心向外揭示的，并且音乐是故意通过体验来进展的。曼陀罗和声景是为了促进集中放松。场景被浓雾过滤器覆盖。雾的清除与脑电图信号有关，而脑电图信号与集中的放松有关。该元件用作神经反馈，告知给用户大脑活动的变化。结合起来，前馈和反馈分别类似于冥想的可视化和转换心理状态。

在设计MFS时，我们采用了传统曼陀罗的抽象和建筑元素，但没有试图适当地公开宗教象征和图像。3D曼陀罗有七层圆形和方形，由重复的设计元素组成。设计元素是在 Substance 中按程序为新颖的几何图案创建的。传统的藏族图案是从创作共用许可证的原始来源中挑选出来的。在 Maya 中对环境和 UV 贴图进行建模。Unity 被用作动画、几何和信号处理的中心，它还驱动了所有的交互和时间安排。

体验和曼陀罗设计的特征如图 6-6-2 所示。曼陀罗通过一个越来越大的圆形光圈逐渐显露出来。随着曼陀罗的进展，中心点被拉到更深的地方，以创造流动和距离，并在场景中为额外的层腾出空间。完整的曼陀罗以 180° 充满了视觉场景，需要向上、向下、向右和向左看才能看到边缘，给人一种在曼陀罗宇宙内部的错觉。这些 VR 功能有助于沉浸感，这在其他场景里是不可能实现的。这个体验的结束是曼陀罗场景的分解，通过一个斑点过滤器和螺旋卷积来模曼陀罗被扫走的样子。

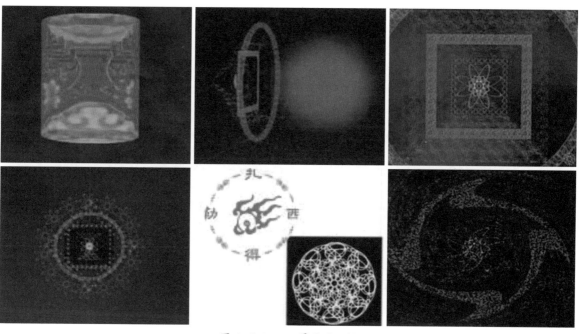

图 6-6-2　VR 曼陀罗示例

6.7

整合艺术疗愈

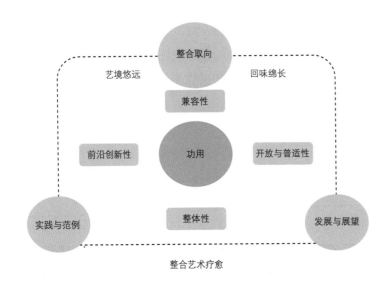

整合艺术疗愈

6.7.1 何为整合艺术疗愈

整合艺术疗愈是在艺术疗愈活动或个案中，艺术疗愈师根据个体或团体的疗愈目标，有意识地采取多元的艺术媒介，与不同心理流派中的概念和技术进行整合运用的艺术疗愈方式。以建设心理世界、理解人性、疗愈人心为宗旨，帮助个体充分探索自我，开放潜能，从而获得自我悦纳与自我实现的整合技术。

随着各类艺术媒介与心理学各流派的碰撞与探索，单一的艺术媒介，单一的流派架构并不能满足团体和个体的症状多元和多样化的诉求，而艺术疗愈的安全性、开放性，以及适合对象的普遍性让艺术疗愈在运用层面走向整合的趋势。对艺术疗愈感兴趣的群体也在逐渐呈现多元化趋势，如对自我完善、生命品质有更高要求，对人生终极意义有探索意愿的人群；对艺术创作中的心理画像好奇的人群；还有更多自己在不自觉地寻找艺术媒介表达个人心境的艺术爱好者；从事专业工作，如心理、美术教育、社工、特殊教育等人群。不同的人群，不同的疗愈目标，不同的价值与话语体系，也在不断拓展艺术疗愈的边界。

随着艺术疗愈的实践与发展，艺术疗愈师更倾向于在各类实务活动中将更加多元的艺术媒介加以综合运用，如绘画与音乐疗愈的结合，沙盘与书写、舞动的综合运用等，以满足不同人群的艺术敏感度需求和偏好。对参与者而言，艺术媒材的多元化让其在艺术媒介的选择上有了更加广阔与自由发挥的空间。艺术媒介的多元选择让参与者能更加容易且轻松的和媒介、疗愈师建立关系。

对于艺术疗愈师而言，多元的艺术媒介，配合上有意识提取的不同流派中的概念和技术加以整合运用，能更精准地满足个案症状和多样化的诉求。

在做儿童疗愈时，疗愈师常会采用身体游戏、戏剧、绘画等媒介的整合，因为儿童喜欢用身体的动作制造出节奏和声音来表达自我，且能很快地投入戏剧故事与游戏中，整合的运用让疗愈的历程充满创意与趣味感。

在为有创伤过往的来访者做疗愈时，艺术疗愈师会用绘画配合上自由书写的练习，帮助他们表达出痛苦的情绪，用叙事结合催眠等不同技术在艺术的历程中帮助他们放松与复原。

对于癌症群体，艺术疗愈师会采用积极想象与正念技术，让他们分享彼此的艺术作品，并把注意力安放在当下的此时此地。

艺术疗愈师选择媒介与技术时，不仅会基于他们个人擅长的理论流派技术，而且会基于个体或团体的疗愈需求加以综合评估和设计，以求让疗愈效果更加精准，疗愈效率有所提升。

整合艺术疗愈的发展与现代科技的发展亦息息相关。艺术疗愈可与元宇宙等前沿科技相互赋能，通过整合的方式，让疗愈的应用场景更加丰富、丰满，同时也让艺术疗愈有了更大的应用空间。对艺术疗愈的传播而言，整合取向让艺术疗愈有了更多维度的触达。提到艺术，很多人抱着的是敬畏之心，而在这其中，"畏惧"的情绪更加浓烈。这是因为大众对艺术的刻板印象：艺术是专属于艺术家的，艺术需要天赋异禀，需要极高的创造力，艺术往往是高深莫测的。这些刻板印象影响了艺术疗愈的传播，希望通过整合设计，让艺术疗愈体验更能走入普罗大众（图 6-7-1、图 6-7-2）。

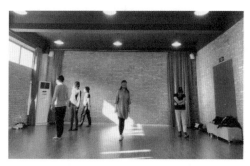

图 6-7-1　在音乐与戏剧中的自我找寻

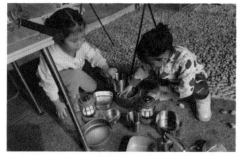

图 6-7-2
在露营场景下的儿童游戏、音乐、戏剧整合疗愈

6.7.2 整合艺术疗愈的功用

整合艺术疗愈具有四个基本特点：一是兼容性，整合取向的艺术疗愈看待艺术疗愈有较高整体性、联系性视野，其主张把绘画、戏剧、舞动、音乐、数字新媒体等艺术媒介整合起来，联系、兼容地看，也主张把各个流派的心理理论联系、兼容的理解。二是整体性，意在寻找上述诸多门类艺术媒介的整体性规律，它是学科建设、规划和发展的整合运用状态。三是前沿创新性，整合艺术疗愈重视新媒体、元宇宙等前沿科技与艺术疗愈结合运用的可能性，亦在试图探讨一系列日常性、融合性的艺术疗愈实施方案，试图让艺术疗愈为人民的美好生活赋能。四是开放性与普适性，整合艺术疗愈主张人人都是艺术家，每人都能找到属于自己的艺术表达方式，希望能用多元多维的艺术疗愈体验唤起更高的大众参与性（图6-7-3、图6-7-4）。

6.7.3 整合艺术疗愈的实践

艺术疗愈是借由艺术创作体验对生命重新进行体悟与省思的过程，这种体验与思考，让我们将注意力锚定于走向内在、走向心灵、走向生命、走向精神领域的探索。艺术媒介，就是每位参与者进入内心世界的通道，也是与他人联结与沟通的桥梁。参与者在艺术疗愈师的引领下，通过艺术介质，表达、探索、创作、体验；而产生的作品即为其心灵状态的投射，通过创作历程中内在历程的体悟，以及完成作品后对于作品的解读、诠释，从而产生关于生命的新省思。艺术疗愈的作品，可以是绘画、雕塑等传统意义上的艺术作品，也可是身体雕塑等行为艺术的照片记录，舞动影像也可用视频的方式进行二次创作，

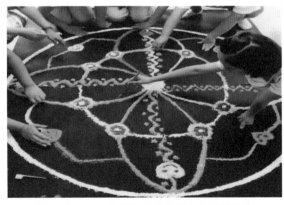

图 6-7-3　在学校场景下的团体沙画曼陀罗

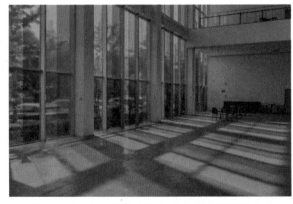

图 6-7-4　色彩与光碰撞出艺术馆空间的治愈感

这些非语言的记录也是生命探索与成长的记录。整合艺术疗愈让作品的呈现形式更加多元，给参与者提供更多维的空间与视角来体悟生命成长的真谛。

如果没有艺术疗愈师和参与者，艺术媒介是没有生命的，因为富有生命力的"人"的参与，让艺术历程得以开启且渐渐栩栩如生。参与者用自己独特的生命体验把艺术媒介"用活"。从艺术疗愈中诞生的每一个作品，都是特别的生命礼物，亦是如"自画像"般的自我宣言，镌刻着独特的生命解读与成长的印记。时过境迁，仍能从作品中品读到当时的生命状态，也可说作品亦是生命史诗的记录与见证者（图6-7-5）。

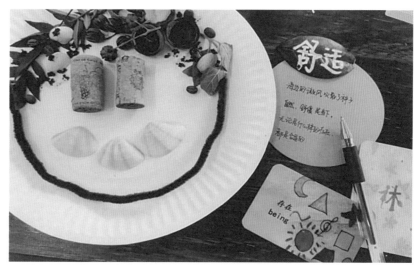

图6-7-5　艺术与自然媒材、与诗歌、与当下的相遇

整合艺术疗愈的应用范例：走出绽放的生命之路。

6.7.3.1　议题引言

我曾经做过一个采访，采访对象是我们大学的学生，我只问了他们一个问题：你觉得你在大学里做的事情有意义吗？令我惊讶的是，竟然很多的同学的答案是"没有意义"，其中不乏一批每天认真去教室和图书馆自习的同学。这可能反映了大学生共性的"迷茫"。

高考结束之时，收到录取通知书的那一刻，很多同学有梦想即将实现的踏实感，这些梦想也把他们带到了一个精彩但陌生的环境中。随着大学生活的展开，他们的内心却开始浮现出迷茫感，考试、不喜欢自己的专业、人际关系、未来就业等因素让一些同学迷茫感愈加强烈，他们可能会越来越看不清自己未来的路。借此开展"走出绽放生命之路"的艺术疗愈活动，大家一起探索如何走好自己的生命之路。

6.7.3.2 疗愈目标

①生涯或生命意义的探索。

②遇见未知的自己，自我认识，自我悦纳，发掘自我价值，探索失落感，重新唤起生活感受，以集体力量找回生命的目标与展望。

③体会"正念"，此时此地。

6.7.3.3 参与对象

有迷茫感的大学生或成人，对认知自我、探索生命意义、自我实现感兴趣的个人或团体。

6.7.3.4 媒材准备

粉彩或蜡笔、白纸或牛皮纸、音乐、音响、废旧报纸杂志（非必选项）。

6.7.3.5 具体实操

（1）暖身活动：舞动着的相遇

先是以一段节奏清新明快的《天空之城》音乐开场，让参与者在轻松、愉快的氛围中活动身体，用舞动的方式开启今天的活动。随后大家围成一个大圆圈，依次介绍自己的名字，同时根据自己的名字创造身体的动作，所有人都一起重复名字及模仿动作，表示呼应和欢迎。接着，用随机分组的方式，组成四人小组。

（2）主体活动：生命之路探索之旅

用冥想引导的方式，让成员看见自己的生命之路。简单的渐进式放松练习，放松后进入冥想环节。冥想参考如下：

"现在，你即将开启一趟旅程。请你发挥你最大的想象力，想象自己，置身在大自然中，在大自然里漫步……当你走着的时候，你知道你逐渐走向一座高山，越来越接近这座高山……当你抵达这座山时……你站在山脚下，眼睛从山脚下看到山顶，你仔细地打量着眼前的这座山……看着……看着……你决定要攀登这座山，到山顶一探究竟……"

"想想看，当你要登山的时候，你需要带些什么东西呢？你需要登山的拐杖吗？还是手电筒？你需要水或食物吗？你需要绳子吗？还是一个背包，一个可以装下你所有需要物品的背包呢？……在准备齐你这趟登山之旅的所有物品后……你准备好开始爬山了，你在山脚下找到一条可以带你走上山的小路……开始爬山……当你开始爬的时候，你发现有些地方很好走，有些地方却非常难爬。"

"想想看，仔细看清楚，是什么东西让这些山路如此难走……什么东西挡住了你通往山顶的路，什么事物阻碍了你的这趟旅程……让你的旅程如此的艰难……你将要如何完成你的旅程呢……你继续爬山……一直爬……一直爬……直到最后你终于到达山顶了……"

"现在的你感觉如何呢……累吗？兴奋吗？还是对自己感到骄傲……现在你已经来到这里，你终于到了山顶……你环顾四周，你发现了一些房子或遮风避雨的地方……你走向一间房子……当你到达入口时，你决定走进去……你想知道这间房子里有些什么……你走来进去……你仔细环顾房子四周，注意你看到了些什么……再把看到的看仔细……当你仔细看过整间房子，你决定要离开这个地方……你走出这个地方……舒服地离开了这儿……现在你决定开始下山……走着……走着……你已经接近山脚下了……你发现一个很美丽，很平和的田野……你决定要坐下来，在这个惬意的地方好好休息一下……当你休息的时候，你留意到环绕你身边的大自然。"

"有花儿，有树，有鸟儿，有温暖的阳光……你在这儿休息……享受你身边的一切，美景，微风，阳光，并且你开始回想你刚刚爬上山顶的那趟旅程……"

"当你准备好要回来的时候……你可以这样做……深呼吸……动动你的手指和脚趾……当你准备好时……请你睁开你的眼睛……"

睁开眼睛，你可以看见你面前的A4纸和彩色画笔，请以"生命之路"为议题，结合刚刚的冥想，创作一幅属于你的生命之路作品。可用绘画、可用拼贴（素材可用废旧报纸杂志或自己撕纸拼贴）等多种形式来自由表达、创作。各自投入创作，创作后分享。

引导重点：

①渐进式放松，为冥想做准备，如大家进入状态较好，可缩短渐进式放松时间。

②如观察成员身体语言和表情防御度较高，可在冥想时加上这段说明：我们将开始一段想象之旅，你无须特意配合我，也无须抵抗我，只让一切自然发生就好。此段暗示可以让大家以更加放松，没有顾虑的方式参与其中。

③你为爬山所做的准备、你旅途中遇见的困难、山顶看到的房子，这几处为重点的冥想引导点。

在此活动中，冥想为"生命之路"艺术创作的铺垫环节，艺术疗愈师不对每个人看到的画面一一做回应。如果大家有疑问，可以让大家留意身体的感受，后面会有作品分享环节，再进行探讨。作品分享环节先是自己与作品完成内在对话，再四人小组，组内分享。

非语言的绘画对话，让参与者有足够的时间和空间去表达自己内在的意象，而同组组员的专注、同理，是对分享者很好的心理支持。意象的视觉呈现是复杂认知活动的梳理过程，通过这种选择、判断、转化、再解释的过程，帮助我们把认知层面的认识确定下来，从而达到一种协同、默契和共识，产生心理疗愈的效果（图6-7-6）。

（3）作品分享

艺术疗愈师要关注分享时生命之路面临挑战与困难的引导。有的画作会呈现出暴风雨等困境，隐喻着生命中的那些问题与危险。生命暴风雨的比喻，可以帮助参与者更容易为他们的应对之法命名。艺术疗愈师可以邀请大家围在一起，先从生命之路可能会遇到哪些危险开始讨论，这为参与者提供了一个相对安全的切入点。比如：

路上会遇到哪些危险？

这些危险会带来什么危害？

当有危险来临时，路上的行者会干什么呢？

危险过去以后，行者们会做什么？

在讨论中，慢慢过渡到自己的生命经历：就像途中路上会遇到很多危险，我们的生活也会经历很多暴风雨，话题即可转向对生活中的困境的疗愈。

如果是同一社群或者有着同样困难的团体，一个分享者面临困境的话题，就为大家提供了一个讨论参与者自己在生活中遇到困境的安全入口，以及团结一致、共同发声的机会。

当讨论开启以后，艺术疗愈师认为参与者已经准备好谈论自己的

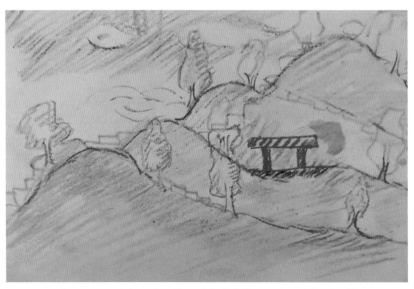

图6-7-6　生命之路工作坊《乐享美景，体验人生》的画作

真实困难了，就可以尝试引导大家反思和分享。

你的生活中经历了哪些重大困难？

这些困难对你的生活造成了什么样的影响？

当暴风雨来临，你有没有一些应对的方式？

你会做些什么？能做些什么？谁可以支持你一起来面对？

我们还可以关注到"不被困难影响的生活"层面。

暴风雨会经常出现在我们生活中吗？

我们的生活哪些时候会远离暴风雨？

当暴风雨过去时，我们可以做些什么？

随着关于困境的疗愈接近尾声，可以询问这个问题：生命遇到暴风雨来袭时，我们是如何守住宝贵的希望与梦想的？

当困境得到疗愈，引导者可把大家的注意力引向行动。

这次活动之后，你打算做哪三个行动，继续来追寻或坚守希望/梦想吗？鼓励大家分享自己的行动计划，组员听完后，给予拥抱或鼓掌以示支持。如果有不想分享的成员可不分享。分享一圈结束后，大家再拿回自己的作品，看看有没有需要调整的地方，可以再创作直到自己满意。

（4）省思与行动

四人小组分享完毕，全体成员回到大团体。所有作品摆在中间，构建出画展作品展示区的感觉，继而大家围着作品坐下。艺术疗愈师引导大家把所有成员的路连成一条长路，请大家欣赏团体的大作品（长路），分享感言。当大家把各自的路联结成一条蜿蜒的长路，会有生命的绵延、同伴的互助、一路艰辛前行等各种复杂的情绪感受的升起，艺术疗愈师可在感动的共鸣中引出生命的赞歌的环节，为大家灌注希望。

（5）活动收尾，温暖告别

生命之路活动的尾声是一场庆祝，欣赏每个人的才能、希望和梦想，以及他们与他人的联结。首先，艺术疗愈师在与众人探索的过程中听到的故事都可以写下来，甚至制作成证书。亦可为生命之路命名。邀请每个人为自己的创作起一个独特的名字，并请签上自己的名字和日期。其次，可以询问大家：你会把你的生命之路带回家吗？你会怎样珍藏它？最后，别忘了提醒大家，我们在一起交流的内容，就留在这个团体里。如有必要，举具体的例子，说明哪些可以在团体之外分享，哪些一定要保密。

疗愈师可以邀请来访者给他们生活中、生命中重要的人物写信或者绘制感恩卡片。可以分享他在这个活动中的体验、对自己的发现，同时也可以对这些人表达为什么他们那么重要，有什么要感谢他们。

这让参与者有机会与他们生命中的重要他人一起谈论对他们意义重大的话题，创造更大的联结，并让他将自己新的、积极的身份认同深深扎根于他的生活世界。疗愈师可以让大家手拉手，给彼此一些支持与力量，让大家可以感受到彼此。温暖收尾活动。

6.7.3.6 注意事项与变式应用

①这是个大活动，半日或一日工作坊的时间设计会比较深入和充裕，如果是学校公选课，可拆分成几节课来完成疗愈目标，循序渐进，逐渐深入。如果想以此为小活动或是暖身活动的设计，并不适合。成人（生命意义、自我实现探索）、老年人（生命回顾）都可以设计"生命之路"的活动。

②这个活动是与自我探索、生涯议题相关的活动，关于"暴风雨""困境"等的疗愈酌情选择引导，方案中的问题仅供参考，不必在一次活动中全程照搬展现。生涯议题，适当留白，给个体更多的省思与体悟空间。

③活动过程中，如有成员对意象冥想中的意象感兴趣，或是有疑问，艺术疗愈师不需在一个成员做过多时间的停留而忽视整个团体历程。如果此个案为一对一的个案，可进行意象对话环节，将会有更多、更深入丰富的探讨和处理。但如果是团体艺术疗愈体验，团体成员较多，无法一一展开意象对话，就需要采取团体设计，利用团体动力让成员有所省思，增益自我觉察。

④艺术疗愈师如果有心理学绘画分析的背景，在此活动中，也不建议在团体分享阶段做每幅作品的解析，因为如若逐一解读，则需要时间较久。如果泛泛而谈，这种点评也许会给参与者留下疑问而无暇探讨解答，会让参与者有仓促和遗憾之感。如果是个案，可酌情做分析解读。

⑤如果有人完成较快，在等待其他成员的时间空隙，可以依据自己的作品或刚刚经历的想象之旅，进行自由书写，可诗歌形式，或是任何自己想写或表达的。如愿意分享，可以在分享环节，读给大家听。

⑥此活动自我探索，明晰，觉察，确认，整合，省思。引导者的工作重点在营造氛围和议题带入，促进成员的自我省思。

6.7.4 整合艺术疗愈的发展与展望

中国艺术历史悠久，五千年的中华文明史里艺术始终占有重要的地位。中国艺术门类众多，除了世界各国通常都有的绘画、雕塑、音乐、舞蹈等门类之外，中国艺术还有自己独特的一些艺术种类，如戏曲和书法等。在艺术疗愈的整合应用上，如何整合中国独有的艺术媒介为疗愈所用？如何使我们的整合艺术疗愈活动设计体现出中国的民族风格和民族特色？如何在我们的活动设计注入中国艺术的精神？中国艺术元素的运用如何增强艺术疗愈的效度？这些都是艺术疗愈师们正在探索的议题。一方面，正如人们常说越具有民族性就越具有国际性，传统文化是中国本土化的艺术疗愈繁荣发展的沃土，沃土中的珍宝假以时日定能为整合艺术疗愈焕发新的光彩。另一方面，整合艺术疗愈更需要我们对于中国的艺术元素和其精华加以凝聚和提炼，以服务于当下的疗愈需求。从这个意义上讲，这种对于传统文化的继承与再提炼，将让中国的整合艺术疗愈之路更具有独有的中国文化价值。相信有中国味道的艺术疗愈，会更加彰显内在的深沉意蕴，让疗愈的意涵更加的回味绵长（图6-7-7、图6-7-8）。

在如今快节奏以及人工智能交错复杂的时代背景下，艺术疗愈应用产品应得到足够的关注和重视。这种方式不仅能让创作者在艺术创作实践过程中得到心理疗愈，还可以由此获得创造力和故事力俱佳的艺术作品。整合艺术疗愈在各个国家以不同的方式传播，不断扩展在公众中的影响力。澳大利亚的"大焦虑节"让艺术疗愈有了作为节日欢庆的契机。

2017年，首届由新南威尔士大学举办的心理健康艺术节"大焦虑节（The Big Anxiety）"在悉尼启动并圆满完成。活动共包含60多个项目，围绕5大主题"尴尬对话""生活体验""神经生物城""情绪实

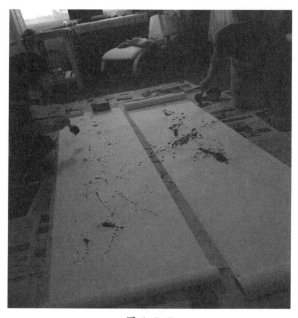

图 6-7-7
中国画中泼墨技法在"情绪议题"中的应用

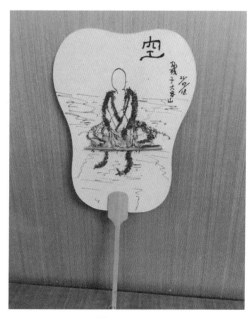

图 6-7-8
在"自我觉察"议题中诞生的水墨与自然媒材综合作品

验""权利政治与制度",以艺术为媒介,对焦虑症这一问题进行探讨,探索视觉艺术在识别和缓解焦虑症方面的积极作用。活动邀请了艺术家与参与者进行深入的互动和对话,现场捕捉参与者内心活动变化的瞬间,共同完成一系列的人物肖像摄影作品,这些作品的创作灵感来自每个参与者的情感变化和自我反思,此后作品在工作室进行公开展览(图6-7-9)。这种用节日庆典的方式,让艺术家、艺术、大众有机地互动起来,让艺术疗愈的传播有了新的形式与载体。2019年,以"共情"为主题的第二届"大焦虑节"继续惊艳,以艺术为媒介,诉说心灵世界的压力、情绪,伤害和窘迫,唤起人们对心理疾病的关注和探讨。面临不断攀升的内卷与压力,向内探索、学会勇敢面对未来更多的不确定性,变成了安稳生活的必选项。

　　人们对心理健康问题的应对需求从未像现在这样迫切,而整合艺术疗愈犹如一剂温柔的解药,用创造性的美好方式抚慰心灵,为人民的美好生活赋能。整合艺术疗愈的发展,要走向与日常生活的融合,要走向艺术疗愈对生活方式的影响,要走向越来越广阔的应用场景。以艺术为媒介,以技术为支撑架构,联结一座座孤岛,联结艺术与生命,疗愈彼此,温暖同行(图6-7-10)。

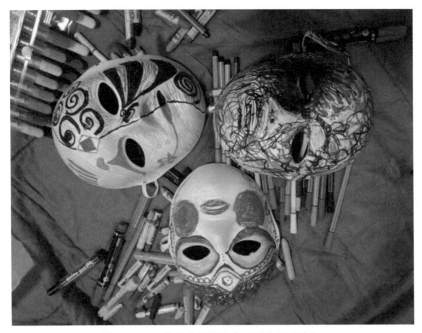

图 6-7-9　舞动后的团体作品"人间百态"

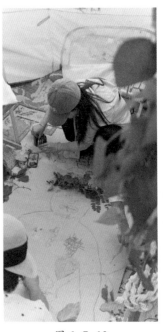

图 6-7-10
在露营场景下的,"创伤"议题的
团体艺术疗愈历程一瞥

第 7 章
艺术疗愈的从业要求与规范

艺术疗愈师，国内外更多的称为艺术治疗师，在从业性质上与心理咨询师一样，不具有医学上的诊断权但又可以介入医疗领域进行辅助医疗工作。因此，在执业资格认证教育上，注册艺术治疗师可以参考心理咨询师或医师资格证的认证办法，但艺术治疗师的学习和实践要求要更复杂一些。首先，艺术治疗师需要接受视觉艺术的培训和临床精神卫生工作的培训，使他们能在各种环境中，与儿童、青少年、成人一起工作，这些环境包括社区精神卫生中心、医院、日间治疗项目、学校、托儿所、监狱、医疗中心和工作室等，要在获得艺术治疗硕士学位或相关领域硕士学位后，继续他们的培训并学习专业知识，具备处理个案与团体治疗的经验和能力，从而成为注册的艺术治疗师或认证的艺术治疗师协会成员（具体的证书则要根据每个国家艺术治疗协会的标准而定）。而目前国内尚未形成规范化系统化的艺术治疗专业人才培养、相关资质的认定及审核机制，大多数的艺术治疗师培养以培训项目为主，包括课程和实习，合格之后，再经过附加的临床实践、督导和考试，拿到注册艺术治疗师的执业资格。

随着艺术治疗专业化分类的发展，艺术治疗师也开始出现专业化分类，包括音乐治疗师、美术（绘画）治疗师、舞蹈治疗师、沙盘治疗师等，不同专业的艺术治疗师，其从业要求与规范均要根据对应专业艺术治疗协会的标准而定。从业前必须拿到专业艺术治疗协会的资格认证，才可以参与艺术治疗工作。本书以比较常见和发展相对成熟的音乐治疗师为例，介绍艺术治疗师的资格认证等相关从业要求。

在音乐治疗专业领域中普遍认为，美国是最早产生现代音乐治疗专业学科教学与行业发展的国家。20世纪50年代，最早期的音乐治疗职业认证机构——美国国家音乐治疗协会（National Association for Music Therapy，NAMT）成立，用于培养专业的音乐治疗师。在欧美发达国家，音乐治疗师已然成为一个社会职业，仅美国就有6000多名注册音乐治疗师分布在各类精神病医院、综合医院、养老院、儿童医院、特殊教育学校和各种心理诊所等医学或教育机构工作。在许多发达国家的音乐治疗都有相关的职业规范和认证部门进行行业规范，从政府和社会角度来说，音乐治疗属于规范的促进医疗体系发展的职业门类，因此国外的音乐治疗师和从业领域和范围都有非常好的保障和监管。而在中国，音乐治疗学科发展虽然已近30年，但由于没有统一的职业规范和行业监管部门，使音乐治疗在中国的发展依然是小规模的无序的混乱的行业状态。

最早在国内开办音乐治疗培训的是在美国获得MT-BC资格的高

天教授，MT–BC 全称 Music Therapist Board Certified，是指经过美国音乐治疗师证书委员会（Certification Board for Music Therapists）认证的音乐治疗师。2007 年，经中国商业企业管理协会批准，他依托自己创办的"北京高天音乐心理健康研究中心"，成立了"音乐治疗师行业委员会"，以资格认证考试的方法对培训班学员进行初级、中级、高级音乐治疗师的资格认定，同时拟定了"音乐治疗师行业认证"管理办法，制订"音乐治疗师行业标准"。2019 年发布的注册音乐治疗师资格证书的申请及规定中，凡获得行业委员会学术认可的国内外高等院校音乐治疗或医学、心理学、教育学、音乐学等相关专业本科以上学历的毕业生，或已完成行业委员会举办或认可的音乐治疗系统培训项目及实习的人员，均具备申请实习音乐治疗师的资格，可向行业委员会提出申请，材料审核合格后，在取得其他国家注册音乐治疗师资格的督导师指导下，到行业委员会指定的实习机构完成为期 1040 小时（全职工作 6 个月）临床工作或实习。实习合格者，需向行业委员会提交临床案例报告材料和音乐技能视频，所有材料审核合格后才可由行业委员会颁发注册音乐治疗师证书。同时第一次提到了"MER 音乐创伤治疗师"资格证书的申请要求及规定。目前该认证机构的音乐治疗师培训项目还在进行中。

这期间各种音乐治疗相关学科的学术组织机构，也纷纷开办音乐治疗师的培训和认证。如中国商业技师协会音乐艺术治疗师认证和四川省劳动和社会保障学会音乐治疗师认证均于 2009 年开始招生；福州"全国高科技人才委音乐治疗专业委员会"，颁发"国家注册'助理音乐治疗师和音乐治疗师'资格"；中国注册心理师协会颁发的"中国音乐健康疗法师"证书，参加培训者还可申请加入中国注册心理师协会；还有机构宣传能颁发"人力资源和社会保障部中国职协国家音乐健康指导师专业证书"，作为音乐治疗师的资质，具备和心理咨询师同等资格；国家人力资源和社会保障部中国就业培训技术指导中心也曾把音乐治疗培训外包给中国长沙北斗心灵教育咨询有限公司，颁发过"音乐治疗师（初级）/（中级）/（高级）"证书。而这类音乐治疗培训和音乐治疗师资格认证只需参加一周左右的学习培训，就能拿到资格证书，有的培训是初级和中级证书一起认证，而对从业人员没有任何临床实习和督导的要求。上述培训大多只举办了几次就停止了运作。而此类资格认证项目大多为行业内的自律规范培训项目，不是国家行政认可的音乐治疗师执业资格认证。此类短期工作坊学习发放执业资格证书的方式，虽然可以帮助学习者快速掌握一到两种音乐治疗方法，在工作中丰富治疗手段，但长期来看，显然是弊大于利的。音乐治疗本身强调临床实践中根据被治疗者的文化背景和治疗需求，灵活运用音乐，而缺少实习和音乐治疗评估，很难保证学员对于相关知识在工作中的运用水平。且缺少临床督导，就等于缺少行业的支持系统，难以帮助治疗师在之后的工作中遇到特殊情况及时改变治疗策略，处理伦理问题等。尽管此类短期培训方式很可能还是未来音乐治疗师执业资格认证的主流方式，但其实更适合有一定经验的工作者提高业务水平，并不适合用来培训专门的音乐治疗师和进行执业资格认证。值得一提的是，在例如美国、英国等有音乐治疗执业资格注册的国家，未经注册或没有执业资格的人，他们可以使用音乐治疗的技术方法，但并不能以音乐治疗师的身份单独工作，此类规定体现了音乐治疗师作为一种正规职业的专业性和责任性，以及对被治疗者高度负责的医疗态度。

艺术治疗理论和实践的发展要求从事艺术治疗人员不仅要经过严格的训练而且要具备丰富的经验，要在完成基本培训课程甚至是拿到资格认证书之后继续深入实践且在过程中不断提高治疗技术。一名合格的艺术治疗师甚至从步入行业开始就需要接受训练，学会使用被普遍接受的临床实践规则，使自己的工作达到本国艺术治疗师协会制定的标准。以英国在医院工作的艺术治疗师为例，首先，艺术治疗师必须有一套转诊介绍的恰当程序，以便于他将自己的工作和转诊个案的途径与其他所有部门的同事进行提前沟通，这些信息是转诊的来访者初步决定是否接受艺术治疗的基础。会见来访者阶段，治疗师除了要评估他的方方面面，要记住转诊的背景和已经知道的细节，同时必须详细地解释参加艺术治疗所要涉及的方面，需要对方做出的承诺以及她如何工作。过程中治疗师需要强调保密性和确立工作关系的合适性。需要建立临床工作小组、参与并帮助个案研讨会、定期会面、举办会议和反馈，做好全过程记录。最重要也是最基本的艺术治疗师工作要求是要进行定期和良好的监督或者督导。毕业之后以及在第一年的工作中，艺术治疗师不仅需要支持和指导，而且需要广泛地理解临床工作中复杂的动态关系。即使有了多年的工作经验，艺术治疗师也应该在他们的工作计划中纳入定期督导会，帮助他们把客观的洞察和对工作的全新理解带到之后的工作实践中。

除了执业资格认证标准和方式以外，这些艺术治疗专业已经逐渐在卫生健康领域获得认可、专业人才培养模式也逐渐成熟的国家，均由国家专业协会起草制定了艺术治疗伦理准则。例如美国艺术治疗协会和艺术治疗资格认证委员会（The Art Therapy Credentials Board，ATCB）均制定了相应的伦理准则，其伦理规范与美国心理咨询协会的伦理规范在部分治疗师与来访者、参与者等责任关系方面有着相似之处；英国艺术治疗师协会发布的伦理规范为艺术治疗师提供了专业实践和指导原则。同时，英国艺术治疗是一项受法律严格监管的职业，需要获得国家健康与护理专业委员会（The Health and Care Professions Council，HCPC）相应的资格认证。加拿大艺术治疗协会（The Canadian Art Therapy Association，CATA）作为专业、教育和研究导向的组织，其制定的伦理标准旨在成为加拿大艺术疗法协会成员的行为指南，并且在艺术治疗师的行为有可能偏离标准时，作为裁决伦理问题的依据。国内也应借鉴国外艺术治疗相关经验，由国家级艺术治疗学会，联合各自为战的其他学术组织下设的艺术治疗委员会，共同制定国内艺术治疗师的职业技能行业标准，按照严谨的学科框架来系统训练专门的人才，同时设立艺术治疗伦理守则，规范艺术治疗师的教育，保持艺术治疗行业在国内的健康发展。

参考文献

［1］Bourdieu，Pierre．Distinction：A Social Critique of the Judgement of Taste［M］．London：Routledge，1984．

［2］皮埃尔·布迪厄．艺术的法则：文学场的生成与结构［M］．北京：中央编译出版社，2001．

［3］Bourdieu，Pierre．The forms of capital，in：John Richardson［J］．Handbook of Theory and Research for the Sociology of Education，1986：241–258．

［4］Gesler，Wilbert M．Therapeutic Landscapes：Medical Issues in Light of the New Cultural Geography［J］．Social Science & Medicine，1992：34（7）：735–746．

［5］Gesler W M．Therapeutic landscape［J］．International Encyclopedia of Human geography，2009：229–230．

［6］Conradson D．Landscape，care and the relational self：Therapeutic encounters in rural England［J］．Health Place，2005：11（4）：337–348．

［7］Rose E．Encountering place：A psychoanalytic approach for understanding how therapeutic landscapes benefit health and wellbeing［J］．Health Place，2012：1–7．

［8］赵妍．舞动治疗［M］．北京：知识产权出版社，2018．

［9］李微笑. 舞动治疗的缘起［M］. 北京：中国轻工业出版社，2014.

［10］琳达晓乔. 舞动以肢体创意开启心理疗愈之旅［M］. 北京：中国人民大学出版社，2018.

［11］杨阳. 舞动治疗运用于大学生生命教育中的研究［D］. 北京：北京林业大学，2017.

［12］周红. 美术治疗的发展：回顾与展望［J］. 华东师范大学学报教育科学版，2014（1）.

［13］爱德华兹. 美术治疗［M］. 缪青，巩丽群，柳岚心，译. 北京：中国轻工业出版社，2010.

［14］张同延，张涵诗. 揭开你人格的秘密——房、树、人绘图心理测验［M］. 北京：中国文联出版社，2007.

［15］张喆，顾然，李羲京. 国外照片治疗的发展研究综述［J］. 医药界，2019（10）：79.

［16］张喆. 照片治疗对在韩中国留学生的文化适应压力、自我效能感、心理韧性及人际关系的影响［D］. 益山：圆光大学普通研究生院，2021：13-15.

［17］彭文涛，韩赛男，张喆. 肿瘤患者心理干预的照片艺术治疗1例［J］. 四川医学，2021，42（1）：99-100.

［18］Tourigny L，Naydenova I. Using Therapeutic Photography Techniques to Increase the Wellbeing of College Students［J］. Journal of Counseling and Psychology，2020，3（1）：4.

［19］Yaya G. Import of Smartphone Photography on Memory：Visual Recognition Memory After Exposure to Direct Image and Mediated Image of Artworks［D］. Rome：Sapienza University of Rome，2021：2-3.

［20］Vander D A . Photo Posting on Instagram：A Measurement of Social Comparison, Social Anxiety, and Experiences of Loneliness on Instagram［D］. Chicago：The Chicago School of Professional Psychology，2021：67-79.

［21］Judy Weiser . Phototherapy Techniques：Exploring the Secrets of Personal Snapshots and Family Albums［M］. Canada：PhotoTherapy Center Press，1999.

［22］格雷汉姆·克拉克. 照片的历史［M］. 易英，译注. 上海：人民出版社，2015.

［23］김준형，유순덕.사진치료의기법과실제［M］.용인：비커밍，2016．

［24］김준형.대상별사진치료적접근［M］.용인：비커밍，2021．

［25］김선명，김준형.창조적인미술치료사진예술치료［M］.서울：계축문화사，2022．

［26］吴明富.艺术治疗工作坊：媒材应用与创作指引［M］.台北：洪叶文化，2016：11．

［27］劳里·拉帕波特.聚焦取向艺术治疗［M］.叶文瑜，译.北京：中国轻工业出版社，2019：55．

［28］宋博媛.音乐治疗师执业资格认证的教育现状与改善对策［C］//中国音乐治疗学会第十三届学术交流大会论文集.中国音乐治疗学会，2017：4．

［29］卡洛琳·凯斯，苔萨·达利.艺术治疗手册［M］.黄水婴，译.南京：南京出版社，2006：159–188．

［30］刘洋.艺术治疗伦理准则与国外相关案例研究［J］.理论研究，2022：61–63．

［31］谢雅奇.国内音乐治疗发展研究综述［J］.智库时代，2019：255．

［32］张勇，张鸿懿.我国当代音乐治疗：现状分析与发展对策［J］.社会音乐生活，2014（5）：68–72．

附录
艺术疗愈的主要专有名词界定

　　在艺术疗愈活动中，由于流派不同、技术手段差异、地域特点等，在活动中使用的术语存在一定的差异。出于对本书教育教学的需要，特对部分专业术语给予界定。

　　来访者：指在一对一艺术疗愈活动中的咨询对象，其可指代个体、个案、案主等。

　　参与者：指在艺术疗愈团体活动中的来访和体验者，其可指代团体、小组、来访、体验者。

　　艺术疗愈师：是艺术疗愈活动中的引导者与带领者的统称，本书对艺术疗愈师的培训内容与职业规范有详细论述。

后记

随着社会快速发展，因个人成长、社会环境、遗传、突发刺激，以及个体心理素质、人格特质、认知倾向等因素而引发的心理问题与疾病，以及现实问题所引起的情绪障碍，情感与认知倒错混乱，阻碍身心协同健康发展，形成心理障碍（疾病）愈加普遍。学生心理健康已成为当前教育工作者面临的一大严峻课题。艺术疗愈打破传统的疗愈方式，采用非语言的特色艺术媒介，可传播身心健康的理念，改善大学生的心理健康水平，有效化解心理疾病与心理障碍，突出心理关怀和精神熏陶，引导学生健康成长成才，培养德智体美劳全面发展的新时代人才。在此背景下，我们组织全国相关领域专家、学者共同编写"艺术疗愈基础理论与实践教程"系列丛书，本书为该系列第一本。

本书由同济大学艺术与传媒学院党委副书记周彬副教授负责全书策划和框架设计。经过课题组多次研讨和认真准备，编写工作于2022年11月末正式启动。

全书具体分工如下：第1章由同济大学周彬副教授编写；第2章的艺术疗愈中外发展历程部分由周彬副教授梳理编撰，研究知识图谱与研究动态分析部分由同济大学设计创意学院崔巍老师完成；第3章由同济大学艺术与传媒学院许嘉城、周彬老师编写；第4章由崔巍老师编写；第5章由深圳大学美术与设计学院王远老师编写；第6章的音乐疗愈一节由同济大学艺术与传媒学院康奇老师编写，舞动疗法一节由同济大学国豪书院张昂老师编写，心理剧疗法一节由同济大学艺术与传媒学院魏亮老师编写，绘画疗法一节由上海知音心理咨询中心张菁老师编写，照片治疗一节由渤海大学社会心理服务与艺术治疗中心张喆老师编写，VR疗愈一节由崔巍老师编写，整合艺术疗愈一节由悦然艺术心理工作室主理人孙彧编写；第7章由同济大学职业技术教育学院姜子琛老师编写。参与统稿、修订的专家学者有：同济大学艺术与传媒学院周彬副书记、王建民副院长、许嘉城老师。

深圳大学美术与设计学院王远老师率领其团队汪温柔、谭钧心完成了本书示意图绘制工作、配套教学资源编排工作。同济大学芦怡文、孔海洁参与了本书文献整理和资料收集工作。

在本书的编撰过程中，除了经典著作之外，还参考了大量专家学者的研究成果，对此深表感谢！文中采用脚注方式进行了标明，并列出了主要参考文献，因时间有限，工作量较大，有遗漏之处，还恳请相关专家学者理解与指正。艺术疗愈涉及学科门类繁多，相关研究内容甚为丰富，加之篇幅有限，研究成果的出版又具有一定时滞性，这些都给编写工作带来了较大难度，一些优秀成果可能未能列入，一些观点还有待深入探讨，对于本书的局限与不足只能留待今后补充与修正，我们也真诚地希望各位专家、读者批评指正。

本书编写组

2023 年 5 月